AF803808

Gräßer • Martinschledde • Hovermann

Therapie-Tools
Therapeutisches Schreiben

Online-Material auf psychotherapie.tools

Mit dem untenstehenden Freischalt-Code erhalten Sie die digitalen Arbeitsmaterialien aus diesem Buch. Hierfür ist eine Registrierung auf psychotherapie.tools notwendig:

1. psychotherapie.tools/online-material öffnen.
2. Freischalt-Code eingeben.
3. Auf »Freischalt-Code einlösen« klicken. Der Code ist einmal gültig.
4. Im Warenkorb auf »Credits einlösen« klicken und Vorgang nach Login abschließen.
5. Arbeitsmaterialien nutzen.

Die Arbeitsmaterialien stehen Ihnen in Ihrem Kundenkonto unter »Mein Material« dauerhaft zur Verfügung. Sie sind für Ihren persönlichen Gebrauch bestimmt. Als Institution mit mehreren Nutzer:innen wenden Sie sich bitte an vertrieb-psychotherapie.tools@beltz.de

Z3GWTPUZWA

Melanie Gräßer • Dana Martinschledde • Eike Hovermann

Therapie-Tools
Therapeutisches Schreiben

Mit Online-Material

2., neu ausgestattete Auflage

BELTZ

Dipl.-Psych. Melanie Gräßer
Psychotherapeutische Praxis
Barbarossastraße 64
59555 Lippstadt
E-Mail: m.graesser@therapie-lippstadt.de

Dana Martinschledde
Merschhemkeweg 222
33397 Rietberg
E-Mail: dmschledde@web.de

Eike Hovermann jun.
Akademie für die Deutsche Wirtschaft GmbH
Wiedenbrücker Straße 12
59555 Lippstadt
E-Mail: eike.hovermann@akadsek.de

FSC
www.fsc.org
MIX
Papier | Fördert gute Waldnutzung
FSC® C089473

Dieses Buch ist erhältlich als:
ISBN 978-3-621-29314-3 Print
ISBN 978-3-621-29315-0 E-Book (PDF)

2., neu ausgestattete Auflage 2025

in der Verlagsgruppe Beltz
Werderstraße 10, 69469 Weinheim
service@beltz.de

Lektorat: Andrea Glomb
Illustrationen: Ji-Hye Kim
Umschlaggestaltung: Lina Marie Oberdorfer
Herstellung: Lelia Rehm
Satz: Reemers Publishing Services GmbH
Gesamtherstellung: Beltz Grafische Betriebe, Bad Langensalza
Printed in Germany

Weitere Informationen zu unseren Autor_innen und Titeln finden Sie unter: www.beltz.de

Inhalt

Verzeichnis der Arbeits- und Informationsblätter

8 Tagebuch schreiben **136**

9 Beziehungen zu anderen Personen schriftlich erforschen **149**

10 Briefe **157**

11 Die sozialen Medien nutzen **168**

12 Schriftlich Ressourcen aktivieren **174**

Einleitung

»Schreiben ist Kommunikation mit dem Unaussprechlichen«
Max Frisch

Die Geschichte des therapeutischen Schreibens beginnt um 400 nach Christus. Der Kirchenvater Augustinus hat mit seinen schriftlichen Bekenntnissen seine persönliche Leidensgeschichte aufgearbeitet, seine Sorgen und Nöte schriftlich verarbeitet und gilt deshalb als klassischer Fall einer Selbstheilung durch Schreiben.

Dass therapeutisches Schreiben zur Persönlichkeitsentwicklung und zu mehr Wohlbefinden beiträgt, daran gibt es keinen Zweifel. Sie wissen wahrscheinlich aus eigener Erfahrung, dass im Gegensatz zum Gespräch das Schreiben oft deutlich besser dabei hilft, Klarheit zu gewinnen und die eigenen Gedanken besser zu strukturieren und zu ordnen. Vielleicht haben Sie ja früher auch Tagebuch oder klassische Briefe geschrieben, in denen Sie schwierige Situationen be- oder aufgeschrieben haben und anschließend feststellen konnten, wie sehr Schreiben erleichtern kann und dafür gesorgt hat, dass Sie sich besser gefühlt haben.

Schreiben kann aber noch deutlich mehr. Es kann mithelfen, psychische und physische Krankheiten zu überwinden und mithilfe einer parallel laufenden Therapie Leiden deutlich lindern. Die therapeutische Wirkung des Schreibens ist mittlerweile gut erforscht und durch Studien belegt.

Schreiben kann im ambulanten psychotherapeutischen Kontext zielgerichtet eingesetzt werden. Wenn Sie das therapeutische Schreiben richtig anleiten, werden Sie feststellen, dass das Schreiben eine wunderbare Erweiterung der therapeutischen Arbeit sein kann und viele Ihrer Patienten Freude am Schreiben entwickeln. Sie werden ebenfalls im Laufe der Arbeit mit diesem Buch feststellen, dass durch Schreiben oft Unbewusstes erst wieder ins Bewusstsein geholt und dies dann im anschließenden Gespräch bearbeitet werden kann. Und nicht zuletzt kann die Zeit zwischen den Therapiestunden durch schriftliche „Hausaufgaben" wirksam und sinnvoll genutzt werden, um die therapeutische Arbeit zu unterstützen.

Und so findet „manch zunächst Unaussprechliches" auf dem Umweg über das Papier einen Weg in Ihr Therapiegespräch. Was kann man mehr von einem Stift und einem leeren Blatt Papier erwarten?

Sie finden in diesem Buch eine große Bandbreite an Vorlagen und Hilfen zum therapeutischen Schreiben, sodass Sie für jeden Anlass die richtige Vorlage oder Anregung finden sollten. Auch für Sie als Therapeut haben wir ein Kapitel eingefügt, in dem Sie Ihre eigenen Erfahrungen mit dem therapeutischen Schreiben ausprobieren können.

Wir wünschen Ihnen viel Freude bei der Entdeckung und Nutzung der vielfältigen Anwendungs- und Nutzungsmöglichkeiten des therapeutischen Schreibens und viele spannende und erfolgreiche Therapiestunden.

Gestaltung und Einsatz der Arbeitsblätter

Die Arbeitsblätter und Materialien sollen Ihnen im täglichen Praxisalltag eine konkrete Hilfestellung sein.

Um sich in diesem Tools-Buch direkt und schnell zurechtzufinden, ist es mit verschiedenen Icons ausgestattet. Mithilfe dieser Icons sind Sie schnell in der Lage zu erfassen, welche Informationen Ihrer besonderen Aufmerksamkeit bedürfen oder welche Arbeitsblätter für welche Patienten geeignet sind. Grundsätzlich haben wir versucht, Ihnen eine große Bandbreite an Arbeitsblättern zum Einsatz für jeden Altersbereich zur Verfügung zu stellen. Wir haben festgestellt, dass viele Arbeitsblätter, die eigentlich für Kinder und Jugendliche gedacht sind, genauso gut bei Erwachsenen funktionieren und umgekehrt. Passen Sie die Arbeitsanweisungen einfach Ihrer jeweiligen Zielgruppe entsprechend an, seien Sie kreativ und flexibel. Sie müssen die Anweisungen nicht wörtlich übernehmen, sondern können selbige auch ausschmücken und verändern, so wie es für Ihren jeweiligen Patienten geeignet erscheint.

Die folgenden Icons werden Ihnen innerhalb des Buches begegnen:

Therapeut: Dieses Icon zeigt, dass das Arbeitsblatt von Ihnen als Therapeut selbst verwendet werden sollte.

Kinder: Dieses Icon zeigt, dass dieses Arbeitsblatt speziell für Kinder konzipiert wurde.

Jugendliche: Mit diesem Icon sind Arbeitsblätter gekennzeichnet, die sich an Jugendliche richten.

Erwachsene: Dieses Icon zeigt, dass dieses Arbeitsblatt speziell für erwachsene Patienten konzipiert wurde. Häufig lässt sich das Arbeitsblatt auch für ältere Jugendliche verwenden.

Ran an den Stift: Dieses Icon zeigt Ihnen, dass Sie hier ein Arbeitsblatt aktiv ausfüllen oder bearbeiten sollen.

Hier passiert etwas: An diesen Stellen werden Handlungsanweisungen oder konkrete Praxistipps gegeben.

Formulierungshinweise: An dieser Stelle finden Sie Formulierungshinweise, die Ihnen eine Anregung bei bestimmten Sachverhalten sein können und Ihnen vielleicht in der ein oder anderen Situation helfen können, die »richtigen Worte zu finden«. **Tipp:** Markieren Sie sich mit einem Textmarker im Dokument selbst die Stellen, die Ihnen gefallen und die Sie benutzen möchten, so fällt es Ihnen bei der späteren Nutzung / beim Vorlesen sehr viel leichter.

Input fürs Köpfchen: An diesen Stellen gibt es wichtige Informationen, die zum Weiterdenken anregen sollen.

Zeit sparen und das Tools-Buch effektiv nutzen

Sie können alle Arbeits- und Informationsblätter dieses Buches als PDF-Dokument herunterladen und damit jedes Arbeitsblatt einzeln auswählen und für Ihre Patienten ausdrucken. Nutzen Sie diese zeitsparende und noch dazu kostenlose Möglichkeit. Es kann auch hilfreich sein, wenn Sie das PDF gemeinsam mit Ihrem Patienten am Bildschirm anschauen und nach passenden Vorlagen schauen. Viele Patienten fühlen sich hierdurch »mit ins Boot genommen«.

Gleichstellung

Im Sinne eines geschlechtersensiblen Sprachgebrauchs haben wir in den verschiedenen Kapiteln zwischen der weiblichen und der männlichen Form gewechselt. Durch den Wechsel zwischen weiblicher und männlicher Sprachform sollen Frauen ebenso wie Männer sprachlich sichtbar gemacht werden. Transgeschlechtlichkeit wird aktuell in diesem Buch noch nicht genutzt oder verwendet, transgeschlechtliche Menschen sind jedoch ausdrücklich mit gemeint und angesprochen.

Danksagung

Wir möchten uns bei der Kinder- und Jugendlichenpsychotherapeutin und Dipl.-Musiktherapeutin Frau Dr. Ji-Hye Kim für die vielen einfühlsamen und gelungenen Zeichnungen, Skizzen, Anregungen, Ideen, die professionelle Zusammenarbeit und fachliche Unterstützung bedanken.

Unser Dank gilt zudem den Therapeutinnen und Therapeuten, die sich ihrer verantwortungsvollen Aufgabe mit Engagement und nicht nachlassendem Eifer widmen und vielen Menschen helfen, sowie den vielen Patientinnen und Patienten selbst, die sich voller Vertrauen in die Hände der Therapeuten begeben haben, die ihre Therapie tatkräftig unterstützt haben und deren Ideen und Anregungen auch in dieses Buch mit eingeflossen sind.

Darüber hinaus gilt unser besonderer Dank Barbara und Eike Hovermann, Heide und Manfred Nietsch, Susanne, Lea und Luca Martinschledde, Heike und Heiner Koop, Jakob Aistermann, Francisca Illés, Josephine Nitzschke, Ilka Bahr, Patrick Dressel, Kristina Focali, Katrin Fritze, Anja Everwand, Verena Krüger, Clara, Mia, Nora und Jana Meynen, Alma Adele, Katja und Marcus Werth, Nancy Mac Granaky-Quaye, Silke Mehler, Elke Gimm, Roswitha Lesch, Tanos Freiha, Dagmar Eckers, Ernst-Ludwig Iskenius, Birgit Kloidt, Kai Brüggemann, Nicola Kamppeter, Ralf Rehberg, Christian Romed Holthaus, Pia, Dana, Paula, Wiebke und vielen weiteren Menschen für ihre wichtigen inhaltlichen Anregungen, Hinweise, ihr Hintergrundwissen und die wirklich bereichernden Kommentare, die uns ermutigt haben, dieses umfassende Tools-Buch immer weiter zu verbessern und mit vielen Praxisinformationen zu füllen.

Unser Dank gilt auch den Mitarbeitern des Beltz-Verlags, die uns die Möglichkeit gegeben haben, dieses uns sehr am Herzen liegende Thema in einem Tools-Buch niederzuschreiben. Eine wahre Hilfe waren uns dabei Frau Karin Ohms und Frau Andrea Glomb, die durch ihre inhaltlichen Kommentare, ihr Fachwissen und ihre nette Art eine echte Unterstützung bei diesem Werk waren. Wir hoffen, dass dieses Tools-Buch mit seinem Hintergrundwissen, den vielen Praxistipps und den zahlreichen Vorlagen ein wichtiger Beitrag für alle Kolleginnen und Kollegen ist, die im Rahmen ihrer Tätigkeiten allen Kindern, Jugendlichen und erwachsenen Patienten neue und kreative Methoden zusätzlich an die Hand geben möchten.

Rietberg, Lippstadt, Lovina, im Frühjahr 2020

Melanie Gräßer
Dana Martinschledde
Eike Hovermann jun.

1 Einstieg in die Schreibtherapie

Geschichte des therapeutischen Schreibens

Ein Blick in die einschlägige Literatur offenbart, dass geschriebene Worte schon seit langer Zeit mit dem Konzept der Heilung verknüpft werden. Die Spuren lassen sich bis ins alte Ägypten zurückverfolgen: Um 4000 v. Chr. sollen die Ägypter Worte auf Papyrus geschrieben und in einer Flüssigkeit aufgelöst haben, die den Kranken als Medizin zum Trinken gegeben wurde (Mazza, 2003). Die griechische Mythologie führte diesen Gedanken fort, indem sie mit Apollon einen Gott benannte, der Dicht- und Heilkunst in sich vereinte. Aristoteles vertiefte die Idee im Rahmen seiner Katharsislehre: Durch das Ansehen von Tragödien und die Nachempfindung der dargestellten Gefühle sollten die Zuschauer von ihren negativen Affekten gereinigt werden (Petzold et al., 2018).

Um 400 n. Chr. rief der Mönch Augustinus mit seinen »Confessiones« (Deutsch: »Bekenntnisse«) eine vorläufige Form des autobiografischen Schreibens ins Leben. Seine Schriften ähneln Tagebüchern und setzen sich mit der Verarbeitung persönlicher Erfahrungen und belastender Gedanken auseinander (Winnewisser, 2010).

Die Gründung der ersten psychiatrischen Klinik der USA im Jahr 1751 markiert ein weiteres bedeutsames Ereignis für die Entwicklung des therapeutischen Schreibens. Das Verfassen von Gedichten wurde in die Beschäftigungstherapie der Patienten aufgenommen und die entstandenen Texte regelmäßig in der spitalseigenen Zeitung veröffentlicht (Petzold et al., 2018).

In der zweiten Hälfte des 20. Jahrhunderts wurde in den USA der Grundstein für die Entwicklung der modernen Schreibtherapie gelegt. Zwischen 1966 und 1973 gründeten Jack J. Leedy und Arthur Lerner erste Organisationen und Institute für die sogenannte Poesietherapie, die selbiger zu wachsendem Einfluss verhalfen (Unterholzer, 2017). Mittlerweile wird die Poesietherapie dort als eigenständige Methode angesehen, die den künstlerischen Therapien zuzuordnen ist (Petzold et al., 2018).

In Deutschland ist diese Entwicklung weniger weit fortgeschritten. Dank Hilarion Petzold wurde am Fritz-Perls-Institut (FPI) in Düsseldorf ein Weiterbildungsgang für Poesie- und Bibliotherapeuten eingerichtet, der einem festen Curriculum folgt und einen erfolgreichen Ansatz zur Professionalisierung der Schreibtherapie darstellt (Heimes, 2015). Darüber hinaus hält das kreative Schreiben Einzug in die Veranstaltungen an Universitäten, Volkshochschulen und vielen anderen Einrichtungen. Das Schreiben wird heute als ergänzendes Mittel zu einer umfassenden Psychotherapie angesehen (Lätsch, 2011).

Einige spannende Fakten zum Thema des therapeutischen Schreibens

- Sigmund Freud, Carl Gustav Jung und Alfred Adler nutzten Schreibtechniken auf dem Gebiet der Tiefenpsychologie: Sie widmeten sich beispielsweise der freien Assoziation oder der Traumdeutung, um neue Erkenntnisse über das Selbst zu erhalten (Heimes, 2015).
- Der russische Arzt und Psychologe Vladimir Iljine schrieb für seine Patienten Theaterstücke über ihre persönlichen Konflikte, die sie aufführen und schreibend fortsetzen sollten, um Problemquellen ins Bewusstsein zu holen (Petzold et al., 2018).
- Bekannte Autoren wie Franz Kafka oder Rainer Maria Rilke nutzten ihre Geschichten und Gedichte, um sich näher mit dem eigenen Selbst zu beschäftigen und auf diese Weise einer Psychotherapie zu entgehen (Winnewisser, 2010).

Fazit

Die ideelle Verknüpfung von Schreiben mit dem Konzept der Heilung reicht mehrere Jahrtausende zurück und ist somit viel älter, als viele Menschen vermuten würden. Nutzen Sie diese Information, um Ihre Patienten in das Thema einzuführen und sie zum Schreiben zu motivieren.

Wirksamkeit

Die Wirksamkeit der Schreibtherapie ist wissenschaftlich gut belegt, jedoch individuell so verschieden, dass die Wirksamkeit dieser Methode oder ein konkreter Nutzen für den Patienten nicht vorhergesagt werden kann (vgl. Pennebaker, 2007, 2010; White, 1990; Wilz, 1997; Vopel, 2014). Aber selbst wenn nicht jede Psychotherapiemethode oder jeder Psychotherapeut bei jedem Patienten denselben Erfolg hat, so erleben doch fast alle Patienten jeder Altersstufe schreibtherapeutische Interventionen als sehr hilfreich und profitieren auf die eine oder andere Weise davon.

Schreiben entlastet. Schreiben entlastet die Seele! Wer ein Tagebuch führt, kennt den Effekt: Sobald ein Gedanke, ein wichtiges Erlebnis oder ein Problem niedergeschrieben ist, fühlt man sich oft befreiter. Schreiben kann dabei helfen, Konflikte ins Bewusstsein zu rufen, sie zu verarbeiten und zu lösen.

Diese geschieht in einem Dreischritt:

(1) Erinnern
(2) Wiederholen
(3) Durcharbeiten

Schreiben versetzt Menschen, die Freude an Worten und der Sprache haben, zunächst in eine entspannte Konzentration und fördert dadurch häufig auch unbewusste Assoziationen. Die Sprache des Unbewussten fließt in den Schreibprozess mit ein und bietet einen geschützten Raum, in dem die Erlebnisse des Schreibenden in einem anderen Licht reflektiert werden können. Zuletzt kann das Schreiben einen Menschen dazu befähigen, auf symbolisch-bildhafter Ebene verschiedene Lösungen für Probleme und Konflikte zu beschreiben und zu erproben, um damit letztendlich auch die persönliche Autonomie zu stärken.

Weitere positive Wirkungen des therapeutischen Schreibens sind:

- Verarbeitung emotional belastender Ereignisse
- Verbesserung der eigenen Strategien für die Stressbewältigung
- Förderung von Kreativität
- Förderung der Kommunikationsfähigkeit
- Verbesserung der sozialen Integration
- verbesserte Persönlichkeitsentwicklung
- besseres Nachvollziehen der eigenen (vergangenen und aktuellen) Persönlichkeitsentwicklung
- erhöhte Selbstwirksamkeit
- mehr Selbstvertrauen
- besseres Verständnis der eigenen Denk- und Verhaltensmuster und Emotionen

Indikation

Das therapeutische Schreiben ist immer dann angebracht, wenn Sie das Gefühl haben, dass Ihr Patient sich besser schriftlich als mündlich ausdrücken kann. Schreibaufgaben eignen sich besonders für die Überbrückung der Zeitspanne zwischen den Therapiestunden, als gezielte Hausaufgabe oder als langfristiges begleitendes Projekt zur Therapie oder auch darüber hinaus, wie z.B. ein Tagebuch.

Der Einstieg ins therapeutische Schreiben

Für Personen, die im Bereich des Schreibens noch relativ unerfahren sind, ist es oftmals schwierig, einen Einstieg in den Schreibprozess zu finden. Häufig haben sie zu hohe Ansprüche an sich selbst, vertreten die Meinung, dass sie gar nicht schreiben können, finden kein konkretes Thema, dem sie sich widmen möchten, oder wissen nicht, wie sie anfangen sollen. Um diesen Schwierigkeiten entgegenzuwirken, haben wir für Sie in Kapitel 2 eine Auswahl von Arbeitsblättern zusammengestellt, die Ihre Patienten zum Schreiben anregen sollen. Mithilfe konkreter Themenvorschläge, gegebener Satzanfänge und Vorstrukturierungen wird der Einstieg in das Schreiben erleichtert. Anhand der Arbeitsblätter können Sie Ihren Patienten je nach Alter beispielsweise darum bitten, sein Leben in Form eines Drehbuchs aufzuschreiben, einen Brief an eine bestimmte Person zu verfassen oder ein Rezept für bestimmte Gefühlszustände zusammenzustellen. Besonders befreiend wirkt auch die Übung des »Megafons«, bei der Ihr Patient all das aufschreiben kann, was er schon immer einmal sagen wollte. Die entstehenden Texte können nicht nur unter diagnostischen Gesichtspunkten sehr aufschlussreich sein und dabei helfen, Probleme und Konflikte aufzudecken, sondern auch lösungsorientiert eingesetzt werden, um die Ressourcen Ihres Patienten zu identifizieren und zu stärken.

Sie können natürlich auch eigene oder andere Vorlagen nutzen, um Ihren Patienten etwas schreiben zu lassen, oder vielleicht entwickelt er auch eine ganze Geschichte. Hierzu können die Szenen-Vorlagen aus Kapitel 6 genutzt werden.

Womöglich entwickelt Ihr Patient im Laufe der Therapie auch von sich aus verschiedenste Schreibideen und benötigt zu deren Entfaltung und Umsetzung später nur noch linierte Blätter. Wer das Schreiben und seine befreiende, inspirierende Wirkung für sich entdecken kann, bleibt häufig auch dabei und wird die Methode langfristig, beispielsweise auch nach der Therapie, einsetzen und weiterführen.

! **Würdigung und Vorlesen des Textes**

Achten Sie immer darauf, dass Sie Texte, die Ihr Patient – auch zu Hause – verfasst hat, entsprechend würdigen. Sparen Sie niemals mit Lob! Bedenken Sie, dass es für Ihren Patienten in der Regel eine Herausforderung ist, sich hinzusetzen und zu schreiben und diese Ergebnisse dann später auch noch Dritten zu zeigen oder sogar vorzulesen. Wenn Ihr Patient felsenfest die Meinung vertritt, dass er Ihnen die Texte nicht zeigen oder vorlesen möchte, sollten Sie seinen Wunsch selbstverständlich respektieren. Erklären Sie Ihrem Patienten, dass der Prozess des Vorlesens eine besondere Wirkung entfalten kann. Die selbst verfassten Worte laut ausgesprochen zu hören, eröffnet oft eine völlig andere Sichtweise auf das Geschriebene und die Gedanken und Gefühle, die sich dahinter verbergen. Fragen Sie Ihren Patienten daher ruhig, ob Sie seinen Text laut vorlesen dürfen, oder bitten Sie ihn darum, diese Aufgabe selbst zu übernehmen. Das Vorlesen eines selbst geschriebenen Textes stärkt besonders bei unsicheren Patienten das Selbstvertrauen und das Gefühl der Selbstwirksamkeit. Manchmal ist es auch hilfreich, sich Texte im Verlauf der Therapie erneut anzuschauen, vielleicht ist es auch mit Abstand möglich, einen vormals nicht vorgelesenen Text dann vorzutragen.

Sie können das therapeutische Schreiben bei vielen Störungsbildern einsetzen und erfolgreich nutzen. Zudem eignet sich therapeutisches Schreiben in allen Therapiephasen: Therapieanfang, -mitte und -ende sowie therapiebegleitend. Im besten Fall setzt Ihr Patient das therapeutische Schreiben auch über den Therapieprozess hinaus für sich selbst weiter ein.

Prüfungsangst. Die beiden Psychologen Gerardo Ramirez und Sian Beilock konnten nachweisen, dass Schreiben auch bei Prüfungsangst hilft: Sie baten Studenten vor einem Mathematik-Test, ihre Ängste schriftlich zu formulieren. Eine Bitte, die gegen den sonst üblichen Rat verstößt, vor einer Prüfung positiv zu denken. Und doch: Die Kandidaten mit großer Prüfungsangst fürchteten sich danach im Durchschnitt weniger vor der Klausur – und schnitten im Test sogar besonders gut ab (Ramirez et al., 2011).

Lese-Rechtschreib-Schwäche. Die wichtigste Erkenntnis bei einer Lese- und Rechtschreibschwäche (LRS) ist, dass diese nichts mit der Intelligenz des Betroffenen zu tun hat. Bis zu 5 Prozent aller Kinder und Jugendlichen in Deutschland fällt das Lesen- und Schreibenlernen schwer. Obwohl sie nicht mehr oder weniger intelligent als andere Kinder sind, haben diese Kinder und Jugendlichen oft große Schwierigkeiten damit, Buchstaben richtig zu unterscheiden, zusammenzusetzen und ganze Texte damit zu schreiben.

Häufig lesen die Betroffenen sehr langsam, verlieren in Texten die Zeile, lassen Wörter aus, verdrehen sie oder fügen neue hinzu. Abschreiben und Gelesenes wiederzugeben, fällt ihnen ebenfalls schwerer. Die Betroffenen bleiben aufgrund dieser Problematik oft hinter ihren eigenen Möglichkeiten zurück, da Lesen und Schreiben die Grundlage für fast jeglichen Wissenserwerb darstellen. Studien zeigen, dass Kinder und Jugendliche mit einer Lese-Rechtschreib-Schwäche auf ihrem Lebensweg oft weit hinter ihren kognitiven Möglichkeiten zurückbleiben (Esser et al., 2002; Strehlow, 2004).

Heißt das, dass Sie mit Menschen, die unter einer LRS leiden, keine therapeutischen Schreibübungen durchführen sollen? Lassen Sie Ihr therapeutisches Gespür entscheiden! In der therapeutischen Praxis zeigt sich, dass viele Patienten mit einer LRS direkt oder nach einer Weile Freude an der Arbeit mit Texten haben. Meist haben sie nach Überwindung ihrer Abwehrhaltung festgestellt, dass auch sie eigene Texte schreiben können, die ihnen helfen, Dinge zu verstehen und besser auszudrücken.

Wichtig ist, dass Sie Ihren Patienten klarmachen, dass es bei allen therapeutischen Schreibaufgaben vorrangig um den Inhalt und nicht um Grammatik und Rechtschreibung geht!

! Kontraindikation: Therapeutisches Schreiben ist nicht immer geeignet

Schreiben bei ernsthaften Traumatisierungen und psychischen Krankheiten sollte immer durch einen geschulten Therapeuten begleitet werden. Für Patienten, die an Psychosen leiden, ist das therapeutische Schreiben nicht unbedingt geeignet. Hier bestehen die Gefahr und ein erhöhtes Risiko, durch fiktive und kreative Geschichten in eine Psychose zu geraten. Wenn Sie unsicher sind, halten Sie beispielsweise Rücksprache mit dem behandelnden Psychiater Ihres Patienten oder fangen Sie mit ganz leichten Übungen in Ihrer Praxis an und verzichten Sie auf Hausaufgaben.

Mit der Hand schreiben und nicht tippen!

Wir alle schreiben heutzutage fast nur noch mit dem Smartphone, dem PC oder auf dem Tablet. Handgeschriebenes finden wir häufig nur noch auf Grußkarten, Notizen oder Flipcharts. Bei einer Umfrage unter 1.900 Lehrern zeigte sich, dass 30 Prozent aller Mädchen und 50 Prozent aller Jungen Probleme damit haben, flüssig schreiben zu lernen. Dieses Problem ist in weiterführenden Schulen noch gravierender, hier sind 40 Prozent der Schüler nicht in der Lage, eine halbe Stunde ohne Probleme in einem fort zu schreiben (Marquardt et al., 2016).

Aktuelle Studien zeigen, dass diese Veränderungen sich anscheinend auch auf das Lernen und die Gedächtnisleistung auswirken. So zeigte eine kleine Studie an 23 Kindergartenkindern, dass diese einen Buchstaben, den sie per Hand nachgemalt hatten, besser im Gedächtnis behalten als Kinder, die diesen Buchstaben auf einer Tastatur eingetippt hatten (Kiefer et al., 2015).

Auch beim Faktenlernen zeigen sich Auswirkungen: Bei einem Versuch mit 67 Studierenden der Princeton University durften diese entweder Notizen mit dem Laptop oder per Hand machen. Nach der Vorlesung wurde das Faktenwissen der Teilnehmer getestet. Die Studierenden, die handschriftliche Aufzeichnungen gemacht hatten, schnitten signifikant besser ab. Die Forscher führten die besseren Ergebnisse auf die stärkere Verarbeitung des Gehörten zurück (Müller & Oppenheimer, 2014).

Weitere Argumente dafür, häufiger per Hand zu schreiben:

- **Sie sparen Zeit:** Auch wenn es erst unlogisch klingen mag, eine Studie an der University of Washington hat gezeigt, dass Kinder in kürzerer Zeit mit Stift und Zettel mehr Text aufschreiben können als mit einer Tastatur (Berninger et al., 2009).
- **Bewusstere Wortwahl:** Wer mit einem Kugelschreiber oder Füllfederhalter schreibt, kann nichts auf die Schnelle löschen oder austauschen. Deshalb schreibt man mit diesen Schreibwerkzeugen häufiger durchdachter und effizienter und überlegt vor dem Schreiben genauer, was man festhalten oder niederschreiben möchte.
- **Kreativer:** Eine Washingtoner Studie zeigte, dass mit einem Stift aufgeschriebene Geschichten kreativer und bildhafter verfasst sind als Geschichten, die ausschließlich am Computer geschrieben werden (Hayes et al., 2009).
- **Die chaotische Handschrift:** Auf dem Computer sieht jedes geschriebene »A« gleich aus. Selbst bei einer sehr schönen Handschrift ist dort jedes »A« ein individueller Buchstabe. Für das Gehirn ist das leichter, da es sich diese »Unordnung« anscheinend auch besser merken kann.
- **Handschrift trainiert das Gehirn:** Wer mit der Hand schreibt, aktiviert seine Feinmotorik. Experimente haben gezeigt, dass durch die Handschrift die Hirnregionen fürs Denken sowie für Sprache und Erinnerungen aktiviert werden, während diese beim reinen Tippen eher lahmgelegt werden (Planton et al., 2013; Mueller et al., 2014). Bitten Sie Ihre Patienten also nach Möglichkeit, ihre Texte handschriftlich zu verfassen, auch wenn diese nach eigener Aussage keine gute Handschrift haben.

Schreibblockaden auflösen. Vielleicht kennen Sie das Problem der Schreibblockaden aus Ihrer eigenen Arbeit oder hören es ab und zu einmal von Ihren Patienten: »Ich habe kein Wort aufs Papier bekommen!«

Viele Betroffenen beschreiben Schreibblockaden als Unfähigkeit oder Schwierigkeit, ihre Gedanken in Worte zu fassen und aufzuschreiben. Es scheint kein zielgerichtetes und strukturierten Denken und Schreiben möglich zu sein. Schreibblockaden können sich auf sehr unterschiedliche Art und Weise zeigen. So kämpfen manche Schreiber »nur« mit dem richtigen Einstieg, andere ringen um jeden Satz, wieder andere bringen kein einziges

Wort auf das Papier. Es gibt sogar Schreiber, die während des therapeutischen Schreibens über körperliche Symptome wie Unruhe, Kopfschmerzen und Übelkeit berichten.

Wenn Sie mit Ihren Patienten therapeutisch arbeiten und auf die Hilfen und Möglichkeiten des geschriebenen Wortes zurückgreifen möchten, kann es sinnvoll sein, das Problem der Schreibblockade anzusprechen und vielleicht einige Tipps bereit zu halten. Wir haben Ihnen hierzu auf **Infoblatt 1 Tipps und Tricks gegen Schreibblockaden** die wichtigsten Tipps und Informationen zusammengestellt, die Sie Ihrem Patienten geben können oder auch für sich selbst nutzen können.

INFO 1 10 Tipps und Tricks gegen Schreibblockaden

J E

Wenn Sie partout kein Wort auf das Papier bekommen, hilft Ihnen einer der folgenden Tipps und Techniken.

(1) Wechseln Sie den Ort

Wenn die Worte nicht richtig fließen wollen, packen Sie Ihren Block oder Ihr Laptop ein und wechseln Sie den Schreibort. Gehen Sie in ein Café, in den Garten oder an jeden anderen Ort, der Sie inspiriert und auf neue Ideen bringt.

(2) Starten Sie in der Mitte

Wenn Ihnen der Einstieg partout nicht gelingen will, quälen Sie sich nicht weiter und fangen einfach mittendrin an. Ihr Gehirn arbeitet auch nicht linear! Warum also dann unbedingt mit der Einleitung beginnen? Ihr Text kann wie bei einem Patchwork aus vielen einzelnen Teilen entstehen und am Schluss können Sie alle Einzelteile oder Kapitel miteinander verbinden und durch die passenden Übergänge abstimmen.

(3) Machen Sie sich Zeitdruck

Manchmal kann eine konkrete Zeitdauer oder Minutenzahl bei Schreibaufgaben helfen. So zeigte ein Experiment an der Universität von New York, dass die Personen, die permanent dazu gedrängt wurden, zu schreiben, am produktivsten waren (Boice, 1983).

(4) Trennen Sie das Schreiben vom Überarbeiten/Korrigieren/Formatieren

Konzentrieren Sie sich immer erst auf das reine Schreiben! Korrekturen können Sie später vornehmen. Unterbrechen Sie Ihren Schreibfluss nicht durch Rechtschreibkorrekturen oder Textänderungen, bei denen Sie im Text zurückgehen müssen. Denn dieses Zurückspringen im Text unterbricht Ihren Schreibfluss.

(5) Minimieren Sie Störfaktoren

Versuchen Sie, alle Störquellen vor dem Schreibbeginn auszuschalten. Legen Sie Ihr Handy in einen anderen Raum und schließen Sie das E-Mail-Programm, wenn Sie am Computer schreiben.

(6) Planen Sie Pausen ein

Wenn Sie länger als eine Stunde schreiben wollen, planen Sie rechtzeitig feste Pausen ein. Ihr Gehirn kann nur maximal 60 bis 90 Minuten am Stück konzentriert arbeiten und schreiben. Gehen Sie an die frische Luft, bewegen Sie sich oder trinken Sie etwas, aber begrenzen Sie Ihre Pause, damit Sie auch wieder in den Schreibprozess hineinkommen.

(7) Schreiben Sie sich warm

Die Empfehlung beim Sport lautet: zu Beginn Aufwärmen. Warum also nicht eine kleine Schreibübung zum Warmwerden? Ein kreativer Vierzeiler, ein kleines Gedicht oder ein paar Zeilen darüber, was heute bisher passiert ist?

(8) Lesen Sie andere Texte

Lassen Sie sich inspirieren und lesen Sie andere Texte, Gedichte, Romane und Biografien. Manchmal hilft es zu sehen und zu lesen, wie andere Autoren ihre Texte begonnen haben. Hier geht es natürlich nicht darum, genauso zu schreiben, sondern nur darum, sich Anregungen zu holen.

(9) Schreiben Sie in kleinen »Portionen«

Strukturieren Sie Ihre Gedanken und bereiten Sie sich auf das Schreiben vor. Vielen Menschen fällt es leichter, Texte »in kleinen Portionen« zu Papier zu bringen. Schreiben Sie einen Teil nach dem anderen! Schreiben Sie im Augenblick und denken nicht am Anfang bereits an das Textende.

(10) Setzen Sie sich nicht unter Druck

Es ist nicht immer entscheidend, wie viel Sie schreiben. Manchmal reichen wenige wichtige Worte!

2 Aktiv ins therapeutische Schreiben

Wenn Sie das therapeutische Schreiben bisher noch nicht häufig als Unterstützung in der Therapie genutzt haben, dann stellt sich Ihnen vielleicht die Frage nach dem optimalen Einstieg sowie den Materialien, die Sie in der Praxis griffbereit haben sollten.

Das richtige Handwerkszeug

Damit Sie jederzeit das richtige Werkzeug zur Hand haben, wenn Sie das Gefühl haben, es wäre »jetzt« der richtige Zeitpunkt für eine Schreibübung, empfehlen wir Ihnen, die folgenden Dinge in Ihrer Praxis bereitzuhalten:

- Schreibblöcke
- DIN-A4-Papier (weiß, bunt, eventuell marmoriert)
- Briefpapier und Umschläge (vielleicht auch mit unterschiedlichen bunten Motiven)
- einige (kleine) Notizhefte/-bücher
- A4-Schnellhefter oder -Sammelmappen
- Schere
- Füllfederhalter
- Kugelschreiber
- Filzschreiber
- Fineliner
- Bleistifte und Anspitzer
- Buntstifte
- ggf. andere besondere Stifte, z.B. in Regenbogenfarben

Vielleicht haben Sie ja auch Lust, mal wieder in einen Schreibwarenladen zu gehen und sich von dem dortigen Angebot inspirieren zu lassen.

Der richtige Stift. Bei Kindern und Jugendlichen, aber auch bei vielen Erwachsenen, können Sie das Interesse und die Schreibmotivation ganz leicht steigern, indem Sie ein Glas oder eine Dose mit unterschiedlichen Schreibwerkzeugen anbieten, in denen sich beispielsweise edle Kugelschreiber, Glitzerstifte, Fineliner oder andere Schreibwerkzeuge in unterschiedlichen Farben und Formen befinden. So kann sich Ihr Patient zuerst für das Schreibwerkzeug entscheiden, das am besten zu ihm passt oder mit dem er gern einmal etwas schreiben möchte. Die Wahl des richtigen Stifts kann eine wichtige Rolle spielen, weil sie den ersten Schritt bzw. die Einleitung des Schreibprozesses markiert und ein gutes Schreibgefühl vermittelt. Viele Menschen schreiben im Erwachsenenalter häufig nur noch Einkaufslisten mit einem Werbekugelschreiber – da ist es ein ganz anderes Gefühl, mal wieder einen echten Füllfederhalter in die Hand zu nehmen. Selbstverständlich kann das auch ein Lieblingsstift oder ein vererbter Füllfederhalter sein, den Ihr Patient bereits besitzt – fragen Sie ihn nach den Schreibutensilien, die er früher genutzt hat. In der Regel gibt es hier spannende Geschichten zu berichten: Vielleicht war der erste Füllfederhalter ein ganz besonderes Geschenk oder ein besonderer Moment …

Das richtige Papier. Gleiches gilt für das Schreibpapier: Sprechen Sie mit Ihrem Patienten darüber, wie er am liebsten schreiben möchte: auf losem Papier, in einem besonderen Heft, einer Kladde, einem Buch … Hier kann es ebenfalls spannend sein, Ihren Patienten zu fragen, worauf bzw. worin er früher geschrieben hat. Vielleicht gab es in der Vergangenheit ein geheimes Tagebuch oder ein Album, das er sich mit dem besten Freund teilte, um persönliche Dinge hineinzuschreiben und sich gegenseitig Botschaften zukommen zu lassen.

Einige Kollegen halten auch kleine Notizhefte/-bücher bereit, um diese ihren Patienten mitzugeben. Für viele Patienten ist es etwas ganz Besonderes, von ihren Therapeuten ein eigenes Büchlein zu bekommen. Das kann eine schöne Motivation darstellen, um dieses auch längerfristig zu nutzen.

Wenn Sie möchten, dass Ihr Patient einen Brief schreibt, kann es auch hier sehr anregend sein, wenn Sie ein wenig Briefpapier und Umschläge bereithalten. Viele Patienten fühlen sich von buntem oder besonderem Briefpapier angesprochen. Besonders Kinder, aber auch Jugendliche, mögen farbiges Motivbriefpapier und sind dadurch deutlich motivierter.

Die eigene Schreibtherapie-Mappe

Wenn Sie mit Ihrem Patienten eine Vielzahl von Arbeitsblättern nutzen und bearbeiten, bietet es sich an, diese in einer Mappe mit seinem Namen zu sammeln. So kann Ihr Patient schon während der Therapie seine schriftlichen Fortschritte sehen und auch nach Beendigung der Therapie jederzeit darauf zurückgreifen und/oder daran weiterarbeiten.

Kinder und Jugendliche haben häufig Spaß daran, ihre eigene Mappe individuell zu gestalten. Nutzen Sie dies als zusätzliche Motivation.

Vielen Patienten fällt es mit einer selbstausgewählten Vorlage oft leichter, als wenn Sie als Therapeut eine Vorlage vorgeben. Probieren Sie doch einmal aus, gemeinsam die PDF-Vorlagen am Bildschirm anzuschauen. Sie werden feststellen, dass bereits die Auswahl und Kommentare Ihres Patienten sehr informativ sein können.

Praxistipp für Kinder: Das eigene erste (Falt-)Buch als Eisbrecher

Besonders bei Kindern kann es sich anbieten, zunächst mit dem spielerischen Gestalten/Basteln eines eigenen »Buches« zu starten, bevor Sie mit dem eigentlichen therapeutischen Schreiben beginnen. Hierzu haben wir Ihnen eine ganz leichte Faltanleitung auf AB 1 eingefügt, die in der Regel den jüngeren Patienten, aber auch manchen Älteren viel Spaß macht und nach ganz individueller Gestaltung dann eine schöne Einladung ist, auch etwas in das neue Büchlein hineinzuschreiben.

In Anbetracht der zunehmenden Digitalisierung verschiedener Lebensbereiche werden Ihnen sicherlich Patienten begegnen, die lieber am Computer, Tablet oder Smartphone schreiben möchten. Viele Menschen bevorzugen das Schreiben mithilfe von Tastatur und Bildschirm, weil es schneller geht und Fehler jederzeit korrigiert werden können. Behalten Sie hierbei immer im Hinterkopf, dass handschriftliche Texte im Rahmen der Therapie viele Vorteile haben: Ihre Patienten nehmen sich Zeit für den Schreibprozess – den eigenen Worten kommt somit auf dem Papier eine größere Bedeutung zu und sie lassen sich nicht durch einen einfachen Tastendruck wieder löschen. Sprechen Sie mit Ihrem Patienten darüber. Wer das digitale Schreiben bevorzugt, kann die Schreibaufgaben selbstverständlich auch am Laptop bearbeiten, Dokumente per Mail versenden oder aus den ausgedruckten Texten die eigene Therapiemappe zusammenstellen.

Tipp

Vielleicht tauschen Sie sich auch einmal in ihrer Intervisions-/QZ-Gruppe mit den Kollegen über die Erfahrungen zum Thema Schreiben, Schreibwerkzeug usw. aus.

Die passende Schreibatmosphäre

Häufig fällt der Einstieg in den Schreibprozess leichter, wenn die Rahmenbedingungen stimmen. Besonders bei den ersten Schreibversuchen und kürzeren Übungen ist es sinnvoll, wenn Sie sich gemeinsam mit Ihrem Patienten an einen Tisch setzen und ihn dazu ermutigen, das Schreiben einfach einmal auszuprobieren. Machen Sie deutlich, dass Grammatik, Rechtschreibung und Schriftbild keine Rolle spielen und dass mit den Texten kein Literaturwettbewerb gewonnen werden soll. Das Wissen darüber, dass die Texte in einem geschützten Raum entstehen und verbleiben, kann überhöhte Erwartungshaltungen und Druck lösen und die ersten Schritte deutlich erleichtern.

Wenn Ihr Patient mit dem Schreiben bereits vertraut ist oder umfangreichere Schreibübungen ausprobieren möchte, kann es hilfreich sein, wenn Sie sich als Therapeut ein wenig zurückziehen. Vielleicht gibt es in Ihrer Praxis einen gemütlichen Sessel oder einen kleinen Tisch am Fenster, an dem Ihr Patient Platz nehmen kann.

Währenddessen können Sie sich an Ihren Schreibtisch zurückziehen, die Akte zur Hand nehmen oder sich in eine andere Aufschrift vertiefen.

Vereinbaren Sie eine feste Zeitspanne, die zum Schreiben genutzt werden soll. 10 bis 15 Minuten sind ein guter Rahmen für den Anfang; so bleibt Ihnen genügend Zeit, anschließend über das Geschriebene ins Gespräch zu kommen und das weitere Vorgehen abzustimmen.

Vielen Menschen hilft es, sich mithilfe von Musik auf den Schreibprozess einzustimmen. Wenn Ihr Patient einverstanden ist, können Sie im Hintergrund leise entspannende oder inspirierende Musik laufen lassen. Vielleicht hat Ihr Patient auch Lust, seine Lieblingsmusik mitzubringen oder Lieder zu hören, die ihn an die Vergangenheit erinnern, wenn es thematisch darum geht, etwas über die Vergangenheit zu schreiben. Achtung: Wenn Sie Ihrem Patienten dies als Hausaufgabe geben, beachten Sie hierbei, dass auch negative Gefühle ausgelöst werden können. Falls Ihr Patient zu instabil ist, verzichten Sie darauf, die Aufgabe als Hausaufgabe zu geben und nutzen Sie den geschützten Rahmen Ihrer Praxis/Therapiesitzung.

Wer regelmäßig schreibt, wird im Laufe der Zeit feststellen, welche Rahmenbedingungen am besten zu ihm passen. Wenn Ihr Patient auch außerhalb der Therapiesitzungen Texte verfasst, kann er selbst herausfinden, zu welchen Tageszeiten und an welchen Orten er besonders gern schreibt. Bei der Einstimmung auf den Schreibprozess können beispielsweise Musik, besondere Gegenstände, Kerzenlicht, Duftlampen, Räucherstäbchen, ein kurzer Sparziergang oder die Anwesenheit von Haustieren helfen.

Übungen zum »Warmwerden mit dem Schreiben«

Viele Menschen schreiben heute immer weniger, wissen oft nicht genau, was sie schreiben sollen oder tun sich schwer damit, einen Anfang zu finden. Deshalb ist es gerade zu Beginn sinnvoll, mit kleinen schnellen Übungen/Interventionen in das Schreiben hineinzukommen. Wir haben Ihnen ganz unterschiedliche Übungen zum Einstieg zusammengestellt, darunter finden Sie beispielsweise ein Arbeitsblatt zum Freewriting und eine Anleitung zum Erstellen eines KAWAS.

Die Übungen *Clustering* (AB 8) und *Einen vorgegebenen Textanfang weiterschreiben* (INFO 10) eignen sich gut zum Einstieg, können aber auch bei Fortgeschrittenen mit leichter Abwandlung gut genutzt werden.

Weitere Anregungen für einen leichteren Einstieg in das Schreiben

Karten mit Bildmotiven oder Worten/Sätzen können eine schöne Anregung sein, mit der auch ein eher »schreibfauler« oder »schreibunlustiger« Patient ins Schreiben finden kann. Genauso können solche Karten eine Anregung bieten für Patienten, die noch gar nicht wissen, was oder worüber sie schreiben wollen.

Sie können Bilder jeder Art nehmen, Ihren Patienten selbst Bilder mitbringen oder Fotos machen lassen. Oder Sie verwenden Bildkartensets, die Sie vielleicht zu anderen Themen bereits besitzen. Es gibt auch spezielle Kartensets zum Schreiben (z.B. Kartenset 80 Bildimpulse als Erzähl- und Schreibanlässe, 2012)

Genauso gut eignen sich Karten, auf denen Schlagwörter oder Aussagen, Zitate oder Satzanfänge stehen. Solche Kartensets können Sie sowohl selbst erstellen oder fertig kaufen (z.B. Wunderer, 2019; Plath, 2014, Gräßer, 2020).

Spielideen zum Schreiben oder wie Sie spielerisch mit Ihrem Patienten zum Schreiben kommen

Manchmal sind auch Spiele eine gute Methode, um den Schreibstart zu erleichtern. Vielleicht haben Sie selbst früher gerne die Klassiker Scrabble©, Lettra Mix© oder Boggle© gespielt, diese eignen sich gut, um sich an das Thema Worte/Schreiben heranzutasten. Andere Spiele, bei denen es nicht um das Bilden von Worten mit Buchstaben geht, die sich aber gut eignen, um in den Schreibprozess hineinzukommen und Ideen zu generieren, sind z.B. Geschichtenwürfel (wie die Rory's Story Cubes© oder Erzähl eine Geschichte, Hovermann et al., 2018), bei denen es jeweils darum geht, aus gewürfelten Symbolen eine Geschichte zu entwickeln. Das Geschichtenthema können entweder Sie als Therapeut bestimmen, gemeinsam mit Ihrem Patienten überlegen oder aus einem vorgegebenen Themenpool auswählen. Indem Sie eine Zeitkomponente einbauen, bekommt das Spiel mehr Tempo und macht so oft mehr Spaß, gleichzeitig ist das Nachdenken über das, »was ich sage«, nicht mehr so gut möglich. Wenn Sie feststellen, dass Ihr Patient unter Zeitdruck blockiert, vermeiden Sie auch bei allen späteren Schreibaufgaben jegliche Form von Zeitbegrenzung.

Ein anderes schönes Spiel und guter Eisbrecher ist das Spiel Tick Tack Bumm©, dieses beinhaltet eine kleine Plastikbombe mit einem Zufallsgenerator, der in einem Zeitfenster zwischen 10 Sekunden bis zu einer Minute die Bombe geräuschvoll »explodieren« lässt. Das Spiel enthält Kärtchen mit Buchstaben für Wortanfänge, Mittel- bzw. Endteile. Die Bombe wird immer hin- und hergegeben und dazu ein Wort mit dem jeweiligen Wortanfang / der jeweiligen Endung gesagt. Derjenige, bei dem die Bombe explodiert, bekommt die Karte und damit einen Minuspunkt. Es können aber auch gut Abwandlungen vorgenommen werden, indem z.B. beim schnellen Hin- und Herreichen der Bombe eine Geschichte immer weitererzählt wird oder Themen für ein Schreibthema gesammelt werden. Lassen Sie sich überraschen, meist haben Ihre Patienten auch geeignete eigene Ideen.

Sie haben eine Vorbildfunktion

Um glaubwürdig zu wirken, wäre es optimal, wenn Sie selbst (gern) schreiben oder einige Übungen einmal für sich selbst ausprobiert haben. Für die eigene therapeutische Schreiberfahrung finden Sie in Kapitel 15 spezielle Arbeitsblätter. Es kann zudem hilfreich sein, die Patientenarbeitsblätter für sich selbst einzusetzen. So bekommen Sie ein Gefühl dafür, was Schreiben mit den eigenen Gedanken und Gefühlen machen kann. So können Sie Ihren Patienten auf Augenhöhe ermutigend begegnen, ggf. von eigenen Erfahrungen erzählen und insgesamt ein Gespür für einzelne Übungen und ihre Wirksamkeit bekommen.

Umgang mit fehlenden oder schlechten Vorerfahrungen zum Schreiben

Möglicherweise haben Ihre Patienten seit Jahren mit Ausnahme des Einkaufszettels keinerlei Schreiberfahrungen mehr und/oder sogar schlechte Erfahrungen mit dem Schreiben gemacht, z.B. in der Schulzeit. Hier ist einmal mehr Ihr therapeutisches Gespür gefordert, indem Sie Ihren Patienten ganz langsam und behutsam (wieder) an das Schreiben heranführen. Erklären Sie ihm die Bedeutung, Wirkweise und den Sinn des therapeutischen Schreibens. Verdeutlichen Sie ihm, dass es nicht darum geht, irgendeine Note zu erhalten oder eine (Be-)Wertung vorzunehmen. Vermitteln Sie Ihrem Patienten, dass das therapeutische Schreiben nur einen einzigen Zweck hat: sich selbst besser zu verstehen und zu helfen. Orthografie und Grammatik oder eine vermeintlich hässliche Handschrift spielen dabei keine Rolle.

Schreibwiderstände überwinden

Wenn Sie bei Ihrem Patienten einen Widerstand beobachten, der ihn davon abhält, über sich selbst zu schreiben, kann es sich anbieten, indirekt vorzugehen. Erfinden Sie beispielsweise einen Menschen, der plötzlich von seinem Partner verlassen wird. Lassen Sie Ihren Patienten dann, eventuell mit Ihrer Hilfe, dessen Gefühle und Verhalten (in der dritten Person) beschreiben. Vielleicht gelingt es mit diesem Kunstgriff mittelfristig, Ihren Patienten für das Schreiben zu gewinnen, damit Ihr Patient dann langfristig in der Ich-Form und nicht mehr in der Form eines fiktiven Dritten schreibt.

Umgang mit positiven Vorerfahrungen zum Schreiben

Vielleicht haben Sie das Glück, dass Ihr Patient in der Vergangenheit bereits geschrieben und sogar eine ganze Reihe von eigenen Texten produziert hat. Was hat Ihr Patient geschrieben? Sind diese Texte möglicherweise hilfreich für Ihre therapeutische Arbeit? Dies könnte der Fall sein, wenn z. B. biografische Inhalte oder Anlehnungen darin enthalten sind. Fragen Sie Ihren Patienten, ob er seine Texte mitbringen möchte. Entscheiden Sie je jeweils individuell nach Textinhalt und -menge, wie Sie gemeinsam mit diesen Texten umgehen möchten, hier ist Ihr therapeutisches Feingefühl gefragt.

Rückmeldungen zu Texten Ihres Patienten

Die goldene Regel besagt: Loben Sie zuallererst den Mut und das Vertrauen Ihres Patienten, dass er seine Texte mit Ihnen teilt. Äußern Sie sich nicht bewertend und vermeiden Sie es, auf eigene Faust Interpretationsversuche anzustellen. Heben Sie stattdessen alle Stärken des Textes hervor, in denen sich beispielsweise Mut zur Veränderung, Lernbereitschaft, Lebensfreude, Offenheit und andere hilfreiche Eigenschaften zeigen. Vergessen Sie auch im Verlauf der Therapie nicht, textliche Verbesserungen und Veränderungen immer wieder positiv anzumerken. Wenn Sie einen ungeklärten Aspekt oder ein sich herauskristallisierendes Problem ansprechen möchten, können Sie vorsichtig nachfragen und schauen, wie Ihr Patient reagiert. Allerdings lohnt es sich in der Regel mehr, über die positiven Besonderheiten des Textes zu sprechen: Das macht stolz und eröffnet neue Perspektiven für den weiteren Therapieverlauf.

Arbeitsmaterial
In diesem Kapitel finden Sie die folgenden Schreibvorlagen:
AB 1 In nur 7 Schritten aus einem Blatt Papier ein Mini-Buch herstellen. Dieses Arbeitsblatt enthält eine Anleitung, die Ihrem Patienten schrittweise erklärt, wie er aus einem DIN-A4-Blatt ein kleines Buch falten kann. Das Mini-Buch kann anschließend nach eigenen Vorlieben gestaltet und mit Texten gefüllt werden.
INFO 2 Freewriting. Die Methode des Freewritings eignet sich gut als Aufwärmübung für den Schreibprozess. Sie legen eine Zeitspanne fest, in der Ihr Patient ohne Unterbrechung alles aufschreiben soll, was ihm durch den Kopf geht. Auf diese Weise kann ein Schreibfluss entstehen, der mögliche Blockaden aufhebt und den Weg für das Ausprobieren weiterer Übungen ebnet.
INFO 3 ABC-Listen. Das Schreiben einer ABC-Liste regt Ihren Patienten zum freien und assoziativen Denken an. Nach der Festlegung eines Themas soll zu jedem Buchstaben des Alphabets eine Aussage gefunden werden, die sich auf den gewählten Schwerpunkt bezieht. Mithilfe von ABC-Listen können Sie beispielsweise mehr über die Symptome oder Ressourcen Ihres Patienten erfahren.
AB 2 Meine ABC-Liste (für Kinder). Dieses Arbeitsblatt enthält eine kindgerechte Version der ABC-Liste. Die einzelnen Buchstaben sind auf dem Blatt verteilt und können angemalt und ausgeschnitten werden.
AB 3 Meine ABC-Liste (für Jugendliche und Erwachsene). Bei dieser etwas schlichteren Version sind die Buchstaben des Alphabets als Liste untereinandergeschrieben. Sie können das Arbeitsblatt bei der Arbeit mit Jugendlichen und Erwachsenen verwenden.
INFO 4 Total banal? Bei dieser Übung geht es darum, einen Text über »banale« Abläufe und Gewohnheiten des Alltags zu schreiben. So kann sich Ihr Patient an das Gefühl des Schreibens gewöhnen, bevor vertiefende Aufgaben herangezogen werden.
AB 4 Der Beobachter. Auch diese Methode verfolgt das Ziel, den Einstieg in das Schreiben zu erleichtern. Ihr Patient wird noch nicht dazu aufgefordert, eigene Gedanken oder Gefühle zu beschreiben – stattdessen sucht er sich einen Ort, an dem er in einem festgelegten Zeitraum alles aufschreibt, was er beobachten kann. Auf diese Weise kann auch der Blick für Details geschärft werden.
INFO 5 Anleitung: Vier-Spalten-Technik. Diese Technik hilft Ihrem Patienten während des Schreibprozesses dabei, eigene Gedanken und Ideen zu strukturieren. Nachdem Sie ein Thema festgelegt haben, schreibt Ihr Patient spontane Gedanken und Einfälle in die erste Spalte. Die zweite Spalte enthält den eigentlichen Text, der sich auf die gewählte Aufgabe bezieht. Spalte 3 bietet Platz für Korrekturen und Ergänzungen. In Spalte 4 werden schließlich weiterführende Ideen festgehalten.
AB 5 Vier-Spalten-Technik. Dieses Arbeitsblatt richtet sich an erwachsene Patienten und erläutert das Vorgehen der Vier-Spalten-Technik. Auf der zweiten Seite finden Sie eine passende Tabelle, die von Ihrem Patienten ausgefüllt werden kann.
INFO 6 Mindmapping. Diese Methode kann eingesetzt werden, um eine strukturierte Ideensammlung zu einem festgelegten Thema zu erstellen. In die Mitte eines Blattes wird ein Ausgangsbegriff geschrieben, zu dem anschließend Gedanken gesammelt werden. Jede neue Idee ist durch eine Linie mit dem Ausgangswort oder einem anderen Gedanken verbunden. Dickere Haupt- und dünnere Nebenlinien verdeutlichen dabei die Hierarchie der gesammelten Begriffe.
AB 6 Meine Mindmap. Auf diesem Arbeitsblatt ist neben einer kurzen Anleitung viel Platz enthalten, den Ihr Patient zum Aufzeichnen einer eigenen Mindmap nutzen kann.
INFO 7 KAWAs. Die von Vera F. Birkenbihl entwickelte KAWA-Methode unterstützt Ihren Patienten dabei, Assoziationen zu einem vorgegebenen Wort zu sammeln und kreatives Denken anzuregen. Das Zielwort wird in der Mitte einer Kästchenmatrix notiert und Ihr Patient erhält den Auftrag, zu jedem Buchstaben eine Eigenschaft oder Zuschreibung zu notieren.
AB 7 Mein KAWA. Auf diesem Arbeitsblatt ist eine Kästchenmatrix abgetragen, die Ihr Patient für das Erstellen eines eigenen KAWAs nutzen kann.
INFO 8 Clustering. Die Methode des Clusterns verfolgt das Ziel, Ihren Patienten bei der Sammlung von Ideen zu unterstützen. Im Unterschied zum Mindmapping erfolgt das Aufschreiben der Gedanken frei und spontan, ohne sich an festgelegten Regeln oder einer hierarchischen Struktur zu orientieren.
AB 8 Mein Cluster. Auf diesem Arbeitsblatt findet Ihr Patient eine kurze Anleitung zum Clustern und viel Platz, um die Technik selbst auszuprobieren.

INFO 9 Anleitung: Akrostichon. Das Akrostichon ist eine Textform, bei der die Anfangsbuchstaben einzelner Verse von oben nach unten gelesen ein neues Wort ergeben. Die Therapeuteninformation macht Sie mit den unterschiedlichen Arten und Nutzungsmöglichkeiten von Akrostichen vertraut. Sie eignen sich nicht nur als Eisbrecher am Anfang einer Therapie, sondern auch zum Festhalten wichtiger erarbeiteter Inhalte.
AB 9 Akrostichon (für Erwachsene). Dieses Arbeitsblatt enthält eine Anleitung für das Verfassen von Akrostichen, die sich an erwachsene Patienten richtet.
AB 10 Akrostichon (für Kinder und Jugendliche). Auf diesem Arbeitsblatt finden Sie eine kindgerechte Version der Anleitung für das Schreiben eines Akrostichons.
INFO 10 Einen vorgegebenen Textanfang weiterschreiben. Wenn es Ihrem Patienten schwerfällt, einen eigenen Anfang für einen Text zu finden, können Sie ihm einen Einstieg vorgeben. Die Therapeuteninformation enthält einige Beispiele, deren situativer Rahmen aufgegriffen werden kann.

AB 1 In nur 7 Schritten aus einem Blatt Papier ein Mini-Buch herstellen K J 1/2

Wenn du dir ein eigenes (Mini-)Buch selber basteln möchtest, hilft dir die folgende Anleitung.

Die 7-Schritte-Faltanleitung für dein Mini-Buch

(1) Lege ein DIN-A-4-Blatt hochkant auf den Tisch.
(2) Falte nun das Blatt einmal längs und klappe es wieder auf.
(3) Nun falte das Blatt einmal quer und klappe es auch wieder auf.
(4) Jetzt das Blatt zum «Zick-Zack-Dach» falten, und danach wieder auf A5-Format aufklappen.
(5) Schneide das Blatt nun von der geschlossenen Seite her entlang der Faltlinie bis zur Querfaltung ein.
(6) Klappe das Blatt nun vollständig wieder auf und falte es wieder in der Länge. Und falte es danach zum Stern.
(7) Als letztes brauchst du das Blatt nur zur endgültigen Form und damit zum Buch falten. Fertig ist dein Mini-Buch.

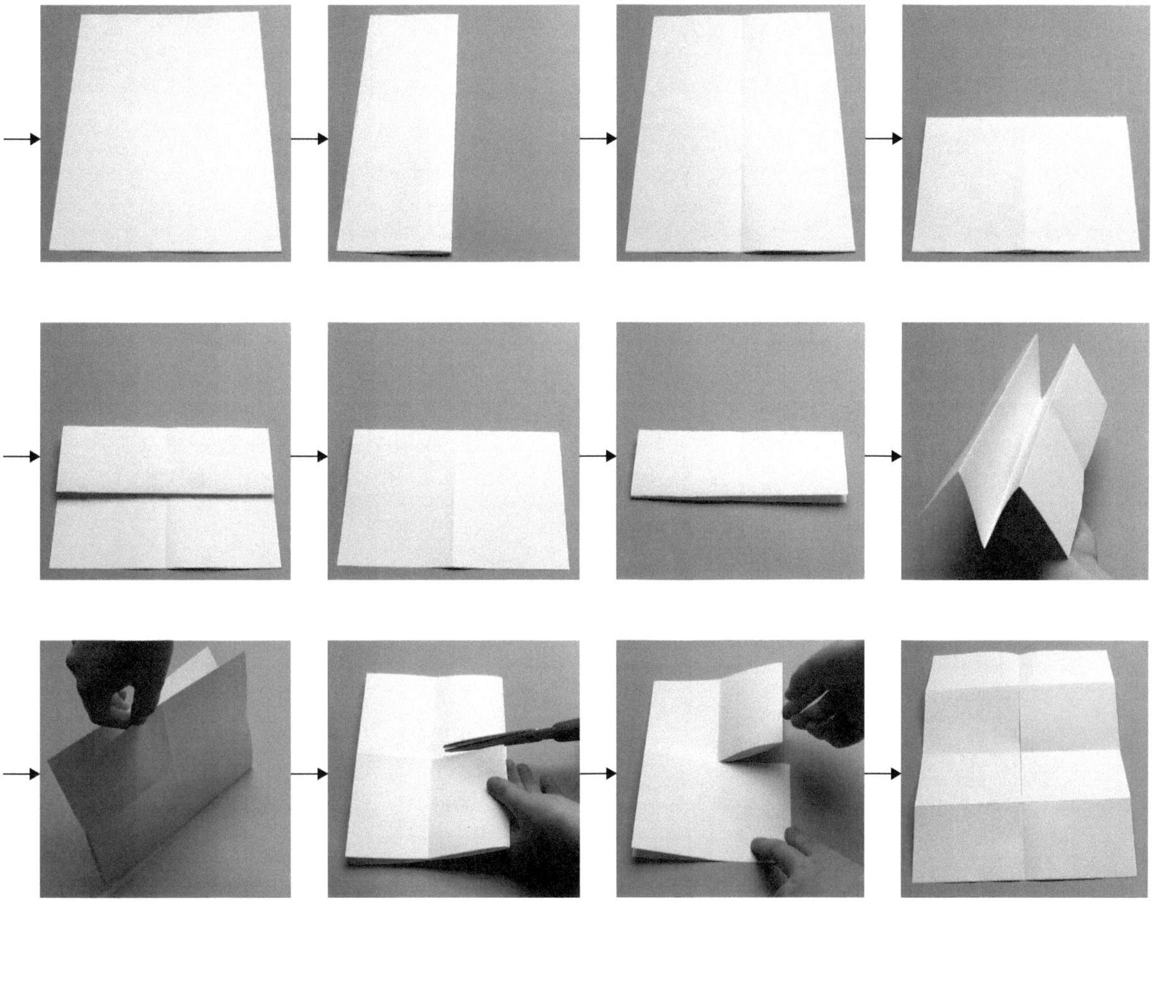

© Lena Hönisch Jurado, www.BesserBasteln.de

AB 1 In nur 7 Schritten aus einem Blatt Papier ein Mini-Buch herstellen

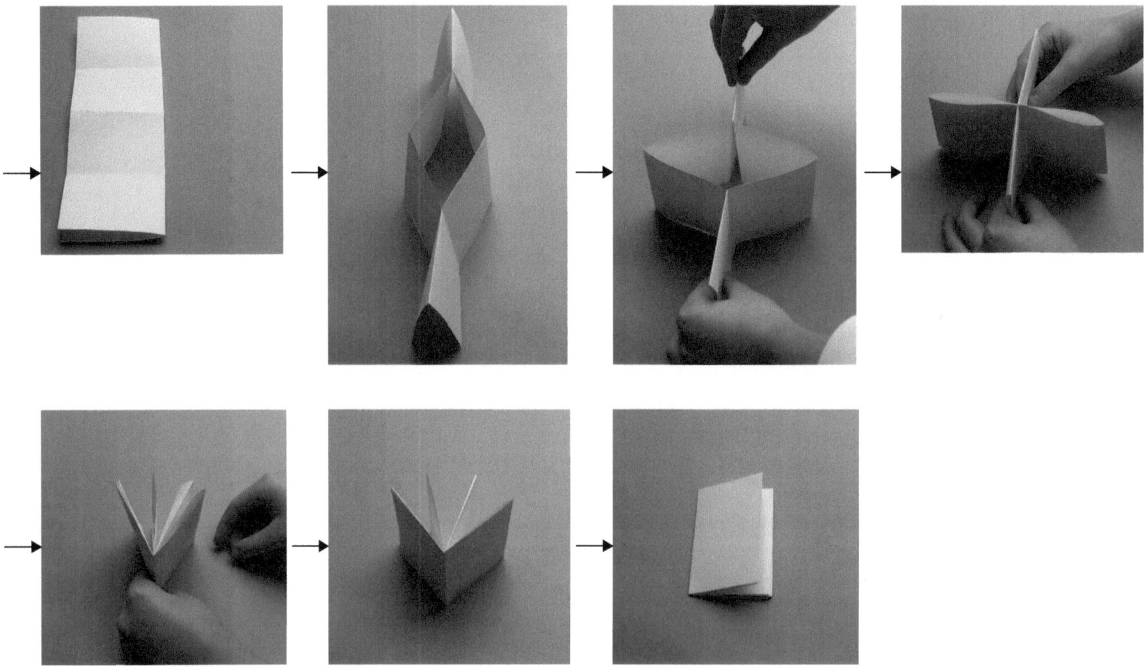

Hier siehst du übrigens die spätere Seitenaufteilung. Wenn du gut im Basteln bist, kann du bei weiteren Büchern auch erst die einzelnen Seiten bemalen und beschreiben und danach das Buch zu Ende falten.

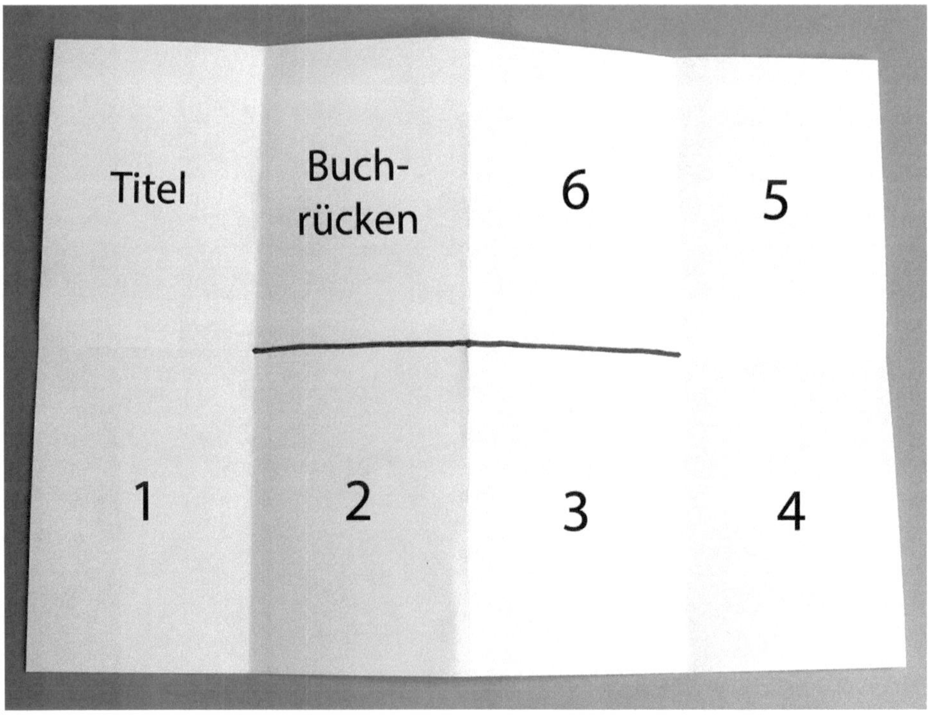

Übrigens: Je größer der Zettel ist, den du nimmst, umso größer wird auch dein Buch.

Freewriting

T

Bevor Sie das Schreiben erfolgreich als Hilfsmittel in der Therapie einsetzen können, müssen Sie häufig eine kleine Anfangshürde überwinden. Viele Ihrer Patienten haben vielleicht in der Schule schlechte Erfahrungen mit dem Schreiben gemacht, wurden für Rechtschreibfehler kritisiert oder haben seit Jahren keinen längeren Text mehr verfasst. Das Gefühl, einer Schreibaufgabe nicht gewachsen zu sein, kann die Motivation hemmen und der Entstehung eines Schreibflusses im Wege stehen. Dies kann dazu führen, dass Ihr Patient vor dem leeren Blatt Papier sitzt und nicht weiß, wie er beginnen soll: Er kann keinen klaren Gedanken fassen und ist regelrecht »blockiert«.

Eine Übung, die Ihrem Patienten bei der Bewältigung solcher Startschwierigkeiten helfen kann, ist das sogenannte »Freewriting«. Ähnlich wie das Aufwärmen vor dem Krafttraining, kann es dem Schreibenden helfen, sich auf eine mögliche weitere Schreibaufgabe vorzubereiten und sich »aufzuwärmen«. Beim »Freewriting« geht es darum, einen Schreibfluss entstehen zu lassen, ohne auf Inhalt und Form des Geschriebenen zu achten.

Die Übung ist schnell erklärt: Ihr Patient soll in einem vorgegebenen Zeitraum von fünf bis zehn Minuten alles aufschreiben, was ihm durch den Kopf geht. Die notierten Sätze und Worte müssen keinen Sinn oder Zusammenhang ergeben, auch Rechtschreibung und Zeichensetzung spielen keine Rolle. Das Wichtigste ist, dass Ihr Patient den Stift nicht absetzt. Wenn der Gedankenfluss stoppt, sollen Wellenlinien gemalt oder das letzte Wort wiederholt werden, bis ein neuer Einfall zu Papier gebracht werden kann. Betonen Sie, dass niemand den entstandenen Text lesen wird: Das entlastet Ihren Patienten und baut mögliche Hemmungen ab. Vielleicht haben Sie als Therapeut Lust, während der fünf bis zehn Minuten ebenfalls einen »Freewriting«-Text zu schreiben. Die Texte dürfen anschließend noch einmal gelesen, aber nicht überarbeitet werden. Nach dieser Einstiegsübung können Sie damit beginnen, Ihrem Patienten die nächste und eigentliche Schreibaufgabe zu erklären.

»Freewriting« eignet sich hervorragend, um anfängliche Blockaden zu lösen, warm zu werden und wieder ins Schreiben hineinzufinden. Bei regelmäßiger Anwendung stellen viele Patienten schnell fest, dass die Übung Ihnen auch dabei helfen kann, ihren Kopf »frei zu kriegen«: Wiederkehrende Gedanken und Sorgen werden auf das Papier gebannt und können sich so aus dem Bewusstsein zurückziehen.

»Freewriting« zum Stundeneinstieg

Die Methode des »Freewritings« lässt sich auch für den Stundeneinstieg nutzen, wenn Ihr Patient noch nicht genau formulieren kann, was ihn beschäftigt oder worüber er gern sprechen möchte. Bitten Sie Ihren Patienten, seinen Gedankenstrom mithilfe des »Freewritings« auf Papier festzuhalten und fragen Sie anschließend, ob sich bestimmte Wörter oder Sätze herauskristallisiert haben, die als Ansatzpunkte für den Einstieg ins therapeutische Gespräch dienen können.

INFO 3 ABC-Listen

T

Das freie und assoziative Denken können Sie gut mit ABC-Listen anregen und trainieren. ABC-Listen eignen sich ebenfalls als Wissenslisten zur Überprüfung, was Ihr Patient schon alles zu einem bestimmten Begriff weiß oder was ihm noch zu einem Begriff oder Ereignis in der Vergangenheit einfällt. Beispiele für die therapeutische Nutzung von ABC-Listen reichen von Ängsten, Gefühlen, biografischen Ereignissen Ihres Patienten, über seine Symptome bis hin zu Ressourcen, positiven Aktivitäten, Freunden und vieles mehr.

Auf AB 2 und AB 3 haben wir Ihnen zwei ABC-Listen vorbereitet. Einmal eine kindgerechte Version, bei der die Buchstaben auch noch ausgeschnitten werden können, und eine universell einsetzbare ABC-Liste für Kinder, Jugendliche und Erwachsene.

Es folgen zwei Beispiele zur Verdeutlichung. ABCs können Sie sowohl mit Kindern und Jugendlichen als auch mit Erwachsenen nutzen, wenn diese sich z. B. bei bestimmten Themen schwertun.

Hier ein nicht komplettes Beispiel zu dem Thema »Mein 18. Geburtstag«:

A	Alle Freunde waren da
B	Bier gab es auch
C	Chemische Drogen nimmt keiner aus unserer Clique
D	Die Musik war super
E	Es gab zu viel zu essen und zu trinken und das war gut so
F	Franz war leider im Krankenhaus und konnte nicht kommen
G	Geht mir nicht so gut, weil ich jetzt zu Hause ausziehen soll, da ich volljährig bin
H	…

Hier ein Beispiel zu dem Thema »Meine Krankheit«:

A	Alles doof
B	Bestimmt meinen Tagesablauf
C	Chemie in vielen Tabletten
D	Doofe regelmäßige Arztbesuche
E	Essen schmeckt nicht mehr
F	Finanziell ist das auch schwierig
G	Gesundheit ist das höchste Gut!
H	…

Von der ABC-Liste zur Geschichte

Sie können jede beliebige ABC-Liste ganz leicht in eine Geschichte verwandeln. Bitten Sie Ihren Patienten aus den notierten Wörtern eine Geschichte zu schreiben, in der all diese Wörter vorkommen, jedoch nicht zwangsläufig in der alphabetischen Reihenfolge.

AB 2 | **Meine ABC-Liste** | **J** **K**

Mein ABC zum Thema: ....

Trage zu jedem Buchstaben des Alphabets ein Wort oder einen Satz ein, der dir zu dem Thema, welches du mit deinem Therapeuten oder deiner Therapeutin überlegt hast, einfällt. Du kannst auch die Buchstaben ausschneiden und auf einem Plakat aufkleben.

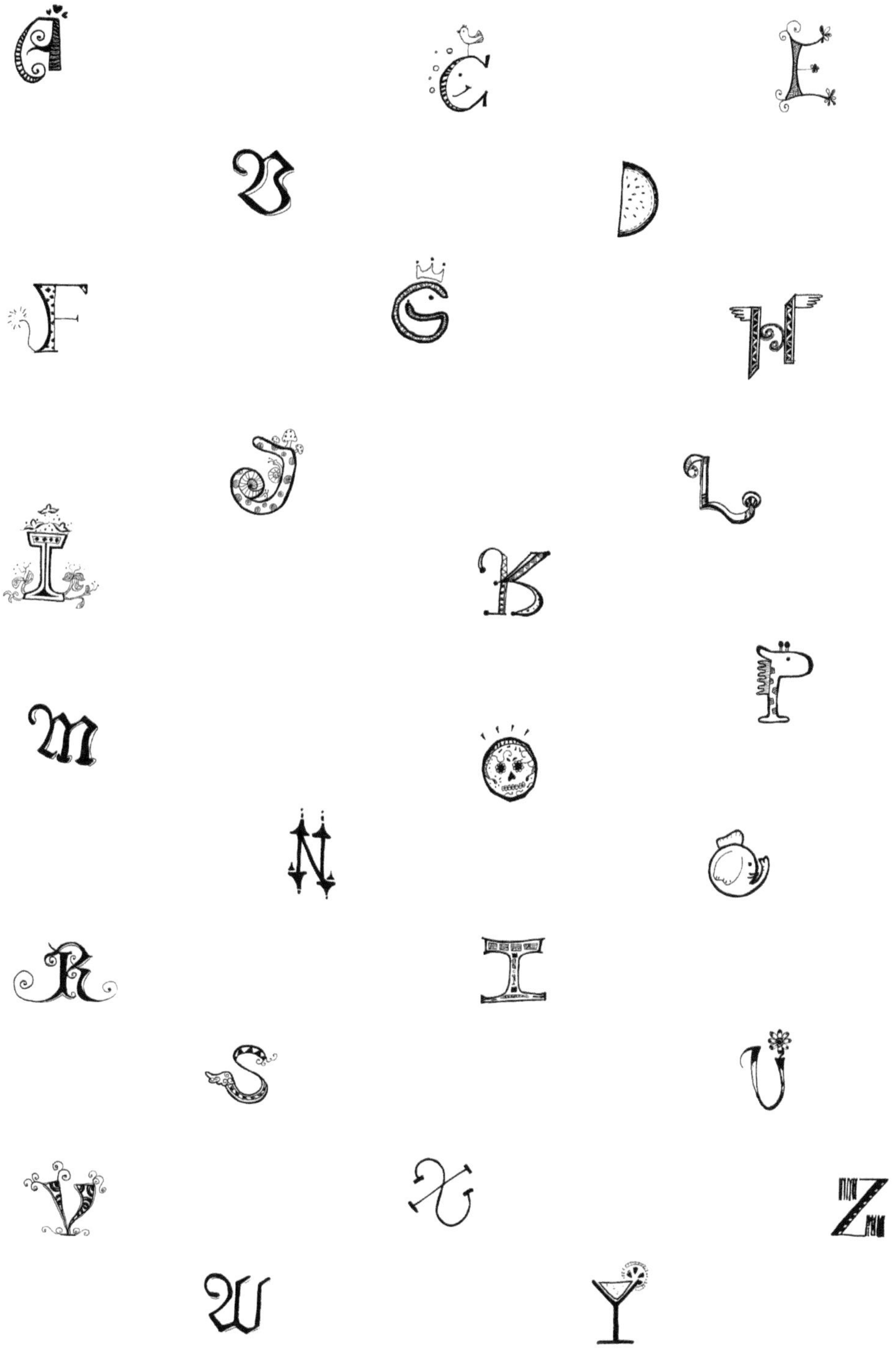

AB 3 **Meine ABC-Liste** J E

Mein ABC zum Thema: ....

Tragen Sie zu jedem Buchstaben des Alphabets ein Wort oder einen Satz ein, der Ihnen zu dem Thema, welches Sie mit Ihrem Therapeuten bzw. Ihrer Therapeutin überlegt haben, einfällt.

A
B
C
D
E
F
G
H
I
J
K
L
M
N
O
P
Q
R
S
T
U
V
W
X
Y
Z

INFO 4 Total banal?

T

Wenn Sie das Schreiben in der Therapie mit einem Patienten etablieren möchten, der noch etwas unsicher im Umgang mit längeren Texten oder Schreibaufgaben ist, empfiehlt sich diese Einstiegsübung. Sie widmet sich noch keinen Ressourcen oder Krankheitsinhalten, sondern legt den Fokus auf eher »banale« Bestandteile des alltäglichen Lebens. Um sich an das Gefühl des Schreibens zu gewöhnen und einen ersten eigenen Text zu verfassen, soll sich der Patient zwischen zwei Therapiesitzungen ein wenig Zeit nehmen. Bitten Sie ihn, sich an einem ruhigen Ort – beispielsweise auf der Couch im Wohnzimmer oder in der Natur – schreibend mit einem zuvor abgesprochenen Thema auseinanderzusetzen.

Themen, die sich für einen solchen Einstiegstext eignen, sind beispielsweise:

- das **Schreiben** selbst: Was verbindet Ihr Patient mit diesem Begriff? Hat er bestimmte Erfahrungen mit dem Schreiben gemacht? Wie fühlt es sich an, jetzt gerade den Stift über das Papier gleiten zu lassen?
- **Tagesablauf**: Wie sieht die Alltagsroutine Ihres Patienten aus? Gibt es bestimmte Rituale? Was passiert zwischen Aufstehen und Zubettgehen?
- **Wohnungs- oder Zimmerbeschreibung**: Wie sieht es bei Ihrem Patienten zu Hause aus? Wie ist der Grundriss aufgebaut? Wo befinden sich welche Möbel? Welche Farben haben sie?
- **Hobby**: Gehört Ihr Patient einem Verein an? Macht er regelmäßig Sport? Hat er ein Haustier? Zu welchen Zeiten geht er dem Hobby nach und welche Tätigkeiten führt er aus?
- **Lieblingsbuch** (oder Lieblingsfilm, Lieblingsspiel, Lieblingsband etc.): Wann hat Ihr Patient das Buch zum ersten Mal gelesen? Worum geht es? Was macht es so besonders?
- **Schule/Berufsalltag:** Wie sieht ein typischer Schul- oder Arbeitstag aus? Um wie viel Uhr geht es los und wann ist Feierabend? Gibt es Lieblingsfächer oder -tätigkeiten?
- …

Gerade am Anfang kommt es vor, dass Patienten Hilfestellung benötigen. In diesem Fall können Sie die Aufgabe noch ein wenig konkretisieren und eine Reihe von Fragen formulieren, an denen sich Ihr Patient beim Schreiben orientieren kann. Haben Sie sich beispielsweise auf das Thema *Haustier* geeinigt, so können Sie fragen, wann und unter welchen Umständen sich Ihr Patient ein Haustier angeschafft hat, wie Name und Rasse lauten, wie alt das Tier ist, wie sich Pflege und Alltag gestalten und ob es bestimmte Erlebnisse gab, die in Erinnerung geblieben sind. Zuletzt können Sie eine offene, die Kreativität fördernde Frage stellen, wie zum Beispiel: »Was macht Ihr Haustier wohl, wenn Sie nicht zuhause sind oder nachts schlafen?«.

Ein solcher Leitfaden stellt für die Verfassung der ersten Texte eine gute Stütze dar, da Ihr Patient auf die offenen Fragen eigene Antworten finden und ausformulieren soll. Auf diese Weise kann er ein Gefühl für das Schreiben entwickeln und erhält die Möglichkeit, sich vor umfangreicheren Aufgaben zunächst »einzugewöhnen«.

Tipp

Obwohl der Fokus bei dieser Übung nicht explizit auf der Besprechung von Problemen oder Ressourcenarbeit liegt, können Sie als Therapeut möglicherweise wichtige Hinweise aus den Texten ableiten. Informationen über Tagesablauf, Berufsalltag, Hobbys oder Lieblingsbeschäftigungen lassen sich gut für die Planung des weiteren Therapieverlaufs nutzen.

AB 4 Der Beobachter

J E

Setzen Sie sich am besten an einen relativ belebten Ort, z. B. an einen Kinderspielplatz, in die Nähe einer Hundewiese, in die Innenstadt oder ans Fenster. Schreiben Sie nun für einen festgelegten Zeitraum alles auf, was Sie beobachten. Die Menschen, die Häuser, Gespräche, Farben, kleine Details – alles, was Ihnen auffällt und was Sie sehen.

Achtung: Geben Sie Ihren eigenen Bewertungen hierbei keinen Raum, beobachten Sie nur und lassen Sie Ihre eigenen Gedanken und Interpretationen außen vor.

INFO 5 Anleitung: Vier Spalten-Technik

T

Die Vier-Spalten-Technik ist eine Methode zur Bearbeitung eines Themas und zur effektiven Auflösung von Schreibblockaden. Diese Technik kann Ihren Patienten helfen, Themen, Inhalte, Ideen und Gedanken zu strukturieren, um diese dann für mögliche längere Texte zu nutzen. Die Technik, mit vier Spalten zu arbeiten, hilft, Gedanken zu strukturieren und sich nicht ablenken zu lassen, auch wenn andere Gedanken auftauchen, die eventuell nicht zum geplanten Text passen. Ihr Patient kann einfach weiterschreiben, jedoch in einer anderen Spalte. Mit etwas Übung kann diese Technik sehr gut den kreativen Prozess dokumentieren, der »im Hintergrund abläuft«.

Und so funktioniert es:
Um alle Ideen und Gedanken zu einem Text sinnvoll zu erfassen, geben Sie Ihrem Patienten ein Blatt Papier und bitten ihn, dieses durch Falten in vier parallele ungefähr gleich große Spalten einzuteilen. Alternativ kann Ihr Patient auch vier Striche ziehen. Striche sorgen jedoch für eine stärkere optische Abgrenzung, was zu einem begrenzten »Spalten-Denken« führen kann.

Erste Spalte – die Gedankenspalte
In die erste Spalte werden alle Gedanken, die Ihrem Patienten spontan einfallen, die aber nicht unbedingt mit dem zu schreibenden Text zusammenhängen müssen, eingetragen. Die folgenden drei Fragen helfen bei der Füllung der ersten Spalte:
(1) Wie geht es mir heute?
(2) Was ist mein heutiges Thema?
(3) Wie geht es mir mit diesem Thema?

Die Beantwortung dieser drei Fragen stellt sicher, dass sich Ihr Patient nicht selbst aus dem Schreibprozess herausnimmt und tatsächlich in den Prozess des Schreibens hineinkommt.

Zweite Spalte – die Textspalte
In die zweite Spalte soll Ihr Patient nun den eigentlichen Text schreiben. Und zwar ohne Korrekturen oder Textnachbearbeitungen – so wie er »gedacht« wird. Wir können hier auch von einer Rohfassung sprechen.

Dritte Spalte – die P.S.-Spalte für Ergänzungen
In die dritte Spalte gehören alle Ergänzungen zum Text, die Ihrem Patienten während des Schreibens in den Sinn kommen.

Vierte Spalte – neue Ideen
Die vierte Spalte ist schließlich für mögliche neue Ideen zu neuen oder anderen Projekten gedacht, die Ihrem Patienten spontan einfallen. Diese Ansammlung von Ideen, mit denen Ihr Patient im Moment vielleicht noch nichts anfangen kann, können dann vielleicht später Gesprächsstoff oder auch Material für andere Geschichten sein.

Die Vier-Spalten-Technik ist eine Methode zur Bearbeitung eines Themas und zur effektiven Auflösung von Schreibblockaden.

Und so funktioniert es:
Um alle Ideen und Gedanken zu einem Text sinnvoll zu erfassen, falten Sie ein Blatt Papier in vier parallele, ungefähr gleich große Spalten.

Erste Spalte – die Gedankenspalte
Tragen Sie in dieser Spalte alle Gedanken, die Ihnen spontan einfallen, die aber nicht unbedingt mit dem zu schreibenden Text zusammenhängen müssen, ein. Die folgenden drei Fragen helfen Ihnen beim Ausfüllen der ersten Spalte:
(1) Wie geht es mir heute?
(2) Was ist mein heutiges Thema?
(3) Wie geht es mir mit diesem Thema?

Zweite Spalte – die Textspalte
Schreiben Sie in die zweite Spalte nun den eigentlichen Text zu dem Thema, das Sie gemeinsam mit Ihrem Therapeuten bzw. Ihrer Therapeutin festgelegt haben – und zwar ohne Korrekturen oder Textnachbearbeitungen, genauso wie Sie es gerade »denken« bzw. wie der Gedanke gerade durch den Kopf »schießt«.

Dritte Spalte – die P.S.-Spalte für Ergänzungen
In die dritte Spalte gehören alle Ergänzungen zum Text, die Ihnen nachträglich oder zusätzlich während des Schreibens in den Sinn kommen.

Vierte Spalte – neue Ideen
Die vierte Spalte ist schließlich gedacht für mögliche neue Ideen zu neuen oder anderen Projekten, die Ihnen spontan einfallen. Diese Ansammlung von Ideen, mit denen Sie im Moment vielleicht noch nichts anfangen können, eignet sich vielleicht später als Gesprächsstoff oder auch Material für andere Geschichten.

Hier ein Beispiel für die bessere Nachvollziehbarkeit oder als »Muster«:

Die Gedankenspalte	Die Textspalte	Die P.S.-Spalte für Ergänzungen	Neue-Ideen-Spalte
Heute geht's mir gut, aber etwas müde. Und ich habe keine Idee zu einem guten Thema, da ich heute echt schlecht geschlafen habe. Schlaf ist eigentlich ein wichtiges Thema. Vielleicht sollte ich etwas zu meinen Schlafgewohnheiten schreiben	Wenn ich abends vor dem Fernseher sitze und merke, dass ich müde werde, dann habe ich manchmal keine Lust aufzustehen und ins Bett zu gehen. Das lästige Aufstehen, Zähneputzen, alle Lichter ausmachen …	Woran merke ich eigentlich, dass ich müde werde? Das Handy muss aus dem Schlafzimmer raus!	Das neue Schlafwundermittel Die Bettdusche

In Anlehnung an: vom Scheidt, J. (2006). Kreatives Schreiben – Hyperwriting. Frankfurt a. M.: Allitera

Meine Gedankenspalte	Meine Textspalte	Meine P.S.-Spalte für Ergänzungen	Meine Neue-Ideen-Spalte

In Anlehnung an: vom Scheidt, J. (2006). Kreatives Schreiben – Hyperwriting. Frankfurt a. M.: Allitera

Mindmaps können ein guter Einstieg in ein Thema sein. Damit dieser mit Ihrem Patienten gelingt, ist es oft sinnvoll, noch einmal die Herangehens- und Arbeitsweise mit dem Mindmap-Setting zu erklären.

Hier die wichtigsten sieben Schritte im Überblick:

Schritt 1: Legen Sie das Blatt im Querformat vor den Patienten
Lassen Sie Ihren Patienten ein weißes Blatt Papier quer vor sich hinlegen – dadurch erhält das Gehirn schon optisch die Freiheit, in alle Richtungen expandieren und denken zu dürfen. Ebenfalls werden die »Oben/Unten-Strukturen« etwas aufgehoben und entzerrt.

Schritt 2: Setzen Sie den Grundgedanken in die Mitte des Blattes
Erarbeiten Sie danach mit Ihrem Patienten ein Wort, dass der Ausgangspunkt seiner Mindmap werden soll. Reduzieren Sie die Ausgangsbasis auf nur ein Wort oder einen Begriff. Ein Beispiel: Wenn Sie Ihren Patienten schreiben lassen: »Meine Zukunft im Beruf«, dann grenzen Sie sein Brainstorming automatisch ein. Passender wäre hier also einfach der Begriff »Zukunft«.

Falls Sie einen Patienten haben, der auf die Schnelle kein einfaches, zentrales Wort findet, dann kann er auch visuell arbeiten: Er könnte in die Mitte des Blattes einen Smiley malen oder einfach nur etwas, was ihn inspiriert. Im besten Falle steht das Bild/Logo optisch schon für das zentrale Thema der Mindmap.

Schritt 3: Frei denken – und Äste im Uhrzeigersinn!
Danach soll Ihr Patient ausgehend von seinem zentralen Bild oder Begriff betont dicke Linien strahlenförmig zeichnen. Diese Linien sollten »organisch«, also dick gebogen und dünn auslaufend gemalt werden. Dabei sollten die Hauptlinien dicker und die Nebenlinien dünner sein. Auf die Hauptlinien werden danach die Hauptthemen, vergleichbar mit Kapitelüberschriften eines Buches, geschrieben. Sie können bei der Erstellung der Mindmap jedoch auch andere optische Strukturen verwenden, wichtig ist nur, dass der Grundaufbau bestehen bleibt (s. eingefügtes Beispiel unten).

Achten Sie darauf, dass Ihr Patient nur einen Schlüsselbegriff pro Linie verwendet. Es ist nicht »schlimm«, wenn nicht alle Linien direkt benannt werden. Diese können jederzeit noch ergänzt werden.

Schritt 4: Strahlenförmig springen – geben Sie jedem Gedanken EINE Linie
Daran schließen sich dann bei der weiteren Arbeit mit der Mindmap in dünner werdenden Zweigen die zweite und dritte und mögliche weitere Gedankenebenen an. Von diesen können wiederum Linien ausgehen, auf denen die Gedanken weiter untergliedert werden. Achten sie hier darauf, dass immer nur ein Wort pro Linie verwendet wird.

So werden sonst sehr kompakte Gedanken komprimiert und auf den Punkt gebracht. Das verschafft oft eine unerwartete oder auch überraschende Klarheit. Bei kleineren Mindmaps können Sie natürlich auch von dieser festen Regel abweichen wie in unserem kleinen Patientenbeispiel-Mindmap zum Thema Tagebuch.

Schritt 5: Nutzen Sie Farbcodes beim Mindmapping!
Geben Sie Ihrem Patienten die Möglichkeit, unterschiedliche Farben zu nutzen, um die Übersichtlichkeit zu erhöhen. So kann Ihr Patient zusammengehörende Gedanken und Ideen durch Verwendung der gleichen Farbe verdeutlichen. Außerdem bringt die Nutzung von Farben tatsächlich mehr Freude und Farbe in diese »Aufgabe«.

Schritt 6: Nutzen Sie Bilder und Symbole!
Erklären Sie Ihrem Patienten, dass er auch Pfeile, geometrische Figuren, kleine Bilder, Ausrufe- oder Fragezeichen, Smileys, Icons und Sinnbilder verwenden kann, wenn ihm das leichter fällt als einen passenden Begriff zu finden. Und manchmal sagt ja auch ein Bild mehr als 1000 Worte.

Schritt 7: Starten Sie mit Ihrer Mindmap durch!
Lassen Sie Ihren Patienten beginnen: Losschreiben, Ausstreichen, Kritzeln, Springen, Ideen sammeln und in Ruhe seine Assoziationen zu Papier bringen.

Praxis-Tipps
- Sagen Sie Ihrem Patienten, wie viel Zeit er ungefähr zur Verfügung hat. Es hat sich bewährt, zunächst maximal 20 Minuten anzusetzen.
- Bleiben Sie nur am Tisch sitzen, wenn Ihr Patient unbedingt Hilfe benötigt. In der Regel ist es leichter, wenn Sie sich in den Hintergrund, vielleicht an den Schreibtisch, setzen. Falls Sie keine weiteren Sitzgelegenheiten haben, können Sie sich auch Ihrer Patientenakte zuwenden. In jedem Fall sollten Sie Ihrem Patienten nicht das Gefühl geben, beobachtet zu werden.
- Sollte die Zeit in der Therapiestunde nicht ausreichen, kann die begonnene Mindmap auch zuhause oder in der nächsten Stunde weiterbearbeitet werden.
- Die Mindmap kann auch gezielt als Hausaufgabe genutzt werden.

Hier ein individuelles Beispiel einer Mindmap zum Thema Tagebuch:

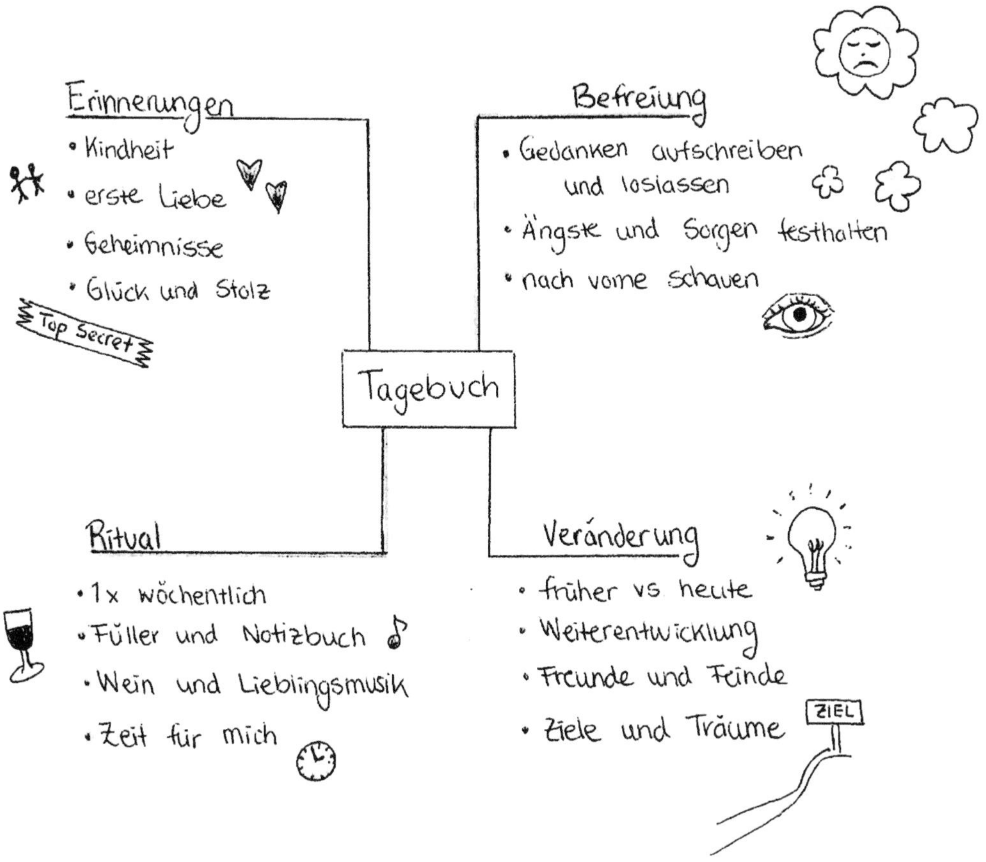

Meine Mindmap zum Thema ....

Legen Sie das Blatt quer und starten Sie in der Mitte mit Ihrem zentralen Ausgangswort. Um das Wort herum notieren Sie verschiedene Themenbereiche, die Ihnen dazu einfallen. Jeder neue Begriff wird durch eine dicke Linie mit dem Ausgangswort verbunden. Kommt Ihnen zu einem Unterthema ein neuer Gedanke, so schreiben Sie ihn in die Nähe und zeichnen eine dünne Verbindungslinie zum jeweiligen Oberbegriff. Scheuen Sie sich nicht, verschiedene Farben, Symbole oder Zeichnungen einzubringen – das macht die Mindmap bunter!

INFO 7 KAWAs

T

Vera F. Birkenbihl (2007, 2018) hat die KAWA-Methode entwickelt, die auf assoziativem Denken und dem Denken in Bildern basiert. KAWA ist dabei ein Akronym, hier die Auflösung der einzelnen Buchstaben:

K	Kreativ (Das Finden von Wort-Assoziationen ist natürlich eine Kreativ-Aufgabe)
A	Analog-Graffiti (eine von Birkenbihl geprägte Bezeichnung für diese und andere Denk-Techniken)
W	Wort (Das Finden von Assoziationen ist eine Wort-Aufgabenstellung)
A	Assoziativ

Grundannahme: Damit »gehirngerechtes« Lernen stattfinden kann, muss sich das Gehirn beim Denken wohlfühlen und Kreativität muss sich entfalten können.

Hier einmal ein Beispiel zu den Assoziationen zu »Karin«
Für die Erstellung eines KAWAs hilft es am Anfang, eine Kästchenmatrix zu nehmen und dort das Ausgangswort hineinzuschreiben. Achten Sie darauf, dass das Ausgangswort nicht ganz links in die erste Spalte geschrieben wird. Dabei ist es egal, ob Sie den Namen waagerecht oder senkrecht schreiben. Hier in unserem Beispiel der Name »KARIN«. Ergänzen Sie danach die Buchstaben des Namens mit den Begriffen, Eigenschaften oder Zuschreibungen, die Ihnen einfallen. Fertig ist Ihr erstes KAWA.

			K	L	A	N	G						
			A	L	B	E	R	N					
		B	**R**	A	V								
			I	N	T	E	L	L	I	G	E	N	T
			N	E	U								

AB 7 Mein KAWA

J E

Mein KAWA zum Thema ....

Nutzen Sie diese Vorlage, um Ihr erstes eigenes KAWA zu erstellen. Überlegen Sie mit Ihrem Therapeuten bzw. Ihrer Therapeutin, zu welchem Thema Sie ein KAWA erstellen möchten. Schreiben Sie Ihren Ausgangsbegriff am besten in die Mitte des Blattes, so haben Sie ausreichend Platz für kreative Ideen.

INFO 8 **Clustering** **T**

Mit der Cluster-Technik können Sie Ihrem Patienten helfen, sich einen schnellen Überblick zu einem bestimmten Thema zu verschaffen. Grundsätzlich beruht das Verfahren auf der von Sigmund Freud entwickelten Methode der »freien Assoziation«, bei der man ohne viel zu überlegen aufschreiben soll, was einem gerade so einfällt.

Die Nutzung der Cluster-Technik

Bitten Sie Ihren Patienten, in die Mitte eines großen Blattes Papier ein Stichwort oder sein Thema zu schreiben. Ausgehend von dieser Mitte werden dann alle Ketten von Einfällen, freien Assoziationen und Ideen der Reihe nach aufgeschrieben. Sobald eine Gedankenreihe oder auch Kette beendet ist, soll Ihr Patient wieder zurück zur Mitte gehen und erneut zum selben Stichwort eine weitere neue Gedankenkette bilden und aufschreiben.

Das Clustering scheint auf den ersten Blick dem Mindmapping sehr ähnlich zu sein, ist aber ohne feste Regeln und deshalb manchmal geeigneter, schnelle Assoziationen auf Papier zu bringen. Das möglichst spontane, freie und auch nicht-strukturierte Assoziieren ist für viele Patienten oft befreiender und kreativer. Auf der anderen Seite kann es auf den ersten Blick auch verwirrender als eine Mindmap sein. Aber genau darin liegt auch für manche Patienten der Vorteil der Cluster-Technik.

Beispiel eines Clusters zum Thema Schule:

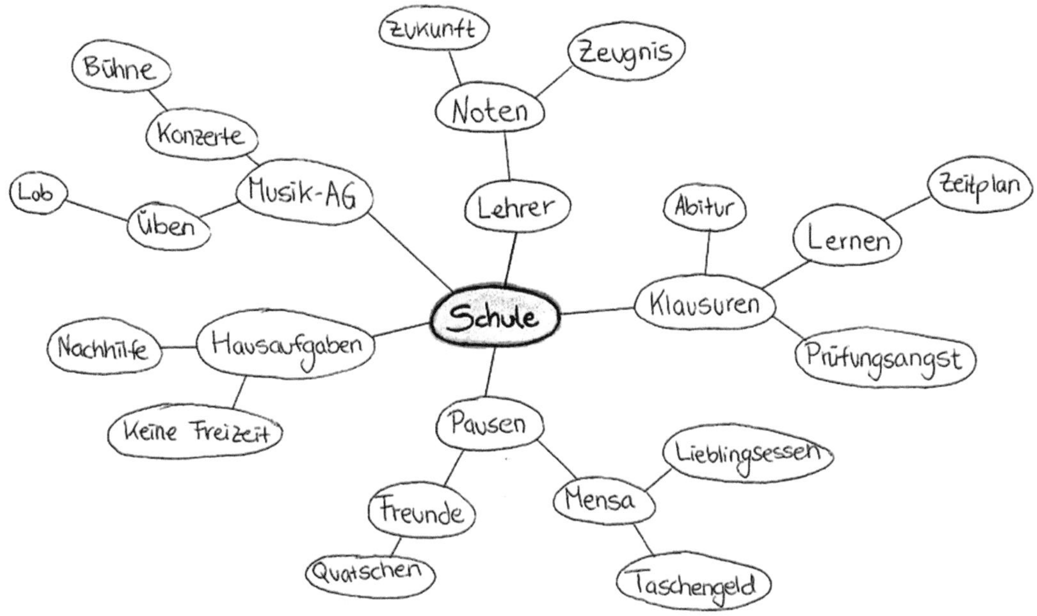

Tipp: Das Clustering lässt sich auch sehr gut in therapeutischen Gruppen einsetzen. Hier gibt es viele Variationsmöglichkeiten:

- Alle Gruppenmitglieder können zusammen am selben Cluster arbeiten.
- Alle Gruppenmitglieder können mit einem gemeinsamen Kernwort jeweils auf einem eigenen Blatt Papier arbeiten.
- Alle Gruppenmitglieder arbeiten an einem eigenen Kernwort und reichen ihr Blatt nach einer bestimmten Zeit reihum weiter – so lange, bis sie ihr eigenes Blatt wiederbekommen.
- Wichtig ist, dass die Gruppenmitglieder nicht miteinander sprechen.

Mein Cluster zum Thema ....

Legen Sie das Blatt quer und starten Sie in der Mitte mit Ihrem Kernwort. Schreiben Sie dann sternförmig alle Begriffe in Gedankenreihen auf, die Ihnen spontan dazu durch den »Kopf schießen«. Denken Sie dabei nicht so viel nach – schreiben Sie einfach Ihre Gedanken in Stichwort-Ketten.

Das Akrostichon ist eine Text- bzw. Gedichtform, bei der die Anfangsbuchstaben einzelner Verse von oben nach unten gelesen ein neues Wort ergeben. Häufig ist dieses Wort ein Name oder ein bestimmtes Substantiv, beispielsweise ein Ort oder eine Jahreszeit. Wer sich selbst an einem Akrostichon versucht, wird feststellen, dass der Schreibprozess teilweise angestrengtes Nachdenken erfordert und die eigene Kreativität weckt.

Die folgenden Beispiele zeigen, dass die Verfassung eines Akrostichons ganz unterschiedlichen Regeln folgen kann. Hier sind Ihnen und Ihrem Patienten keine Grenzen gesetzt – entscheiden Sie sich für eine Methode oder probieren Sie mehrere unterschiedliche Möglichkeiten aus.

In der Anfangsphase einer Psychotherapie können Sie das Akrostichon beispielsweise als Eisbrecher einsetzen. Schlagen Sie Ihrem Patienten vor, beide ein Akrostichon zu verfassen – dann können Sie sich gegenseitig besser kennenlernen.

Beispiele

Wenn Sie den eigenen Namen als Ausgangswort festlegen, so können Sie die einzelnen Buchstaben beispielsweise als Anfangsbuchstaben für Begriffe benutzen, die Sie oder Ihren Patienten näher beschreiben:

K *reativ*

A *ufgeschlossen*

T *reu*

R *uhig*

I *nteressiert*

N *aturverbunden*

Statt nur einzelne Wörter zu sammeln, können aus den Anfangsbuchstaben auch längere Sätze gebildet werden:

T *iere sind mir wichtig*
O*pa hat mir das Lesen beigebracht*
B *enni ist mein bester Freund*
I *talienisches Essen mag ich am liebsten*
A *ngeln macht mir Spaß*
S *ommer ist die beste Jahreszeit*

Die Herausforderung wird noch etwas größer, wenn Sie versuchen, mithilfe der Buchstaben einen zusammenhängenden und sinnvollen Text zu verfassen:

Im **M** *ai 2016 hatte ich einen Reitunfall.*

Ich **E** *rinnere mich gut daran,*

wie ich drei Wochen lang im **R** *ollstuhl sitzen musste, bis ich wieder selbst laufen konnte.*

Für die kleinen Dinge im **L** *eben, die man oft nicht zu schätzen weiß*

sollte man **E** *igentlich viel dankbarer sein.*

Für Akrostichen können Sie auch konkrete Begriffe verwenden, beispielsweise eine Lieblingsbeschäftigung Ihres Patienten, die als Ressource angesehen werden kann. Mit einem Akrostichon können auch Assoziationen oder Erwartungen zu einem bestimmten Thema festgehalten werden:

T *rauma*
H *ilfe*
E *rkenntnis*
R *eden*
A *kzeptanz*
P *raxis*
I *ntervention*
E *rmutigung*

Als Ausgangswort eignen sich auch die Bezeichnungen diverser Emotionen oder Symptome, die auf diese Weise näher thematisiert werden können:

P *lötzlicher Kontrollverlust*
A *lles bleibt stehen*
N *iemand kann mir helfen*
I *n meinem Kopf tausend Gedanken und gleichzeitig Leere*
K *aum noch Luft zum Atmen*

Nach der Verfassung eines Akrostichons stellt sich häufig ein zufriedenes, stolzes Gefühl ein, wenn man es geschafft hat, für jeden Buchstaben ein neues Wort zu finden. Wird ein Begriff verwendet, der für Ihren Patienten besonders bedeutungsvoll ist, so können Sie mithilfe des Akrostichons zentrale Erfahrungen und Einstellungen Ihres Patienten in den Fokus der Aufmerksamkeit rücken:

Hier habe ich nicht nur gelernt, was **F** *ürsorge bedeutet,*
sondern auch, welches **A** *usmaß ein Schmerz annehmen kann,*
den **M** *enschen sich gegenseitig zufügen.*
Kaum ein Ort hat mich **I** *ntensivere Gefühle erleben lassen*
oder meinen **L** *ebensweg stärker beeinflusst.*
Trotz aller **I** *rrwege und Schwierigkeiten*
bleibt die Familie für mich ein Ort von **E** *hrlicher Liebe und Sicherheit.*

Wenn Sie Ihrem Patienten die Textart des Akrostichons vorstellen, können Sie ihn auf die verschiedenen Möglichkeiten hinweisen und gemeinsam überlegen, an welcher Methode Sie sich orientieren wollen. Damit Ihr Patient schneller in das Format hineinfindet, können Sie ihm die oben aufgeführten Beispiele zeigen. Sollten Sie bereits einen bestimmten Begriff im Kopf haben, über den Sie sprechen möchten, so können Sie diesen natürlich auch vorgeben. Egal, für welchen Aufbau Sie sich entscheiden – das Schreiben eines Akrostichons regt in jedem Fall zum Nachdenken an und fördert den Austausch über wichtige Themen.

Akrostichon

Das Akrostichon ist eine Text- bzw. Gedichtform, bei der die Anfangsbuchstaben einzelner Verse von oben nach unten gelesen ein neues Wort ergeben. Häufig ist dieses Wort ein Name, es können aber auch ganz andere Begriffe verwendet werden.

Beginnen Sie damit, die Buchstaben Ihres Zielwortes von oben nach unten auf den vorgegebenen Strichen zu notieren. Für das weitere Vorgehen gibt es verschiedene Möglichkeiten:

Sie können die Buchstaben Ihres Zielwortes …

- … als Anfangsbuchstaben für neue Wörter verwenden: Haben Sie beispielsweise Ihren eigenen Namen gewählt, so können Sie Begriffe suchen, die Sie selbst näher beschreiben
- … als Anfangsbuchstaben für einen Satz verwenden: Hier wird pro Buchstabe nicht nur nach einem Wort, sondern nach einem kurzen Satz gesucht
- … zum Anlass nehmen, einen vollständigen Text über alle Buchstaben hinweg zu verfassen: Auch hier können Sie zu den einzelnen Buchstaben zunächst Wörter suchen, bevor Sie um die Wörter herum ganze Sätze formulieren.

Jede Methode stellt Sie vor unterschiedliche Herausforderungen. Legen Sie einfach los, und lassen Sie sich nicht aus der Ruhe bringen, wenn Ihnen nicht sofort ein passendes Wort zu einem Buchstaben einfällt – manchmal braucht es ein wenig Zeit, bis man den richtigen Begriff findet.

AB 10 Akrostichon K J

Weißt du, was ein Akrostichon ist? Obwohl der Begriff ein wenig kompliziert klingt, ist es ganz leicht, ein eigenes Akrostichon zu schreiben. Halte dich einfach an die folgende Anleitung:

(1) Als Grundlage für dein Akrostichon suchst du dir zuerst ein Ausgangswort aus, zum Beispiel deinen eigenen Namen, den Namen einer Jahreszeit oder eines Gefühls.
(2) Als nächstes schreibst du dein Wort von oben nach unten auf, sodass jeder Buchstabe in einem eigenen Kästchen steht.
(3) Jetzt beginnt die Knobelei: Zu jedem einzelnen Buchstaben sollst du einen neuen Begriff suchen, der zu deinem Wort passt. Wenn du deinen eigenen Namen gewählt hast, kannst du zum Beispiel Adjektive notieren, die deine Persönlichkeit näher beschreiben: Aus dem Buchstaben L machst du vielleicht das Wort *lustig*, aus einem S das Wort *sportlich* und so weiter.

Leg einfach los und probiere unterschiedliche Wörter und Methoden aus. Du wirst sehen, wie viel Spaß die Suche nach den passenden Worten macht! Wenn du es etwas kniffliger magst, kannst du zu den einzelnen Buchstaben auch Sätze erfinden oder aus deinem Akrostichon einen ganzen Text machen.

INFO 10 Einen vorgegebenen Textanfang weiterschreiben

T

Die ersten Schritte eines Schreibprozesses sind häufig die schwersten. Neben der Themenfindung kann auch die Suche nach einem geeigneten Anfang zur Herausforderung werden: Man weiß nicht recht, wie man beginnen soll und der eigene Kopf scheint genauso leer wie das Papier zu sein. Nicht nur Anfänger, sondern auch geübte Schreibende sind mit solchen Startschwierigkeiten und ihrer entmutigenden Wirkung vertraut.

Um Ihrem Patienten den Einstieg zu erleichtern, können Sie mit vorgegebenen Textanfängen arbeiten. Zur Anregung eines Schreibflusses genügen manchmal schon kurze Aussagen, die vervollständigt werden müssen (z.B. »Heute fühle ich mich …«, »Für die nächste Woche wünsche ich mir …«). Es kann auch sinnvoll sein, mehrere Sätze vorzulegen, in denen erste Hinweise auf Handlung, Ort, Zeit und Figuren gegeben werden. In diesem Fall kann Ihr Patient den vorgegebenen situativen Rahmen aufgreifen und eigene Gedanken, Gefühle und Erfahrungen in die Fortführung der Geschichte einfließen lassen.

Um den Anregungsgehalt der Textanfänge zu erhöhen, können Sie die Themen an das Alter und die Interessen Ihres Patienten anpassen. Für die Arbeit mit Jugendlichen eignen sich beispielsweise Geschichten über die Schule, ein besonderes Hobby oder familiäre und freundschaftliche Beziehungen. Jüngere Patienten haben dagegen oft Spaß an der Verwendung von Tierfiguren. Textanfänge für Kinder und Jugendliche können beispielsweise so aussehen:

- *Wenn die Sonne untergeht, kehrt im Bau der Fuchsfamilie Ruhe ein. Mama und Papa Fuchs bringen ihre Kinder ins Bett. Finn, das jüngste Mitglied der Familie, liegt noch wach in seiner Höhle. Obwohl er sich für die Schule ausruhen sollte, schafft er es nicht, ins Reich der Träume zu reisen. Der kleine Fuchs kann nicht einschlafen, weil …*
- *Es regnet, als Lukas aus dem Linienbus steigt. Er schiebt das Geburtstagsgeschenk unter seine Jacke und zieht sich die Kapuze über den Kopf, bevor er den Weg zu Marvins Party antritt. Lukas weicht den Pfützen aus und fragt sich, wie man sich auf einer Party verhält, bei der man nur den Gastgeber kennt. Werden Marvins Freunde ihn mögen? Vor der Haustür hält er kurz inne. Sein Herz schlägt bis zum Hals. Lukas streckt seine Hand nach der Klingel aus und …*

Um erwachsene Patienten beim Start in den Schreibprozess zu unterstützen, können Sie beispielsweise Themen aus dem Berufs- und Familienleben aufgreifen:

- *Als ich nach Hause kam, rief meine Freundin Monika an: »Du kannst dir nicht vorstellen, was passiert ist! Mein Chef hat mir eine Präsentation aufgedrückt. Jetzt muss ich vor der gesamten Abteilung einen Vortrag halten! Ich bin total nervös und blamiere mich bestimmt. Was soll ich nur machen?« Ich nahm meine Kaffeetasse, setzte mich ins Wohnzimmer und überlegte kurz. Dann antwortete ich: »Ich weiß, was dir helfen könnte. Pass auf: …*
- *Mit zwei Überstunden im Gepäck fährt Thomas nach Hause. Er parkt vor der Garage, greift nach seiner Tasche und steigt mit knurrendem Magen aus dem Auto. Auf dem Weg zur Haustür versucht er, die verspannten Schultern zu lockern. Seine Gedanken fahren Karussell und wollen sich noch nicht von den Aufgaben, Fristen und Terminen lösen. Thomas seufzt und schließt die Tür auf. In der Küche lässt er die Arbeitstasche auf einen Stuhl fallen. Seine Frau wartet bereits auf ihn und …*

Wenn Sie eines der Beispiele als Schreibimpuls nutzen möchten, können Sie die Textanfänge übernehmen und gegebenenfalls Namen, Geschlechter oder Rahmenbedingungen verändern. Sie haben aber auch die Möglichkeit, neue Textanfänge zu erstellen, die individuell auf Ihren Patienten ausgerichtet sind. Vielleicht gibt es ein bestimmtes Thema, über das Sie mit ihm sprechen möchten, oder eine neue Perspektive, die er schreibend erkunden soll. In diesem Fall können Sie einen passenden situativen Rahmen skizzieren, der von Ihrem Patienten mit Leben gefüllt wird.

Tipp: Eine Sammlung von Textanfängen anlegen

Wenn Sie die vorliegende Übung regelmäßig verwenden möchten, können Sie die Textanfänge in einem kleinen Heft oder einer Datei am Computer sammeln. Die zusammengestellten Ideen lassen sich als Inspiration für zukünftige Schreibaufgaben nutzen.

3 Schreiben in der psychotherapeutischen Diagnostik

Die typischen lebensgeschichtlichen Frage-/Anamnesebögen (vgl. Lazarus, 1978) setzen Sie vermutlich bereits in Ihrer Praxis ein und haben diese an Ihre eigenen Bedingungen und Bedürfnisse angepasst. Doch auch therapeutisches Schreiben eignet sich hervorragend zur Diagnostik. Damit können Sie den lebensgeschichtlichen Hintergrund Ihres Patienten häufig noch besser ergründen und ergänzen.

Beim Durchsehen des Buches werden Sie feststellen, dass Sie viele weitere Arbeitsblätter auch sehr gut für die Diagnostik einsetzen können. Nutzen Sie beispielsweise die Körperumrisse (AB 121–126) oder lassen Sie Ihren Patienten ein Mindmap oder KAWA zu seinem Problem, seiner Situation oder anderen diagnostischen Gesichtspunkten, die Sie interessieren, anfertigen (vgl. Kap. 2). Genauso können Sie aber auch ein Elfchen (AB 24) oder eine »Cut-Up-Collage« (AB 28) erstellen lassen. Oder Sie nutzen eine der vielen Vorlagen aus dem Ressourcen-Kapitel 12, um die Ressourcen, Fähigkeiten und Stärken Ihres Patienten zu erfassen.

Arbeitsmaterial

In diesem Kapitel finden Sie die folgenden Schreibvorlagen:

AB 11 Anamnesebogen 1: Mein Steckbrief. Dieser Anamnesebogen wurde speziell für Kinder- und Jugendlichentherapeuten entwickelt. Er deckt die Themen Schulalltag, Freundeskreis und Familie ab und fragt jeweils nach Aspekten, die Ihrem Patienten gut bzw. weniger gut gefallen.

AB 12 Anamnesebogen 2: Was bei mir so los ist. Mit diesem Anamnesebogen können Kinder und Jugendliche Auskunft über ihre aktuelle Symptomatik geben. Sie werden gefragt, wie sich fühlen, wovor sie sich fürchten, worauf sie stolz sind und ob es Dinge gibt, die sie traurig oder wütend machen. Weiterhin können Ihre Patienten angeben, was sie gerne verändern möchten und welche Hilfe sie dafür brauchen.

AB 13 Anamnesebogen 3: So geht's mir heute. Diesen Anamnesebogen können Sie für die Verlaufsbetrachtung der Therapie von Kindern und Jugendlichen einsetzen. Er fragt nach dem ersten Gedanken beim Aufwachen und möglichen Erwartungen an den nächsten Tag. Darüber hinaus beinhaltet er Fragen zu Stimmung und Gesundheit Ihres Patienten und richtet den Blick auch auf Aspekte, die schon gelernt und erreicht wurden.

AB 14 Anamnesebogen 4: Meine Rückschau. Die hier enthaltenen Fragen lassen sich für die Abschlussbetrachtung der Therapie mit Kindern und Jugendlichen nutzen. Ihr Patient gibt an, was er gelernt hat und welche Aspekte ihm noch Sorgen bereiten. Veränderungen im Alltag und Ziele für die Zukunft können ebenso festgehalten werden.

AB 15 Selbstbeschreibung. Dieses Arbeitsblatt richtet sich an erwachsene Patienten. Der Schreibende wird darum gebeten, sich selbst und seine Angehörigen zu beschreiben, Stärken und Schwächen aufzuzählen und Situationen zu nennen, in denen er sich entspannt oder hilflos fühlt. Außerdem besteht die Möglichkeit, Lebensmaximen und wichtige Aussagen zu notieren.

INFO 11 Anleitung: Die Wunderfrage. Aus der projektiven Diagnostik kennen Sie die Wunderfrage von Steve de Shazer (de Shazer & Dolan, 2016): Ihr Patient stellt sich vor, dass sein Problem durch ein Wunder gelöst wird und soll beschreiben, woran er merken würde, dass das Wunder geschehen ist. Die Therapeuteninformation erläutert, wie Sie die Wunderfrage einleiten und einen entsprechenden Text nachbearbeiten können.

AB 16 Die Wunderfrage (für Erwachsene). Dieses Arbeitsblatt richtet sich an erwachsene Patienten und enthält neben einer kurzen Anleitung viel Platz, um Gedanken zur Wunderfrage aufzuschreiben. Die Bearbeitung der Übung kann in der Therapiesitzung oder als Hausaufgabe erfolgen.

AB 17 Die Wunderfrage (für Kinder und Jugendliche). Auf diesem Arbeitsblatt finden Sie eine kindgerechte Version der Anleitung für die Wunderfrage.

AB 18 Satzergänzungen (für Kinder und Jugendliche). Dieses Arbeitsblatt regt Kinder und Jugendliche dazu an, 50 Aussagen zu treffen, die mit dem eigenen Leben zu tun haben. Im Unterschied zu den Anamnesebögen werden hier keine offenen Fragen gestellt. Stattdessen werden die Patienten gebeten, Satzanfänge wie »Manchmal träume ich …« oder »Meine größte Angst …« zu vervollständigen.

AB 19 Satzergänzungen (für Erwachsene). Diese Version des Satzergänzungsbogens richtet sich an erwachsene Patienten. Die 35 Satzanfänge sind altersentsprechend formuliert und beziehen altersangemessene Themen mit ein.

AB 20 Mein Name und was die einzelnen Buchstaben über mich verraten. Diese Übung fordert Ihren Patienten dazu auf, zu jedem Buchstaben seines Namens eine Eigenschaft oder Stärke zu notieren. Das verspielte Design der Zeichnung spricht besonders Kinder und Jugendliche an.

AB 21 Hallo, das bin ich (Variante 1). Auf diesem Arbeitsblattblatt ist die Silhouette einer jugendlichen Person mit einer leeren Sprechblase dargestellt. In die Sprechblase kann Ihr Patient alles hineinschreiben, was er über sich erzählen möchte. Nicht nur Eigenschaften und Stärken, sondern auch lang gehegte Wünsche finden hier Platz.

AB 22 Hallo, das bin ich (Variante 2). Diese Übung verfolgt das gleiche Ziel wie das vorangehende Arbeitsblatt, weist allerdings eine andere Gestaltung auf: Statt einer Sprechblase findet Ihr Patient hier Lautsprecherboxen und Breakdancer.

Ich heiße: ....

Ich bin .... Jahre alt.

Hier wohne ich: ....

....

Mein Schulalltag

Ich besuche die folgende Schule: .... und gehe in die .... Klasse.

Das gefällt mir gut in der Schule:

....

....

Das gefällt mir nicht so gut in der Schule:

....

....

Welche Fächer magst du besonders gerne? Welche nicht so? Warum ist das so?

....

....

Mit welchen Lehrern oder Lehrerinnen kommst du gut aus und mit welchen nicht so gut?

....

....

Welche Mitschüler oder Mitschülerinnen magst du gerne und welche nicht so gerne?

....

....

Bist du zufrieden mit deinen Noten? Warum ist das so?

....

....

Wie ist deine Meinung zu den Hausaufgaben?

....

....

Mein Leben nach und neben der Schule

Nach meinen Hausaufgaben oder am Wochenende beschäftige ich mich am liebsten mit:

....

....

Meine Stärken sind / das kann ich besonders gut:

....

....

Das sind meine Freunde:

....

....

Mit denen mache ich gerne:

....

....

Mein bester Freund oder meine beste Freundin ist:

....

....

Zusammen machen wir gerne:

....

....

Im Fernsehen, auf dem Handy, Tablet/PC/Spielekonsole schaue oder mache ich am liebsten:

....

....

Bekommst du Taschengeld? Wenn ja, wofür gibst du es am liebsten aus?

....

....

Von allen Menschen, die ich kenne, mache ich am liebsten etwas mit:

....

....

Bei mir zu Hause und in der Familie

Das sind meine Geschwister: ....

....

Was magst du an deinen Geschwistern? Was spielt ihr zusammen? Was magst du nicht so gerne?

....

....

....

....

Was gibt es bei dir zu Hause für Regeln? Funktioniert das gut? Was passiert, wenn es nicht klappt?

....

....

....

....

Mit wem kommst du in deiner Familie am besten aus und was macht ihr so in deiner Familie?

....

....

....

....

Mit meinen Eltern mache ich besonders gerne:

....

....

Das gefällt mir nicht so gut:

....

....

Was ich schon immer mal loswerden wollte:

....

....

....

....

Vielen Dank fürs Ausfüllen! ☺

Wie heißt du? ....

Wie geht's dir gerade?

....

....

Und wie häufig geht's dir so oder anders?

....

....

Wovor hast du Angst oder was bereitet dir Sorgen?

....

....

Gibt es etwas, worauf du stolz bist?

....

....

Worüber kannst du dich echt freuen?

....

....

Was macht dich traurig?

....

....

Gibt es etwas, das dich wütend macht?

....

....

Wovor ekelst du dich?

....

....

Hast du manchmal Schmerzen? Tut dir manchmal etwas weh? Was machst du dann?

....

....

Wie siehts aus mit deinem Schlaf? Kannst du gut einschlafen? Wachst du nachts auf? Träumst du?

....

....

Wie läuft es gerade in der Schule und gehst du gerne hin?

....

....

Was würdest du bei dir zu Hause am liebsten ändern und was ist toll?

....

....

....

....

Wenn du drei Wünsche frei hättest, was würdest du dir wünschen?

....

....

....

Was möchtest du gerne in deinem Leben verändern oder verbessern?

....

....

....

....

Brauchst du Hilfe dabei? Wer könnte dir am besten helfen?

....

....

....

Was du schon immer mal loswerden wolltest:

....

....

....

....

Vielen Dank fürs Ausfüllen! ☺

Anamnesebogen 3: So geht's mir heute

Mein Name lautet: ....

Als ich heute Morgen aufgewacht bin, war mein erster Gedanke:

....

....

Wenn ich an morgen denke, fällt mir Folgendes ein:

....

....

Das habe ich hier schon alles gelernt und erreicht:

....

....

Ich bin schon mutiger geworden, ich traue mich jetzt schon:

....

Meine Stimmung ...

....

....

Gesundheitlich geht's mir ...

....

....

In meiner Familie ist es jetzt:

....

....

....

Das will ich noch erreichen, das soll sich noch ändern:

....

....

....

Was ich sonst noch loswerden will:

....

....

....

Vielen Dank fürs Ausfüllen! ☺

Wie heißt du? ....

Wie geht's dir gerade?

....

....

Hast du das Gefühl, dass es dir besser geht? Wenn ja, warum?

....

....

....

....

Wovor hast du noch Angst oder was bereitet dir immer noch Sorgen?

....

....

Auf was bist du heute stolz?

....

....

Worüber freust du dich?

....

....

Was macht dich immer noch manchmal traurig?

....

....

Gibt es immer noch etwas, was dich wütend macht?

....

....

Was haben dir die letzten Therapiestunden gebracht? Was hast du gelernt?

....

....

....

....

Was klappt jetzt besser als vorher?

....

....

Wie läuft es jetzt in der Schule? Gehst du jetzt wieder gerne hin?

....

....

Wie ist die Lage jetzt zu Hause?

....

....

Wenn du drei Wünsche frei hättest, was würdest du dir wünschen?

....

....

....

Was möchtest du jetzt noch in deinem Leben verändern oder verbessern?

....

....

Was hast du dir für die Zukunft vorgenommen?

....

....

Was hast du gelernt und nimmst es für die Zukunft mit?

....

....

Was müsste passieren, dass du nochmal wiederkommen würdest?

....

....

Was du jetzt noch loswerden möchtest:

....

....

....

....

Vielen Dank fürs Ausfüllen! ☺

Name: .... Alter: ....

Wie würden Sie sich selbst als Mensch kurz beschreiben?

....

....

Wie würde Sie Ihr (Ehe-)Partner kurz beschreiben?

....

....

Wie würde Ihr bester Freund oder Ihre beste Freundin Sie kurz beschreiben?

....

....

Wie würde Sie jemand beschreiben, der Sie nicht leiden kann?

....

....

Worin liegen Ihre Begabungen und Fähigkeiten?

....

....

Wofür erhalten Sie Lob und Anerkennung?

....

....

Worauf sind Sie stolz in Ihrem Leben?

....

....

Zählen Sie beliebige Situationen auf, in denen Sie sich entspannen und wohl fühlen.

....

....

....

....

Welche Lebensanforderungen können Sie besonders schwer erfüllen?

....

....

Welche Schwächen sind Ihnen bewusst?

....

....

In welchen Situationen fühlen Sie sich völlig hilflos?

....

....

Was vermeiden Sie?

....

....

Welche Lebensmaximen beeinflussen Ihr Leben (z.B. »Erst die Arbeit, dann das Vergnügen«)? Nennen Sie die 5 wichtigsten.

....

....

....

....

....

Durch welche Sätze haben Ihnen andere Menschen schon einmal sehr wehgetan? (Sätze, die Sie schlecht vergessen können)?

....

....

....

....

....

....

Anleitung: Die Wunderfrage

T

Die von Steve de Shazer (2016) entwickelte Wunderfrage hilft Ihrem Patienten, in Ruhe neue Möglichkeiten für seine Probleme zu suchen und zu finden.

Die Wunderfrage können Sie immer dann einsetzen, wenn Patienten Lösungsideen und die Energie für diese Lösungen fehlen. Diese Methode ist sehr gut geeignet, wenn Ihr Patient einen Zustand herstellen soll, in dem er notwendige Handlungsschritte visualisieren kann, um dann mit diesen weiterzuarbeiten. Mit der Frageerstellung erlauben Sie Ihrem Patienten, sich vorzustellen, was er erreichen möchte, wie er leben will und wie das Ziel für ihn aussieht.

Nebenbei findet im Gehirn des Patienten eine positive gedankliche Leistung statt, indem er die einzelnen Schritte, die für das Ziel notwendig sind, gedanklich vorbereitet.

Die Wunderfrage ist ideal als therapeutische Schreibübung sowohl während der Therapie als auch als »Hausaufgabe« geeignet.

Nachbearbeitung

Würdigen Sie immer als erstes die Ausarbeitungen Ihres Patienten und loben ihn. Sie können auch die folgenden Fragen im Rahmen der Besprechung des Textes stellen:

- »Wo bezüglich Ihres Wunders stehst/en du/Sie heute auf einer Skala von 1 bis 10?« (Die 10 bedeutet: Das Wunder ist erreicht.)
- »Wann war der schlimmste Zeitpunkt deines/Ihres Problemerlebens und bei welchem Wert auf der Skala warst/waren du/Sie damals?«
- »Was hast/haben du/Sie damals getan, damit du/Sie vom damaligen Skalenwert auf den heutigen gekommen bist/sind?«
- »Was werden die nächsten Schritte sein, um auf der Skala noch weiter nach oben bis zur »Wunder-10« zu kommen?«

Die Wunderfrage

Nehmen wir einmal an, Sie gehen nach unserer Therapiestunde nach Hause. Sie schlafen ein und über Nacht passiert ein Wunder. Das Problem, das Sie lösen wollten, ist schon gelöst. Das Ziel, das Sie erreichen wollten und weswegen Sie hier sind, ist schon erreicht. Einfach so. Sie haben es nicht einmal gemerkt, da Sie tief und fest geschlafen haben. Wenn Sie am Morgen aufwachen, wissen Sie auch nicht, dass und wie das Wunder geschehen ist.

Woran erkennen Sie am Morgen als erstes, dass ein Wunder passiert ist? Und woran können Sie es noch erkennen?

....

....

....

....

....

....

....

....

....

....

....

....

....

....

....

....

....

....

Nehmen wir einmal an, du gehst nach unserer Therapiestunde nach Hause. Du schläfst ein und über Nacht passiert ein Wunder. Das Problem, das du lösen wolltest, ist schon gelöst. Das Ziel, das du erreichen wolltest und weswegen du hier bist, ist schon erreicht. Einfach so. Du hast es nicht einmal gemerkt, da du tief und fest geschlafen hast. Wenn du am Morgen aufwachst, weißt du auch nicht, dass und wie das Wunder geschehen ist.

Woran erkennst du am Morgen als erstes, dass ein Wunder passiert ist? Und woran kannst du es noch erkennen?

....

....

....

....

....

....

....

....

....

....

....

....

....

....

....

....

....

....

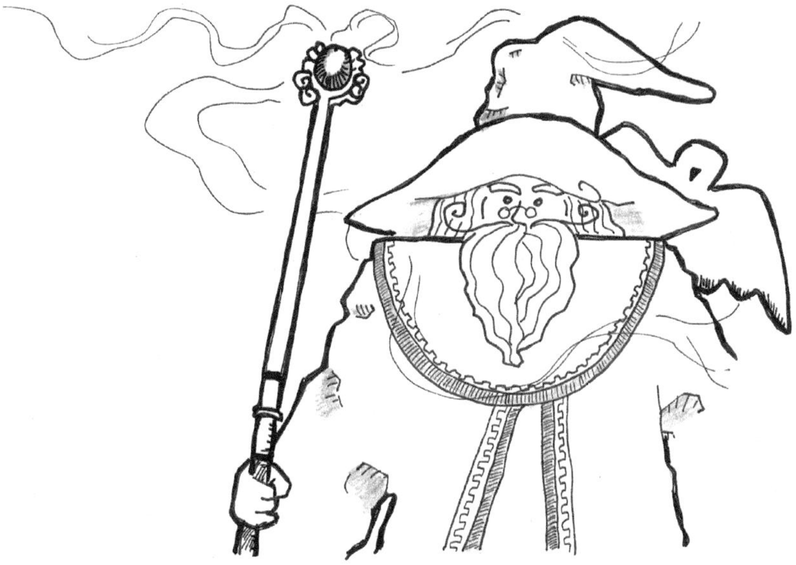

Name:................................... Alter:...................................

1. Wenn ich älter bin..
2. Vater..
3. Ich habe Angst..
4. Meine Schularbeiten..
5. Ich finde es scheußlich..
6. Manchmal träume ich..
7. Es ist mir peinlich..
8. Mein Taschengeld..
9. Es tut mir schrecklich leid..
10. Andere Kinder (Jugendliche)..
11. Die Lehrer..
12. Die meisten Jungen..
13. Im Dunkeln..
14. Mich ärgert..
15. Meine Geschwister..
16. Die Schule..
17. Die Erwachsenen..
18. Ich brauche..
19. Mutter..
20. Ich kann nicht..
21. Das einzige Dumme ist..
22. Die meisten Mädchen..
23. Hoffentlich..
24. Meine Hände..
25. Meine größte Sorge..

26. Ganz im Geheimen ....

27. Ich mag Leute ....

28. Die glücklichste Zeit ....

29. Ich möchte wissen ....

30. Zu Hause ....

31. Ich komme am besten aus ....

32. Ich bedauere ....

33. Das beste ....

34. Die meisten Menschen ....

35. Wenn ich kritisiert werde ....

36. Als ich klein war ....

37. Meine größte Angst ....

38. Ich bin gegen ....

39. Mein Bauch ....

40. Ich kann nicht auskommen ohne ....

41. Ich glaube an ....

42. Meine Beine ....

43. Ich mag sehr gerne ....

44. Ich bin traurig ....

45. Wenn du vorwärtskommen willst ....

46. Warum kann ich nicht ....

47. Ich wünsche ....

48. Es ist wichtig ....

49. Ich habe das Gefühl ....

50. Mein Kopf ....

Name: .... Alter: ....

(1) Ich bin ein Mensch, der ....

(2) Während meines ganzen Lebens ....

(3) Seit meiner Kindheit ....

(4) Eine der Sachen, auf die ich stolz bin, ist ....

(5) Ich freue mich über ....

(6) Es fällt mir schwer zuzugeben, dass ....

(7) Meine Stärken sind ....

(8) Eines der Dinge, die ich nicht vergeben kann, ist ....

(9) Freiheit bedeutet für mich ....

(10) Das Schlimmste was mir passieren könnte, ist ....

(11) Unter anderem fühle ich mich schuldig, weil ....

(12) Wenn ich mir nicht solche Sorgen um mein Image machen würde, würde ich ....

(13) Eine der Arten, wie andere mir weh tun, ist ....

(14) Man kann mir eine Freude machen mit ....

(15) Ich könnte explodieren, wenn ....

(16) Wenn ich mit jemandem tauschen könnte, wäre das ....

(17) Vater war immer ....

(18) Wenn mein Leben verfilmt würde, wäre der Titel ....

(19) Was ich von meiner Mutter/meinem Vater gerne gehabt hätte, aber nicht bekommen habe, ist ....

....

(20) An mir selbst gefällt mir ....

(21) Ich hasse es wenn ....

(22) Meine Geschwister haben ....

(23) Wenn ich nicht Angst hätte, ich selbst zu sein, würde ich ....

(24) Eines der Dinge, über die ich mich ärgere, ist ....

(25) Was ich von meiner (m) Frau (Mann) brauche, aber nie erhalten habe, ist ....

(26) Ein Weg, wie ich mir selber helfen könnte, es aber nicht tue, ist ....

....

(27) Zum Thema eigene Familie fällt mir ein ....

(28) Einer der Vorzüge dabei, mein Problem zu haben, ist ....

(29) Mutter war immer ....

(30) Wenn ich mich trauen würde, spontan zu sein, würde ich ....

(31) Ich beneide .... um ....

(32) Wenn du vorwärtskommen willst ....

(33) Ich glaube an ....

(34) Wenn ich unsichtbar wäre ....

(35) Ich habe noch folgende Ziele ....

Mein Name und was die einzelnen Buchstaben über mich verraten

K J

Trage die einzelnen Buchstaben deines Namens in die Würfel ein. Notiere neben den Würfeln, zu jedem Buchstaben, ein Wort was dich beschreibt, etwas, was du gut kannst …

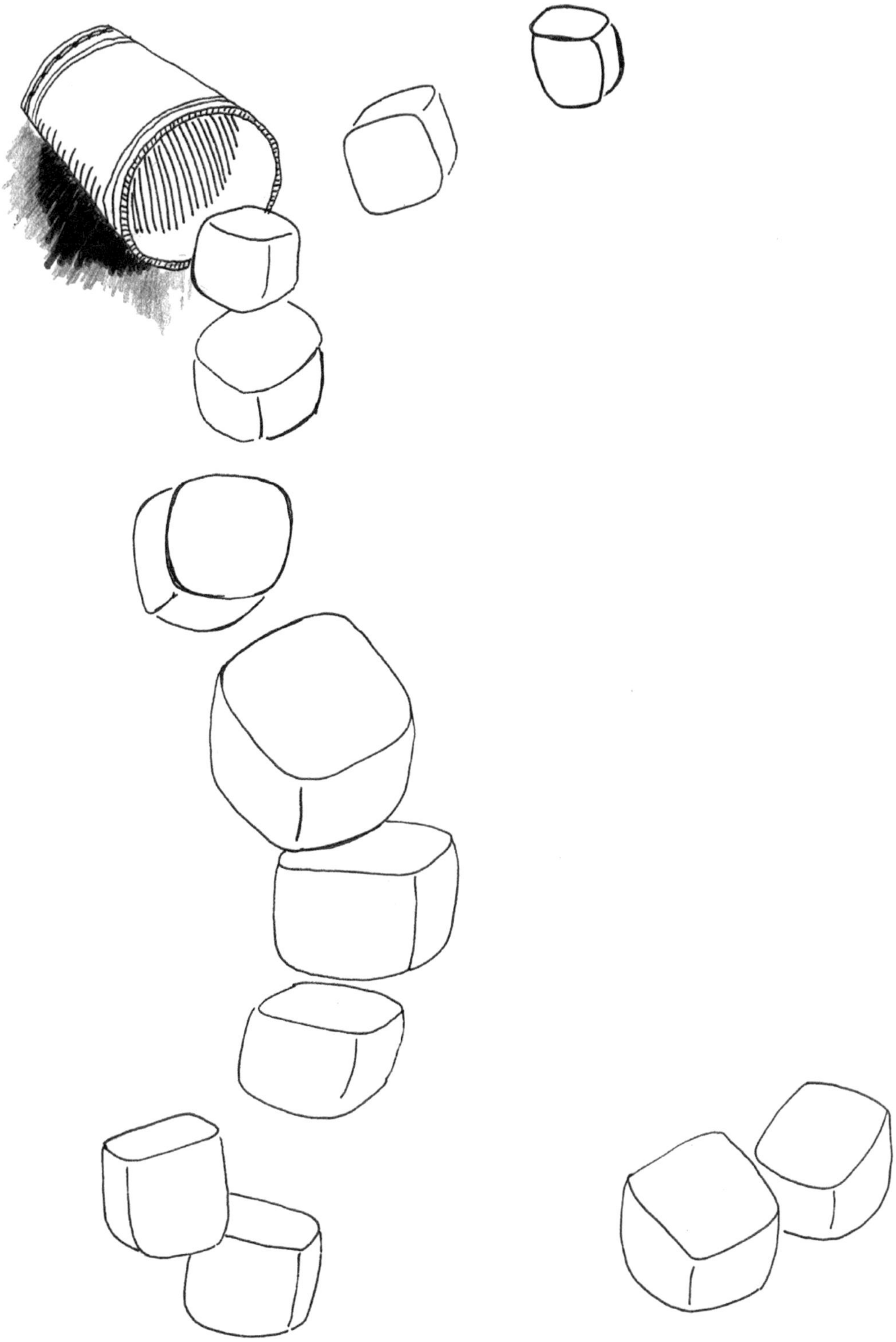

AB 21 | Hallo, das bin ich (Variante 1) | K J

Schreibe einmal auf, wer du bist, was du kannst, was du gerne möchtest, was du nicht willst und welche Ziele du hast. Einfach all das, was du gerne sagen möchtest!

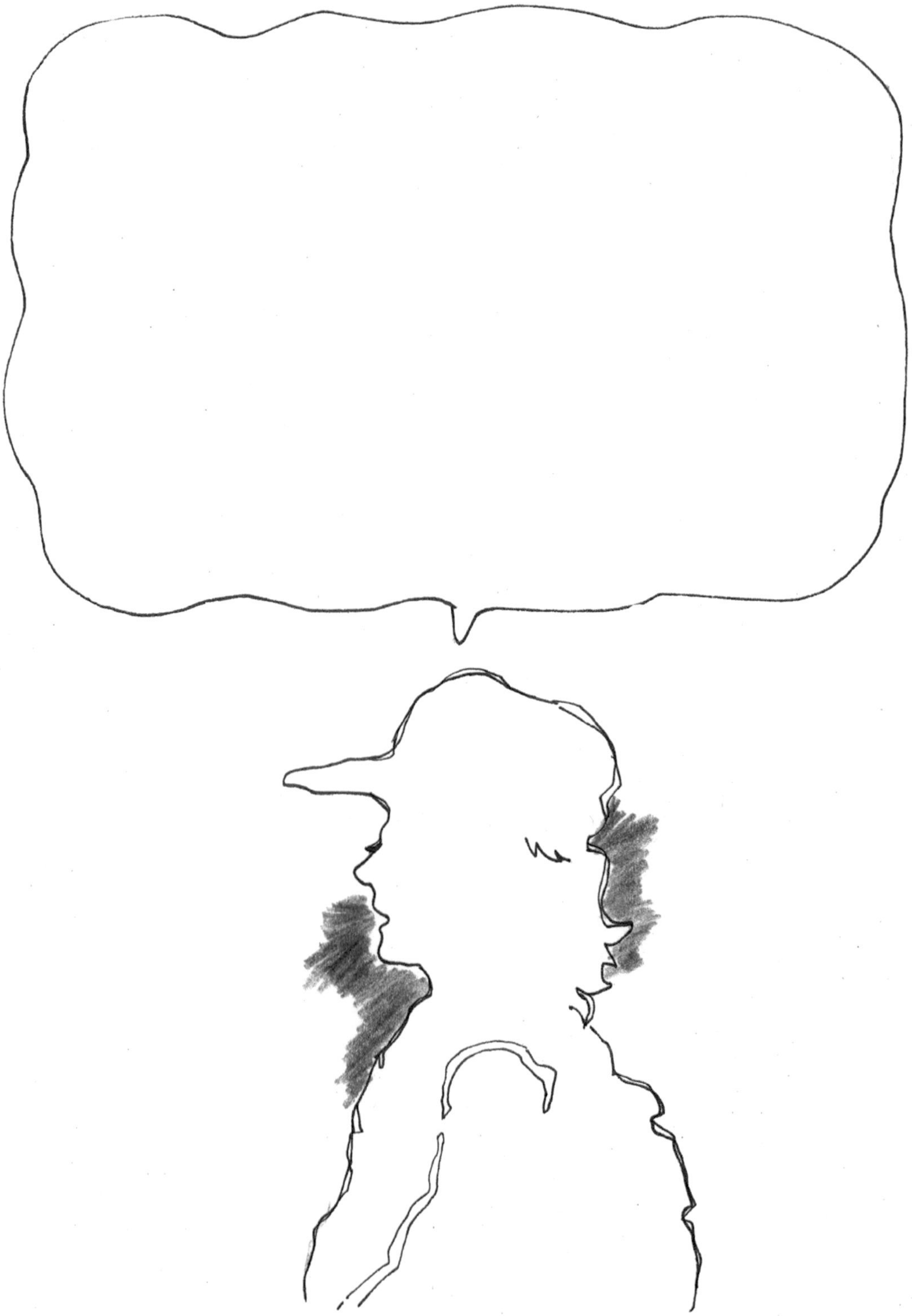

AB 22 **Hallo, das bin ich (Variante 2)** K J

Schreibe einmal auf, wer du bist, was du kannst, was du gerne möchtest, was du nicht willst und welche Ziele du hast. Einfach all das, was du gerne sagen möchtest!

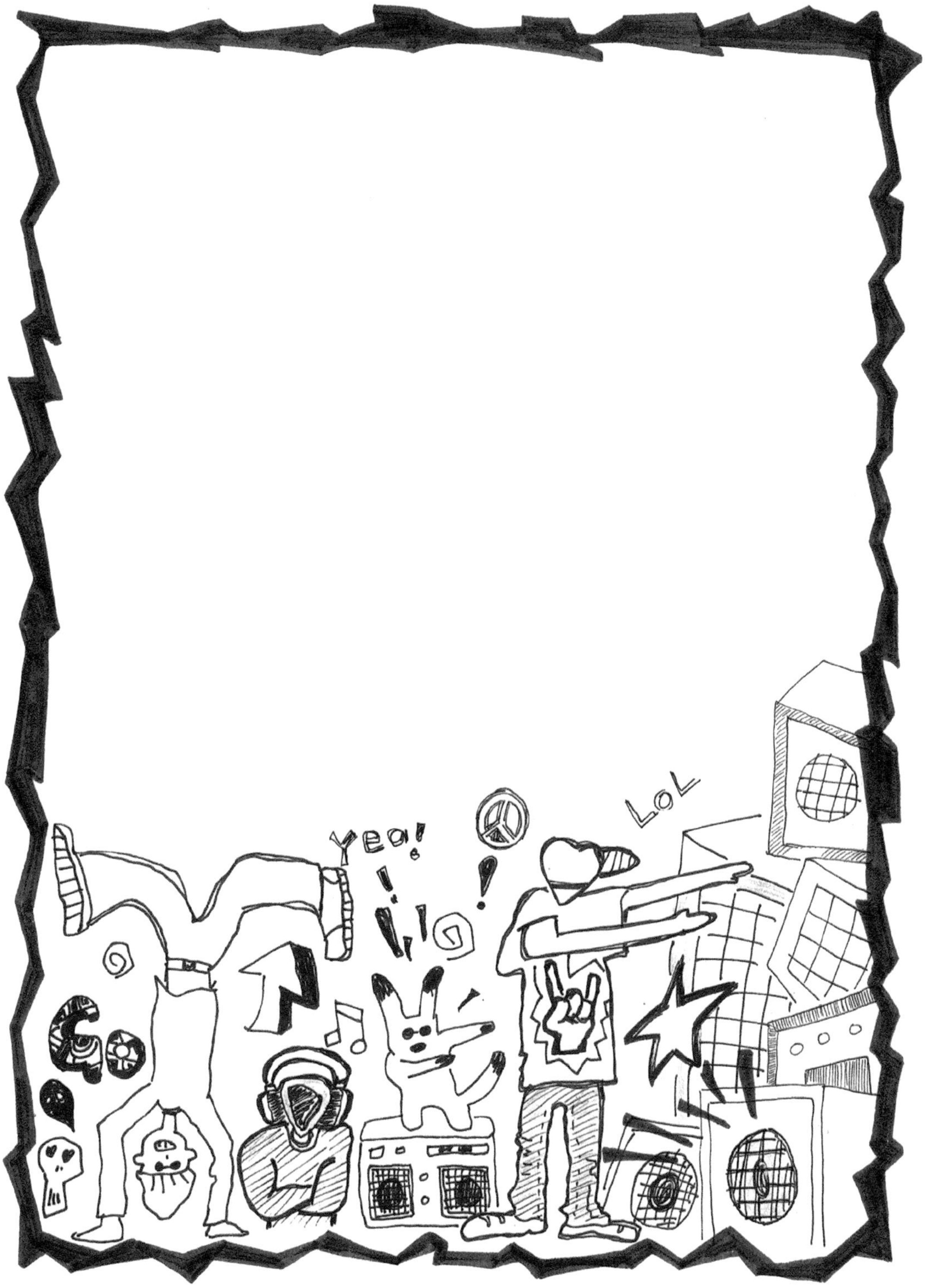

4 Die Klassiker des therapeutischen Schreibens

In der ersten Hälfte des 20. Jahrhunderts verhalf die Tiefenpsychologie dem therapeutischen Schreiben zu besonderer Aufmerksamkeit. Schon Sigmund Freund und Carl Gustav Jung legten ihren Patientinnen und Patienten Stift und Papier vor, um eine Brücke zwischen bewussten und unbewussten Inhalten zu bauen und verdrängte Konflikte sichtbar zu machen. Die von ihnen beschriebenen Methoden gehören zu den »Klassikern« des therapeutischen Schreibens und legten den Grundstein für die Entwicklung weiterer Schreibtechniken, die im vorliegenden Kapitel vorgestellt werden.

Die folgenden Schreibaufgaben erfordern von Ihrer Patientin die Bereitschaft, sich offen und geduldig auf die Beschäftigung mit dem Unbewussten einzulassen. Um ein Verständnis für den Ablauf und die Ziele dieser Methoden zu entwickeln, können Sie die Übungen – vielleicht zusammen mit anderen Therapeutinnen – selbst ausprobieren und so herausfinden, zu welchen Situationen und Patientinnen sie passen.

Tipp: Papier ohne Hinweisreize verwenden

Bei der Gestaltung des vorliegenden Kapitels wurde bewusst auf verzierte Vorlagen und Illustrationen verzichtet, um die Ideen und Assoziationen der Schreibenden nicht in eine bestimmte Richtung zu lenken. Zur Durchführung der Übungen verwenden Sie am besten möglichst schlichtes Papier.

Arbeitsmaterial
In diesem Kapitel finden Sie die folgenden Schreibvorlagen:
INFO 12 Freie Assoziation. Eine bekannte und vielfach genutzte Übung ist die Freie Assoziation nach Freud, bei der spontane Einfälle zu einem spezifischen Reizwort notiert werden. Durch die anschließende Auseinandersetzung mit den gesammelten Begriffen werden oftmals Zusammenhänge offenbart, die sich dem Bewusstsein zuvor entzogen haben.
AB 23 Freie Assoziation. Dieses Arbeitsblatt enthält neben einer kurzen Anleitung für die freie Assoziation auch eine Zeichnung von einem Clipboard, die zum Schreiben verwendet werden kann.
INFO 13 Automatisches Schreiben. Das automatische Schreiben hilft dabei, wichtigen unbewussten Themen auf die Spur zu kommen. Ihre Patientin wird dazu angeleitet, in kurzer Zeit möglichst viele Wörter auf das Papier zu bringen. Da das Geschriebene während des zügigen Schreibens nicht korrigiert oder hinterfragt werden kann, lockert sich der Filter des Bewusstseins und lässt häufig erste Rückschlüsse auf verdrängte Inhalte zu.
INFO 14 Aktive Imagination. Bei der aktiven Imagination nach Jung richtet Ihre Patientin ihre Aufmerksamkeit nach innen. Sie konzentriert sich auf ein bestimmtes Problem, lässt ein Bild dazu entstehen und tritt ihm gegenüber. Sie beobachtet, wie es sich verändert und hat die Möglichkeit, Erkenntnisse über den Ursprung des Problems zu sammeln, mit denen Sie in der Therapie dann weiterarbeiten können.
INFO 15 Psycho-Poetry/Nonsense-Poetry. Diese von Moreno entwickelte Schreibtechnik regt Ihre Patientin dazu an, spontan ein Gedicht zu schreiben. Dabei werden die Verse ohne feste Regeln aneinandergereiht und jeder neue Gedanke wird in einer neuen Zeile festgehalten (Moreno, 1959). Das entstehende Gedicht gibt den Gedankenfluss Ihrer Patientin wieder und geht meist mit einem befreienden Gefühl einher.
INFO 16 Autobiografisches Schreiben. Wer sich den verschiedenen Formen des therapeutischen Schreibens widmen möchte, kommt nicht um das autobiografische Schreiben herum. Die Beschäftigung mit ausgewählten Ereignissen und Lebensabschnitten aus der Vergangenheit hilft dabei, Schlüsselerfahrungen aufzuarbeiten und mit einer neuen Bedeutung zu versehen.
INFO 17 Meditatives Schreiben. Der Prozess des Schreibens kann dabei helfen, mit allen Sinnen im Hier und Jetzt anzukommen. Wer sich Zeit für das Schreiben nimmt, wird achtsam und ruhig und lässt die eigenen Gedanken durch die Feder auf das Papier fließen. Die Therapeuteninformation klärt Sie über die Möglichkeiten zur Nutzung des meditativen Schreibens auf.

INFO 12 Anleitung: Freie Assoziation

T

Bei der Methode der freien Assoziation, die von Sigmund Freud entwickelt wurde, werden spontane Einfälle rund um ein spezifisches Reizwort gesammelt (Freud, 1913). Häufig finden sich dabei Hinweise auf unbewusste oder verdrängte Inhalte, die im Zusammenhang mit einer vergangenen Erfahrung stehen und die Patientin stark beeinflussen. Die Anwendung der freien Assoziation kann daher oftmals sinnvoll sein, wenn Sie als Therapeutin das Gefühl haben, dass sich hinter einer bestimmten Thematik noch mehr verbirgt, worüber Ihre Patientin noch nicht sprechen kann oder möchte.

Um die Technik der freien Assoziation für das therapeutische Schreiben nutzbar zu machen, legen Sie zunächst ein »Reizwort« fest. Das können beispielsweise Begriffe wie »Familie«, »Dunkelheit« oder »Auto« sein – wenn Sie an die individuelle Vorgeschichte und Symptomatik Ihrer Patientin denken, fällt Ihnen womöglich sofort ein geeigneter Begriff ein.

Nachdem Sie Ihre Patientin auf die Schreibübung vorbereitet haben, bieten Sie ihr ein leeres Blatt und einen Stift an. Bitten Sie sie, das gewählte »Reizwort« auf dem Papier zu notieren und es beispielsweise einzukreisen. Nun soll die Patientin alle Dinge aufschreiben, die ihr hierzu ganz spontan einfallen. Ungeordnet und ohne längeres Grübeln dürfen und sollen alle Gefühle, die in diesem Moment aufsteigen, und alle Gedanken, die Ihrer Patientin durch den Kopf gehen, festgehalten werden. Wenn der Schreibfluss versiegt, können auch zu den neuen Wörtern noch einmal Gedanken und Gefühle assoziiert werden.

Nach dem Ende der Ideensammlung bitten Sie Ihre Patientin, eine Ordnung in die notierten Wörter zu bringen. Gibt es Beziehungen zwischen den einzelnen Begriffen? Hängen bestimmte Gedanken mit bestimmten Gefühlen zusammen? Hat sich bei einem neuen Wort eine ganz eigene Assoziationskette gebildet? Hier bietet es sich an, mit Verbindungslinien, Kreisen, Farbmarkierungen oder auch Bildern zu arbeiten.

Häufig lässt der Prozess des Ordnens erste Rückschlüsse auf wichtige Erfahrungen oder Probleme der Patientin zu – neue Perspektiven ergeben sich. Hier können Sie als Therapeutin mit gezielten Fragen weiterarbeiten und die Methode der freien Assoziation nutzen, um die Auseinandersetzung mit einem zentralen Thema anzuregen.

Geben Sie Ihrer Patientin anfangs nicht zu viel Zeit: Starten Sie beispielsweise mit 10 Minuten, um im Anschluss ausreichend Zeit für die gemeinsame Besprechung zu haben. Vielleicht eignet sich die Fortsetzung der Aufgabe auch als Hausaufgabe.

Eine Weiterführung dieser Methode ist das von Gabriele G. L. Rico entwickelte Clustering-Verfahren (Rico, 1996) (s. INFO 8 / AB 8).

> **!** Achten Sie bei traumatisierten oder hoch belasteten Patientinnen darauf, nicht direkt mit zu »schweren« oder belastenden Begriffen zu starten. Falls Sie sich unsicher sind, ob ein Begriff für Ihre Patientin eine zu große Herausforderung darstellt, können Sie sie auch danach fragen oder besprechen, ob sie mit dem gewählten Begriff arbeiten kann/möchte.

AB 23 Freie Assoziation J E

Schreiben Sie das Wort (ein eigenes oder gemeinsam mit dem Therapeuten oder der Therapeutin überlegtes) direkt unter diese Anleitung. Sie können es auch einkreisen oder ein Kästchen drum herumzeichnen. Schreiben Sie jetzt alle Dinge, die Ihnen ganz spontan zu dem Wort einfallen, auf – auch ohne jeden Sinn, einfach was Ihnen durch den Kopf geht.

Wenn Ihnen nichts mehr einfällt und Sie noch Zeit haben, können Sie auch zu den eben aufgeschriebenen Wörtern noch einmal aufschreiben, was Ihnen dazu einfällt.

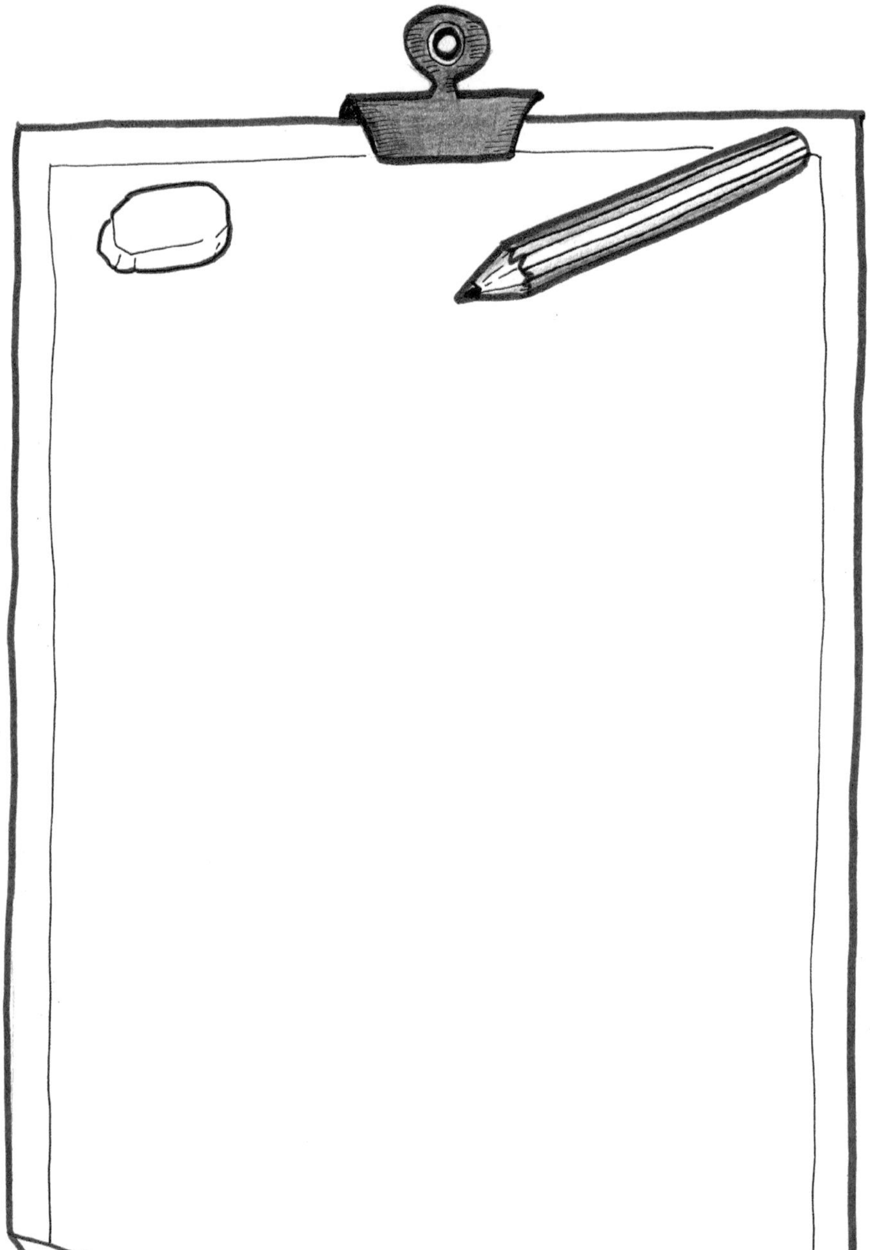

Automatisches Schreiben

Der Begriff des *Automatischen Schreibens* (»Écriture automatique«) wurde im 19. Jahrhundert von dem französischen Psychotherapeuten Pierre Janet eingeführt und in den 1920er Jahren von André Breton weiterentwickelt (1924). Heute gilt das automatische Schreiben unter Künstlern und Schriftstellern als beliebte Methode, um die eigene Kreativität anzuregen. Im Rahmen der Psychotherapie kann es eingesetzt werden, um einen Zugang zu Inhalten zu erhalten, die im Unbewussten Ihrer Patientin verborgen sind.

Die Methode soll Ihre Patientin zum Schreiben anregen, während ihr Bewusstsein gleichzeitig vom Geschriebenen abgelenkt wird. Was zunächst kontraintuitiv klingt, kann wertvolle Erkenntnisse zutage fördern, denn Ihre Patientin schreibt bei der erfolgreichen Umsetzung dieser Übung Dinge auf, die sie nicht vollkommen bewusst wahrnimmt.

Um das automatische Schreiben auszuprobieren, braucht Ihre Patientin nur ein leeres Blatt Papier und einen Stift. Besonders bei den ersten Versuchen ist es sinnvoll, einen bestimmten Zeitraum festzulegen. Nach 5 oder 10 Minuten sollten Sie den Schreibprozess unterbrechen; wer allein schreibt, kann sich einen Wecker stellen. Typischerweise wird kein Thema vorgegeben: Man schreibt einfach all das auf, was einem spontan einfällt, Dinge, die gerade im Kopf herumschwirren.

Sobald der Startschuss gefallen ist, sollen in der kurzen Zeit möglichst viele Wörter auf das Papier gebracht werden. Weisen Sie Ihre Patientin an, schnell zu schreiben und nicht über potenzielle Fehler nachzudenken. Beim automatischen Schreiben ist alles erlaubt: Aneinandergereihte Wörter, unvollständige oder sinnlose Sätze, Rechtschreibfehler und fehlende Satzzeichen werden geduldet. Wichtig ist, dass die Schreibende keine Pausen macht. Die gesamte Konzentration wird auf den Prozess des Schreibens gerichtet: Man darf nicht aufhören und am letzten Wort hängen bleiben, weil zu jedem Zeitpunkt schon ein neues Wort im Kopf vorhanden sein muss. Dadurch bleibt keine Zeit, das Geschriebene kritisch zu hinterfragen, etwas zu bewerten oder nachträglich zu verändern. Der Filter unseres Bewusstseins lockert sich und Inhalte aus dem Unbewussten, die sonst in der Dunkelheit bleiben, können ans Licht gelangen. Nachdem die Zeit abgelaufen ist, wird das Geschriebene gelesen und die Suche nach Hinweisen kann beginnen.

Wer beim ersten Versuch noch nicht auf erstaunliche Inhalte aus dem Unbewussten trifft, sollte nicht gleich aufgeben. Es lohnt sich, das automatische Schreiben regelmäßig zu üben, da es erst im Laufe der Zeit immer besser klappt. Schlagen Sie Ihrer Patientin beispielsweise vor, zwei Wochen lang jeden Tag fünf Minuten lang automatisch zu schreiben. Wird die Übung stets zur gleichen Zeit und sogar am gleichen Ort durchgeführt, gewöhnt man sich daran, und je leichter es fällt, desto größer ist die Chance, auf überraschende Themen oder Probleme zu stoßen. Auch die Variation der Schreibdauer kann sich lohnen: Manchmal erreichen tiefer verborgene Inhalte erst nach über zehn Minuten die Oberfläche. Wer das tägliche automatische Schreiben in einem Heft festhält, kann die eigenen Fortschritte beobachten.

Tipp

Geübte Schreibende vertreten häufig die Meinung, dass der erste Satz »von ganz allein« kommt. Möglicherweise hat Ihre Patientin zu Beginn der Übung bereits eine konkrete Aussage im Kopf, die sie zu Papier bringen möchte. Sollte der Anfang jedoch schwer fallen oder die Auseinandersetzung mit einem spezifischen Thema sinnvoll sein, können Sie einen Satzanfang vorgeben, mit dem Ihre Patientin weiterarbeiten kann, z.B.: »Heute fühle ich mich …«, »Seit einiger Zeit habe ich das Problem, dass …«, »Wenn ich endlich mal meine Meinung sagen könnte, dann würde ich …«

Die *Aktive Imagination* nach Carl Gustav Jung ermöglicht es Ihrer Patientin, durch die Verbindung von Bewusstsein und Unbewusstem neue Erkenntnisse und Einsichten über sich selbst zu gewinnen (Jung, 1987).

Die Anwendung der aktiven Imagination ist in der Psychotherapie vor allem dann zu empfehlen, wenn es darum geht, den Ursprung eines bestimmten Problems zu verstehen. Patientinnen, die mit negativen Gedankenschleifen oder sich wiederholenden Verhaltensmustern kämpfen, können häufig keine Gründe dafür benennen. Die aktive Imagination kann dabei helfen, die Wurzeln solcher Probleme auf der Bewusstseinsebene sichtbar zu machen.

Wenn Sie die Methode der aktiven Imagination mit einer Patientin ausprobieren möchten, beginnen Sie am besten mit einer kurzen Entspannungsübung, damit Ihre Patientin sich ruhig und offen auf die Imagination einlassen kann. Im ersten Schritt soll Ihre Patientin – wenn sie möchte – die Augen schließen und sich auf das Problem konzentrieren, das sie beschäftigt. Die gesamte Aufmerksamkeit wird nach innen gerichtet, vor dem geistigen Auge kann nun ein Bild entstehen: ein Symbol, ein Mensch, ein Tier, ein Gegenstand oder eine Fantasiegestalt, die das Problem repräsentiert und ihm eine Form gibt.

Praxis-Tipp

Die aktive Imagination basiert auf der Idee, mit dem Bild, das die Patientin in ihrem Inneren sieht, weiterzuarbeiten. Sollte es ihr schwerfallen, ein solches Bild zu finden, können Sie sie bei der Suche unterstützen: Leiten Sie sie dazu an, in ihrer Vorstellung einen bestimmten Ort zu besuchen, beispielsweise eine Waldlichtung, einen ruhigen See oder einen großen Raum. Geben Sie Ihrer Patientin Zeit, den Ort zu erkunden, und weisen Sie sie an, einem Weg zu folgen, der sie immer weiter in ihr Inneres führt: Ihre Patientin könnte z.B. auf einem langen Steg immer weiter zur Mitte des Sees laufen. Bereiten Sie Ihre Patientin darauf vor, dass sie auf diesem Weg bestimmte Figuren, Symbole oder Erinnerungen begegnen wird, die in ihrem Leben bedeutungsvoll sind oder waren. Bei einem dieser Bilder soll sie stehenbleiben, denn nun hat sie Zeit, sich in Ruhe damit zu beschäftigen.

Im zweiten Schritt bitten Sie Ihre Patientin, das Bild vor ihrem geistigen Auge so genau wie möglich zu betrachten. Es geht nicht darum, das Bild aktiv zu verändern – vielmehr soll Ihre Patientin wahrnehmen, wie sich das Bild mit der Zeit von allein wandelt. Typischerweise führen neue Assoziationen oder aufsteigende Erinnerungen dazu, dass immer wieder kleine Umgestaltungen stattfinden. Jede Veränderung soll genau beobachtet werden.

Zuletzt hat Ihre Patientin die Aufgabe, selbst in die Imagination einzusteigen. Sie soll sich vorstellen, ihrem inneren Bild gegenüberzutreten. Besonders wichtig ist, dass sie dabei »sie selbst« bleibt: Sie tritt dem Bild als die Person gegenüber, die sie wirklich ist, im eigenen Körper, mit all ihren Eigenschaften und Gedanken. An dieser Stelle begegnen sich Bewusstsein und Unbewusstes: Das bewusste Ich Ihrer Patientin trifft auf ein Bild, das vom Unbewussten geformt wurde. Ihre Patientin hat nun die Möglichkeit, mit dem Bild in ihrem Inneren zu kommunizieren, beispielsweise mithilfe von Symbolen. Können die erscheinenden Gestalten oder Figuren sprechen, so kann Ihre Patientin einen Dialog mit ihnen führen. Sie kann Fragen stellen, Dinge aussprechen, die sie schon seit Langem loswerden möchte, und sich anhören, was ihr Gegenüber zu sagen hat. Häufig ergeben sich im Laufe dieser Begegnung überraschende Einsichten: Schlüsselereignisse erhalten eine neue Bedeutung und Wahrheiten kommen ans Licht. Gelingt die aktive Imagination, so kann Ihre Patientin möglicherweise Dinge in Worte fassen, die ihr vorher nicht bewusst waren.

Am Ende der Imagination soll die Begegnung mit dem Unbewussten schriftlich festgehalten werden. Es ist auch hilfreich, Gedanken und Gefühle zu notieren, die dabei wahrgenommen wurden. Als Therapeutin haben Sie die Möglichkeit, mit Ihrer Patientin über die einzelnen Symbole zu sprechen und gemeinsam zu erarbeiten, welche Botschaften das Unbewusste mitteilen wollte. Im weiteren Verlauf der Therapie können Sie auf die gesammelten Erkenntnisse zurückkommen.

Psycho-Poetry/Nonsense-Poetry

Der österreichische Arzt Jacob Levy Moreno (1959) leitete aus seinem Psychodrama eine Schreibtechnik ab, die er als »Nonsense-Poetry« bezeichnete: Dabei verfasst der Schreibende ein Gedicht, dessen Verse spontan und augenscheinlich zusammenhangslos aneinandergereiht werden.

Wer ein Gedicht schreiben möchte, nimmt sich in der Regel bewusst Zeit, um darüber nachzudenken. Vor dem Schreibprozess entscheidet man sich für ein Thema und legt Strophenlänge und Reimschemata fest. Während des Schreibens findet dann die Suche nach geeigneten Begriffen und passenden Reimwörtern statt. Ein auf diese Weise entstandenes Gedicht besteht aus Gedanken und Gefühlen des Schreibenden, die mühevoll in eine bestimmte Form gegossen wurden. Häufig intendiert der Schreibende, mit seinen Zeilen eine bestimmte Botschaft zu überbringen.

Bei der **Nonsense-Poetry** löst man sich sowohl vom vorangehenden Planungsprozess als auch von festgelegten Strophenlängen und Reimschemata. Das Ziel ist es, so spontan wie möglich Verse aneinanderzureihen. Man denkt nicht darüber nach, wie sich der Inhalt des Gedichts entwickeln soll – im Fokus steht immer nur die Zeile, die man gerade schreibt. Es ist egal, was vorangehende und nachfolgende Verse aussagen. Jeder neue Gedanke wird in einem neuen Vers festgehalten. Auch die Länge der Verse spielt keine Rolle: Von einzelnen Wörtern bis hin zu ganzen Sätzen ist alles erlaubt. Wer nur in Kleinbuchstaben schreiben oder bestimmte Begriffe durch Großbuchstaben hervorheben möchte, kann das tun.

Da die spontan entstehenden Verse auf den ersten Blick oftmals keinen Sinn ergeben, spricht man hier von »Nonsense-Poetry«. Dieses Verfahren hat einen entscheidenden Vorteil: Weil der Schreibende ohne Korrektur alles aufschreibt, was ihm durch den Kopf geht, gibt das vollständige Gedicht den Gedankenfluss des Patienten wieder. Die Verse offenbaren, was und wie der Schreibende im Augenblick fühlt, wie er Dinge erlebt, woran er denkt und wie seine Gedanken von einem Gegenstand zum nächsten wandern. Ein »klassisches« Gedicht lässt solche Rückschlüsse häufig nicht zu.

Praxis-Tipp auch in der Krise erfolgreich einsetzbar

In der Psychotherapie können Sie diese Technik anwenden, wenn Sie Ihrer Patientin helfen möchten, aus einer aktuellen Gedankenspirale auszubrechen. Das funktioniert auch, wenn Ihre Patientin gerade sehr aufgebracht, ängstlich, enttäuscht oder wütend ist – nicht selten fließen die Wörter dann sogar schneller.

Psycho- oder Nonsense-Poetry geht häufig mit einem befreienden Gefühl einher, weil alles, was im Kopf herumschwirrt, ohne langes Nachdenken auf das Papier gebannt werden kann. Darüber hinaus haben Sie als Therapeutin im Anschluss die Möglichkeit, mit der Patientin über das Material zu sprechen: In der Regel werden dabei bestimmte Denkmuster, belastende Sorgen oder auch Ressourcen sichtbar.

Praxis-Tipp: Psycho-/Nonsense-Poetry für zu Hause

Psychopoetry ist eine Technik, die Ihre Patientin auch gut allein zu Hause durchführen kann: Ein paar Verse lassen sich immer und überall niederschreiben. Wer seine Gedichte in einem Heft sammelt und dazu beispielsweise Datum und Ort notiert, kann den eigenen Gedankenfluss über verschiedene Zeitabschnitte und Situationen hinweg beobachten und so Veränderungen, Fortschritte oder wiederkehrende Themen identifizieren. Besprechen Sie mit Ihrer Patientin, dass sie sich ein Heft oder Block und Schreibwerkzeug bereitlegt, die sie immer griffbereit hat.

INFO 16 Autobiografisches Schreiben

T

Wenn wir einen Buchladen betreten, entdecken wir auf den Covern nicht selten bekannte Gesichter. Viele berühmte Persönlichkeiten – darunter beispielsweise Barack Obama, Mark Twain, Alice Schwarzer und Thomas Gottschalk – veröffentlichten eine (Auto-)Biografie und erinnern sich in diesen Büchern an ihren Werdegang. Die Methode, die in diesem Fall zum Erfolg führt, ist das *Autobiografische Schreiben*: Es dreht sich um die Verschriftlichung der eigenen Lebensgeschichte.

Das autobiografische Schreiben muss sich aber nicht immer an eine breite Öffentlichkeit richten. Besonders in der Psychotherapie schreiben Patientinnen in erster Linie für sich selbst und versuchen, Dinge rückblickend zu betrachten und sich selbst besser zu verstehen. Sie erinnern sich an wichtige Ereignisse aus der Vergangenheit, lassen damit verbundene Gedanken und Gefühle aufleben und bringen diese zu Papier. Auf diese Weise kann Ihre Patientin vergangene Erlebnisse verarbeiten und ihre Bedeutung für die eigene Persönlichkeitsentwicklung reflektieren. Es spielt hierbei gar keine Rolle, ob das Geschriebene »schön« klingt, weil es ja nicht veröffentlicht werden soll.

Vielleicht kennen Sie Patientinnen, bei denen Sie sich vorstellen können, dass diese am liebsten sofort loslegen und ihren Lebensweg aufschreiben würden. Nutzen Sie dieses Potenzial und geben Sie ihnen das autobiografische Schreiben an die Hand. Der Vorteil dieser Methode besteht darin, dass man an jedem beliebigen Punkt ansetzen und sich schwierigen Zeiten in der Kindheit oder im Erwachsenenalter vorsichtig nähern kann. Manchmal geht es um längere Zeitabschnitte oder Phasen, manchmal sind nur einzelne Szenen oder Minuten bedeutungsvoll.

In der Psychotherapie bietet es sich an, je nach Thematik spezifische Fragen zu stellen, mit denen sich Ihre Patientin schreibend – vielleicht auch in Form einer »Hausaufgabe« – auseinandersetzen kann. Diese Fragen könnten zum Beispiel so aussehen:

- Wie war Ihre Kindheit?
- Was wollten Sie werden, als Sie klein waren?
- Hatten Sie als Kind vor irgendetwas Angst?
- Wie verlief der Übergang ins Berufsleben?
- usw.

Beim autobiografischen Schreiben möchte man herausfinden, warum man so ist, wie man ist. In einem nächsten Schritt geht es dann darum, den Blick in die Zukunft zu richten und sich zu fragen, wie man gerne sein möchte. Ereignisse werden hierbei neu bewertet. Gemeinsam mit Ihrer Patientin können Sie überlegen, ob sie aus negativen Erlebnissen vielleicht sogar etwas Gutes ziehen oder lernen kann. Wer die Entwicklungsmechanismen der eigenen Vergangenheit kennt, kann diese bei Entscheidungen und Bewertungen in der Zukunft berücksichtigen.

Nicht zuletzt kann das autobiografische Schreiben dabei helfen, den Blick auf positive Ereignisse in der Vergangenheit und der Gegenwart zu richten: Bei genauerer Betrachtung entdecken Sie gemeinsam sogar häufig viel mehr positive Aspekte, als es Ihre Patientin zu Beginn des Schreibens für möglich gehalten hätte.

Praxis-Tipp: fotografische oder Unterstützung aus dem Keller/Dachboden

Wenn es Ihrer Patientin schwerfällt, Erinnerungen an die eigene Kindheit oder bestimmte Ereignisse abzurufen, können Sie mit Erinnerungsreizen arbeiten. Bitten Sie sie beispielsweise, einen Blick in alte Fotoalben zu werfen, oder fragen Sie sie, ob sie Gegenstände besitzt, die in der Vergangenheit eine besondere Bedeutung für sie hatten. Viele Patientinnen haben oft einen unschätzbaren Fundus an solchen Erinnerungshilfen, in denen man stöbern kann. So fällt es häufig viel leichter, die Erinnerungen fließen zu lassen!

Meditatives Schreiben

Wer meditiert, möchte im gegenwärtigen Moment ankommen, ganz ruhig werden und alle Gedanken vorbeiziehen lassen. Wer schreibt, konzentriert sich in der Regel und versucht, die Gedanken festzuhalten, um sie auf Papier zu bringen. Was im ersten Augenblick unvereinbar klingen mag – gleichzeitig zu meditieren und zu schreiben –, ist für viele Menschen zur täglichen Morgenroutine geworden: Das *Meditative Schreiben* nach Hilarion Petzold (1983) hilft nicht nur dabei, einen Weg zur inneren Ruhe zu finden, sondern auch, Symbole und Bilder aus dem Unbewussten ans Licht zu bringen.

Sollte Ihre Patientin bereits mit Meditation vertraut sein, so können Sie sie darum bitten, sich in einen meditativen Zustand zu begeben. Je nach Grad der Entspannung zeigen sich im Laufe einer Meditation häufig Bilder, die aus dem Unbewussten stammen – diese sollen aufmerksam betrachtet werden. Wie sehen diese aus? Verändern sie sich? Möchten Sie eine Botschaft überbringen? Die Annäherung an solche Bilder kann zu ganz neuen Blickwinkeln und Erfahrungen führen. Im Anschluss an die Meditation können die Beobachtungen aufgeschrieben und reflektiert werden.

Meditatives Schreiben bedeutet aber nicht zwingend, dass Ihre Patientin sich vor dem Schreibprozess in einen meditativen Zustand begeben muss. Im Gegenteil: Der Schreibprozess kann selbst zur Meditation werden! Denn wer sich Zeit nimmt, einen ruhigen Ort sucht und sich für ein paar Minuten nur auf den Prozess des Schreibens einlässt, kann auf diese Weise einen ganz eigenen Weg zu innerer Ruhe finden. Das Schreiben hilft uns dabei, das Chaos in unserem Kopf zu ordnen: Die Gedanken fließen durch die Feder auf das Papier, und wir befreien uns, werden achtsam, kommen im gegenwärtigen Moment an, auch wenn wir vielleicht über Vergangenes schreiben. Dafür müssen wir nicht einmal genau wahrnehmen, was wir gerade schreiben – der Stift bewegt sich fast von selbst, und manchmal drängen dabei Inhalte aus dem Unbewussten an die Oberfläche.

Wenn Sie das meditative Schreiben mit Ihrer Patientin ausprobieren möchten, brauchen Sie nur Stift, Papier und Timer, um loszulegen. Für den Anfang eignet sich ein Zeitintervall von 10 bis 15 Minuten. Um Ihrer Patientin den Einstieg zu erleichtern, können Sie sie beispielsweise darum bitten, einen kurzen Text abzuschreiben. Dazu wählt sie am besten ein Buchzitat, einen Songtext oder einen Spruch aus, der ihr besonders gut gefällt. Während des Abschreibens liegt die gesamte Aufmerksamkeit auf dem Inhalt des Textes, sodass Ihre Patientin negative Gedanken zurückdrängen und sich entspannen kann. Es ist auch möglich, die aktuelle Umgebung als Gegenstand des Schreibens zu nutzen: Dabei hält Ihre Patientin alles fest, was sie gerade sehen, hören, fühlen, riechen und schmecken kann und kommt mit allen Sinnen im Hier und Jetzt an.

Tipp: fester Termin

Wenn Ihre Patientin das meditative Schreiben als wirkvolle Meditationsmethode erlebt, sollte sie dies fest in ihre Tagesplanung einbauen und regelmäßig schreibend meditieren. Es hat sich bewährt, dies morgens direkt nach dem Aufstehen oder abends als »Verabschiedung« vom Tag einzusetzen. Damit gehen nicht nur die typischen positiven Effekte regelmäßiger Meditation einher, sondern ihre Patientin lernt sich auch selbst langfristig viel besser kennen und kann mit Hilfe ihres Tagesabschlusses meist auch besser schlafen.

5 Gedichte

Kaum eine andere Textart kann den Kern einer Empfindung so punktgenau festhalten wie das Gedicht. In der literarischen Gattung der Lyrik werden persönliche Gedanken und Gefühle mithilfe von Texten ausgedrückt, die festen formalen Vorgaben folgen. So besteht ein Gedicht in der Regel aus mehreren Strophen, die sich aus einzelnen Versen bzw. Zeilen zusammensetzen. Lyrik ist vielseitig: Von Gedichten mit strengem Versmaß bis hin zu freieren Texten ohne Reimschema sind unterschiedliche Formen denkbar, die sich für das therapeutische Schreiben nutzen lassen.

Bevor Sie Gedichte in die therapeutische Arbeit einbauen, empfiehlt es sich, der individuellen Hemmschwelle Ihres Patienten nachzuspüren. Vielen Menschen läuft ein kalter Schauer über den Rücken, wenn sie das Wort »Lyrik« hören: Mühsames Auswendiglernen und seitenlange Interpretationen aus der Schulzeit hinterlassen häufig schlechte Erinnerungen. Aus diesem Grund kann es sinnvoll sein, ein Gedicht zunächst nicht als solches zu benennen. Bitten Sie Ihren Patienten stattdessen, vier bis fünf Zeilen aufzuschreiben, in denen er beispielsweise Erkenntnisse der heutigen Therapiesitzung oder offene Fragen festhält. Hier geht es vorerst nur um eine lose Zusammenstellung von Gedanken – Form und Inhalt der Zeilen können spontan bestimmt werden.

Das therapeutische Potenzial von Gedichten liegt oft in ihrer Kürze: Sie eignen sich gut, um die Essenz eines Gesprächs oder kleine Erinnerungen an die eigene Person zu formulieren. Zu Beginn einer Sitzung helfen sie beim Sortieren der Gedanken, zwischendurch können sie zum Notieren offener Fragen oder kleiner Erfolge genutzt werden. Erweist sich das Verfassen von Vier- und Fünfzeilern als wirkungsvolle Methode, so können Sie Ihren Patienten mit den hier aufgeführten Gedichtformen vertraut machen. Mit etwas Übung werden sich die formlosen Gedankensammlungen zu strukturierten Kurztexten entwickeln.

Hinweis: Titel von Kurzgedichten

Kurze lyrische Texte stellen oft Momentaufnahmen dar. Folgen sie – wie beispielsweise das Elfchen – einem streng vorgegebenen Aufbau, so ist die Wahl eines Titels keine Pflicht: Lassen Sie Ihren Patienten entscheiden, ob sein Gedicht eine Überschrift erhalten soll oder nicht.

Arbeitsmaterial

In diesem Kapitel finden Sie die folgenden Schreibvorlagen:

INFO 18 Anleitung: Elfchen. Für Menschen, die sich beim Schreiben gerne an festen Regeln orientieren, sind Elfchen zu empfehlen. Sie bestehen aus elf Wörtern: In der ersten Zeile steht ein Ausgangswort, gefolgt von zwei Wörtern in der zweiten Zeile, drei Wörtern in der dritten und vier Wörtern in der vierten Zeile, bevor das Gedicht mit einem Abschlusswort endet. Im Rahmen der Therapie können Sie Elfchen beispielsweise nutzen, um spezifische Gefühle und Situationen auf den Punkt zu bringen.

AB 24 Elfchen. Dieses Arbeitsblatt richtet sich an Ihre Patienten und enthält neben einer kurzen Anleitung auch eine hilfreiche Vorlage für die Verfassung von Elfchen.

INFO 19 Anleitung: Haiku, Senryu und Tanka. Diese Therapeuteninformation stellt Ihnen drei alte japanische Gedichtformen vor, die mit festgelegten Mustern arbeiten: Jeder Vers darf nur eine bestimmte Anzahl von Silben aufweisen. So besteht ein Haiku beispielsweise aus 17 Silben, die sich auf drei Verse verteilen. Der begrenzte Umfang regt den Schreibenden zum Nachdenken an und hilft dabei, die Quintessenz verschiedenster Sachverhalte zu formulieren.

AB 25, 26 und 27 Haiku, Senryu und Tanka. Diese drei Arbeitsblätter laden Ihren Patienten zum Ausprobieren der japanischen Gedichtformen ein. Da sie keine direkte Ansprache beinhalten und sich nur hinsichtlich der Designs unterscheiden, eignen sie sich für jede Altersgruppe.

INFO 20 Zevenaar und Triolett. Diese beiden Gedichtformen kommen mit einem weniger strengen Regelwerk aus. Ein Zevenaar besteht aus sieben Zeilen, wohingegen das Triolett aus acht Zeilen besteht. Beide Gedichtformen spielen mit der Wiederholung von einzelnen Versen, die den Aussagen mehr Nachdruck verleihen können. Die Therapeuteninformation enthält entsprechende Anleitungen und Beispiele.

INFO 21 Listengedicht. Diese Gedichtform distanziert sich von langen Versen und bringt Tempo in den Schreibprozess. Zu einem festgelegten Thema werden listenartig Begriffe und Aussagen notiert. Da jedes Wort meist zu neuen Gedanken führt, können auf diese Weise Assoziationsketten sichtbar gemacht werden, die nicht selten spannende Wendungen nehmen und eine Grundlage für weiterführende Auseinandersetzungen darstellen.

INFO 22 Lyrik für Fortgeschrittene. Wenn Ihr Patient sich für Lyrik interessiert und seine Begeisterung vertiefen möchte, können Sie einen Blick auf diese Therapeuteninformation werfen. Sie lernen den Grundaufbau von Reimschemata kennen und erhalten eine kurze Einführung in die Lyrik ohne Regeln, die Ihrem Patienten eine freie und intuitive Äußerung von Gedanken und Gefühlen ermöglicht. Darüber hinaus werden Ihnen fünf Stilmittel vorgestellt, die sich für die Ausgestaltung therapeutischer Texte nutzen lassen.

Anleitung: Elfchen

T

Ein Elfchen besteht, wie der Name bereits vermuten lässt, aus elf Wörtern. Sie verteilen sich nach dem folgenden Schema auf insgesamt fünf Zeilen:

Zeile	Wörter	Inhalt
1	1	Ausgangswort, z.B. ein Gefühl, eine Farbe oder ein Gegenstand
2	2	zwei Wörter, die sich auf das Ausgangswort beziehen
3	3	nähere Beschreibung der dargestellten Situation
4	4	Bezug zur eigenen Person, z.B. durch Pronomen wie »ich« oder »mein«
5	1	abschließendes Wort, z.B. als Zusammenfassung oder Themenklärung

Klassische Elfchen beschäftigen sich oft mit der Natur, den Jahreszeiten und ihren Festen. Im Rahmen der therapeutischen Arbeit stehen jedoch andere Themen im Vordergrund: Gefühle, persönliche Ressourcen, Probleme und spezifische Situationen lassen sich ebenfalls hervorragend in Form eines Elfchens festhalten. Ein therapeutisches Elfchen kann beispielsweise so aussehen:

Straßenbahn
Türen schließen
dicht gedrängte Menschen
mein Brustkorb wird enger
Panik

Elfchen regen zum Experimentieren mit unterschiedlichen Wortkombinationen an und lassen sich schnell und unkompliziert erklären. Daher eignen sie sich nicht nur gut für die Arbeit mit jüngeren Patienten, sondern können auch als Einstiegs- oder Auflockerungsübung bei Jugendlichen und Erwachsenen ihre besondere Wirkung entfalten. Die festgelegte Struktur dieser Gedichtform kommt besonders solchen Menschen zugute, die sich beim Schreiben nach einer vorgegebenen Ordnung sehnen. Wer sich aber lieber von eigenen Impulsen leiten lässt, muss nicht an den oben beschriebenen Versinhalten festhalten. Ein Elfchen bietet auch Platz für Wendungen und Sätze, die sich über mehrere Zeilen erstrecken:

kalte
umklammernde Hände
ich will wieder
Licht sehen statt Finsternis
Hoffnung

Tipp: Elfchen bei der Arbeit mit Gruppen nutzen

Auch in Gruppensituationen können Sie Elfchen als Einstiegsübung oder im Rahmen der Reflexion einsetzen. Einigen Sie sich auf ein Ausgangswort und bitten Sie die Teilnehmer anschließend, sich über Unterschiede und Gemeinsamkeiten der entstandenen Texte auszutauschen. Es ist auch möglich, die Elfchen im Kreis wandern zu lassen: Dabei muss jeder Teilnehmer eine neue Verszeile hinzufügen, bis ein Elfchen vollständig ist.

AB 24 Elfchen

J E

Ein Elfchen besteht aus elf Wörtern, die sich auf fünf Zeilen verteilen. Der Aufbau kann zum Beispiel so aussehen:

1. Zeile: ein Ausgangswort, z.B. ein Gefühl oder eine Farbe
2. Zeile: zwei Wörter, die einen Bezug zum Ausgangswort haben
3. Zeile: nähere Beschreibung der dargestellten Situation
4. Zeile: Bezug zur eigenen Person herstellen, z.B. durch Pronomen wie »ich« oder »mein«
5. Zeile: ein Abschlusswort, z.B. als Zusammenfassung oder Erklärung des Themas

Das unten abgebildete Schema hilft dabei, die Regeln zum Verfassen eines Elfchens einzuhalten.

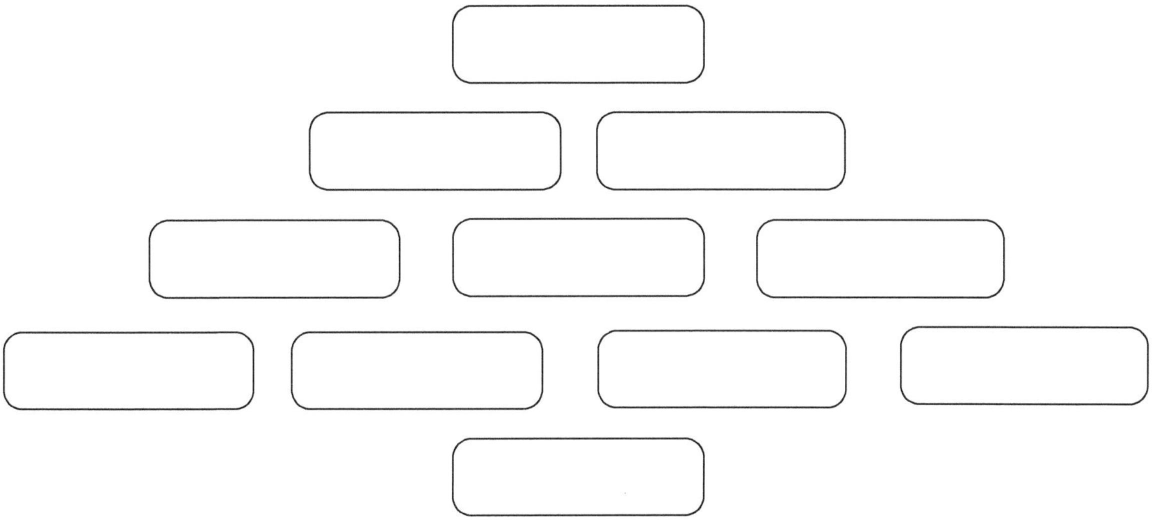

Haiku sind kurze Gedichte, die ihren Ursprung in Japan haben. Sie folgen einem streng festgelegten Aufbau: Jedes Haiku besteht aus insgesamt 17 japanischen Lauten, die sich auf drei Verse verteilen. Um das Haiku in andere Sprachen übertragen zu können, nutzen wir anstelle der japanischen Laute die Zahl der Silben als Kriterium für die Verslänge.

Inhaltlich kann zwischen Haiku und **Senryu** unterschieden werden: Während sich das Haiku der Natur zuwendet, beschäftigt sich ein Senryū mit dem Innenleben und den Emotionen der Menschen. Obwohl Sie es als Therapeut streng genommen eher mit Senryū zu tun haben werden, ist vielen Personen nur die Bezeichnung »Haiku« geläufig.

Haiku und Senryū sind formal gleich aufgebaut:

Zeile	Silbenzahl	Inhalt
1	5	meist Beschreibung eines Objektes, einer Empfindung oder Emotion
2	7	die konkrete Situation und das Geschehen werden näher erläutert
3	5	unerwartete, überraschende Wendung, die sich von vorherigen Versen abhebt

Ein Senryū kann beispielsweise so aussehen:

Ein Kokon aus Angst
Blicke ruhen schwer auf mir
ich laufe nicht weg

Das Tanka als Vorgänger von Haiku und Senryu

Das **Tanka** zählt zu den ältesten Formen der japanischen Dichtung und gilt als Grundlage für die Entwicklung des Haikus. Es besteht aus zwei Teilen: Der sogenannte Oberstollen ist aufgebaut wie das oben beschriebene Haiku. Im zweiten Teil, dem Anschlussstollen, werden zwei Verse mit jeweils sieben Silben angehängt. Häufig wird zwischen dem ersten und zweiten Teil eine Leerzeile eingefügt, die einen Bruch verdeutlicht und Raum für die Weiterführung, Veränderung oder Umdeutung des vorherigen Geschehens bietet:

Aus dem Spiegel schaut
ein nicht zu dürres Mädchen
es sagt: Du bist schön!

Neue Kraft im Inneren
deckt die alten Lügen zu

Haiku, Senryū und Tanka lassen sich besonders gut nutzen, wenn es darum geht, die Quintessenz eines längeren Gesprächs oder Textes zu formulieren. Trotz des begrenzten Umfangs gelingt es diesen Gedichtformen, ein vielschichtiges Bild im Kopf des Lesers entstehen zu lassen. So können in der Therapie beispielsweise erste Erfolge und gelungene Perspektivwechsel auf dem Weg der Veränderung dokumentiert werden.

Tipp: Hilfsmittel erleichtern den Einstieg

Gerade zu Beginn kann die vorgeschriebene Silbenzahl zur Herausforderung werden. Lassen Sie sich davon nicht abschrecken: Malen Sie Linien für die einzelnen Silben auf ein Blatt Papier, klopfen Sie während des Sprechens auf den Tisch oder arbeiten Sie mit Trennstrichen (z.B. er-schre-cken). Mit ein wenig Übung stellt sich bald ein Gefühl für die Silbenzahlen der Wörter ein.

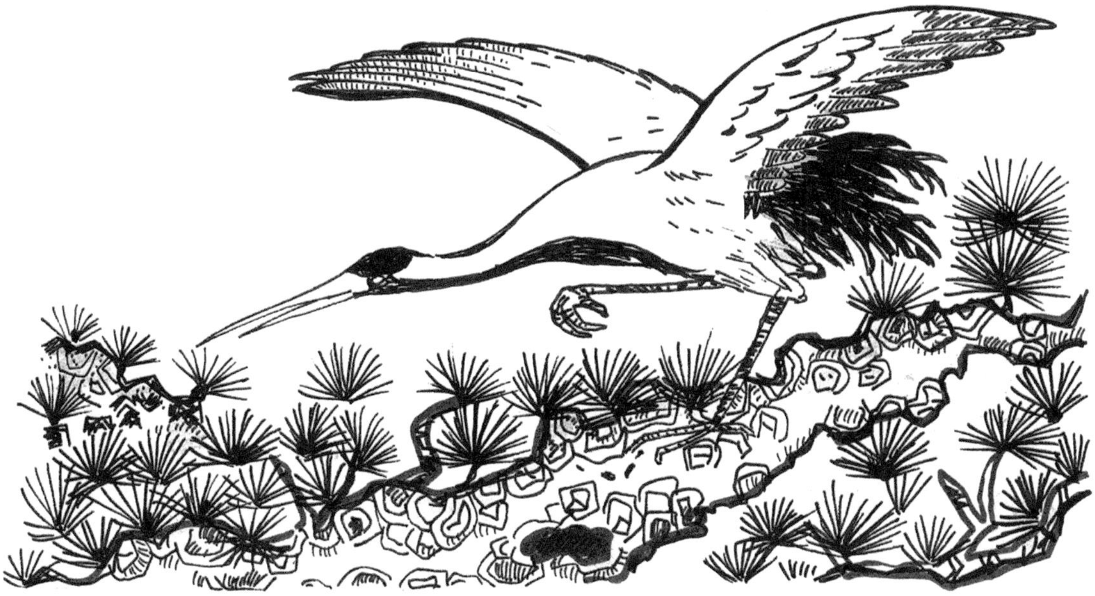

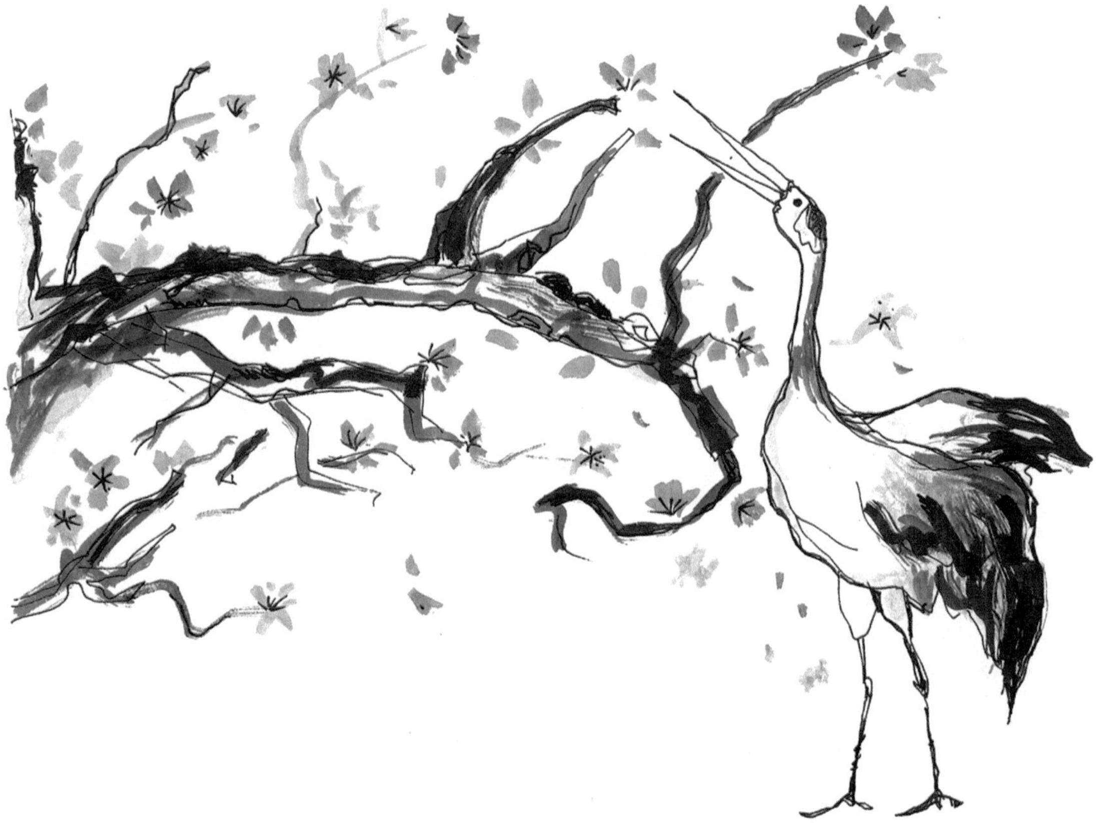

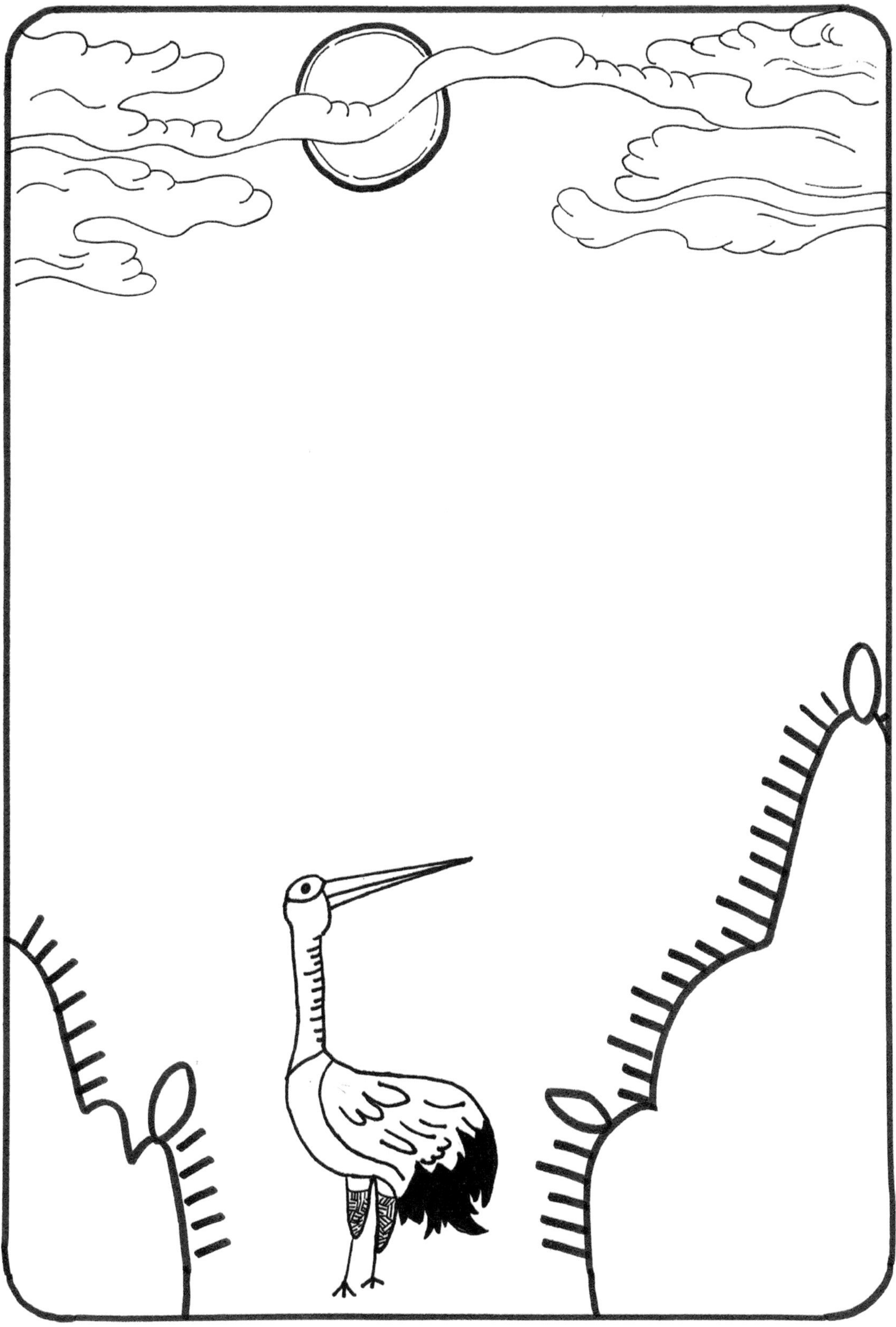

Zevenaar und Triolett

Zevenaar und Triolett sind zwei Gedichtformen, die mit der Wiederholung einzelner Verse spielen. Sie sind zwar etwas umfangreicher als Elfchen und Haiku, lösen sich aber von allzu festen Regeln und lassen dem Schreibenden eine freiere Hand. Das Spannende an den wiederholten Versen ist, dass sie die Darstellung einer Entwicklung ermöglichen und den Worten mehr Nachdruck verleihen.

Das **Zevenaar** (»Zeven«: Niederländisch für »Sieben«) ist eine Gedichtform, die aus sieben Zeilen besteht. Aufbau und Inhalt lassen sich anhand des folgenden Schemas erklären:

Zeile	Inhalt
1	Angabe des Ortes
2	Verwendung des Personalpronomens »ich« zusammen mit einer Tätigkeit
3	Einbringen einer Frage oder eines Vergleichs
4	Beschreibung der Situation
5	Beschreibung der Situation geht noch mehr ins Detail
6	Wiederholung der ersten Zeile
7	Wiederholung der zweiten Zeile

Ein Zevenaar kann beispielsweise so aussehen:

Im dunklen Zimmer
sitze ich und lausche
Wann werden die Stimmen Ruhe geben?
Müdigkeit zerrt an meinen Lidern
doch ihr Flüstern hält mich wach
Im dunklen Zimmer
sitze ich und lausche

Das **Triolett** stammt aus Frankreich und besteht aus insgesamt acht Zeilen mit drei Wiederholungen. Da die Inhalte der Verse nicht vorgeschrieben sind, kann der Schreibende seine Ideen ohne Restriktionen auf das Papier fließen lassen.

Zeile	Inhalt
1	beliebiger Inhalt
2	beliebiger Inhalt
3	beliebiger Inhalt
4	Wiederholung der ersten Zeile
5	beliebiger Inhalt
6	beliebiger Inhalt
7	Wiederholung der ersten Zeile
8	Wiederholung der zweiten Zeile

Ein Triolett kann beispielsweise so aussehen:

Wenn die grauen Gedanken anklopfen
verriegele ich meine Tür
und verwehre ihnen den Zutritt
Wenn die grauen Gedanken anklopfen
sage ich ihnen: »Jetzt nicht!«
und konzentriere mich auf schöne Dinge
Wenn die grauen Gedanken anklopfen
verriegele ich meine Tür

Es ist hilfreich, die Verse vor dem Schreibprozess am linken Seitenrand durchzunummerieren – so behält man den Überblick und kommt nicht mit den Wiederholungen durcheinander.

Achtung

Das Triolett geht traditionell mit etwas strengeren Vorgaben einher. Normalerweise muss der Schreibende darauf achten, dass die Verse nicht mehr als acht bis neun Silben aufweisen. Außerdem sollen sich die Zeilen 1,3, 4, 5 und 7 sowie 2, 6 und 8 reimen. Da das Triolett mit gelockerten Regeln jedoch leichter zugänglich ist, empfiehlt es sich, der formalen Gestaltung keine übergeordnete Rolle zukommen zu lassen.

Tipp: Beide Formen lassen sich auch sehr gut in der Gruppe einsetzen. Beim Triolett bietet es sich beispielsweise an, die ersten beiden Verse vorzugeben. Die Gruppenteilnehmer führen das Triolett dann in Einzelarbeit fort und können die entstandenen Texte anschließend miteinander vergleichen.

Listengedicht

Diese Übung beweist so gut wie keine andere Gedichtform, dass Lyrik nicht mit langen Versen und ausgeklügelten Reimen daherkommen muss. Sie nimmt nur wenig Zeit in Anspruch und ist besonders effektiv: Der Schreibende wird nicht nur entlastet, sondern gelangt auch zu neuen Erkenntnissen, die für den Therapieprozess von Bedeutung sein können.

Die Regeln zur Verfassung eines Listengedichtes sind beinahe selbsterklärend. Als Ausgangspunkt wird zunächst ein Thema für die Liste festgelegt: Das kann ein einzelner Begriff (z.B. »Albträume«, »Studium«) oder ein kurzer Satz (z.B. »Stell dich nicht so an«, »Was mich in Zukunft erwartet«) sein. Auf einem leeren Blatt Papier wird das Thema notiert und unterstrichen.

Bitten Sie Ihren Patienten nun, Wörter aufzuschreiben, die ihm zum vereinbarten Thema einfallen. Die einzelnen Begriffe sollen dabei ohne langes Überlegen listenartig untereinander geschrieben werden, sodass in jeder Zeile nur ein bis drei Wörter stehen. Dabei bildet das gewählte Thema zwar den Grundstein des Gedichts, doch die Richtung kann sich ändern: Es geht darum, sich von Wort zu Wort treiben zu lassen. Typischerweise führt das Aufschreiben eines Begriffes dazu, dass Ihrem Patienten schnell neue Aussagen einfallen, die eng mit dem vorherigen Begriff assoziiert sind. Sobald der Gedankenstrom versiegt, findet der Text ein Ende.

Wer ein Listengedicht zu einem Thema schreibt, das ihn persönlich stark beschäftigt oder belastet, wird schnell Zeuge der entlastenden Wirkung dieser Übung werden. Durch das zügige Aufschreiben einzelner Begriffe werden neben dem Gedankenfluss auch Assoziationsketten sichtbar, die interessante Zusammenhänge offenbaren können. Hier lohnt es sich, gemeinsam mit Ihrem Patienten nach Widersprüchen, Gedankensprüngen oder Worten zu suchen, die aus der Reihe fallen. Die entstandenen Texte liefern häufig Hinweise auf verdrängte Gefühle, Konflikte oder ungelöste Probleme.

Besonders spannend ist es, einzelne Zeilen bewusst anders zu gestalten: Hat Ihr Patient ein recht düsteres Listengedicht verfasst, so kann das Einbauen eines positiven Wortes (z.B. »Hoffnung«, »Lachen«, »Wärme«) überraschende Wendungen ermöglichen und die Tür für eine Veränderung der Sichtweise öffnen. Wenn Ihr Patient gegen Ende der gemeinsamen Therapiezeit ein neues Listengedicht zu einem bereits bearbeiteten Thema schreibt, können Richtungswechsel und stärkende Veränderungen sichtbar gemacht werden.

Ein Listengedicht kann beispielsweise so aussehen:

Pflichtgefühl
Familie
Wahrheit
Fesseln
Freundschaft
Lügen
Heile Welt
Theater spielen
Einsam sein
Zuhause
Wahnsinn
Sehnsucht
Fliehen
Zentnerlast
Schuld
Loslassen
Fallen
Fliegen
Freiheit
Nein sagen
endlich
Ich selbst sein?

In der Therapie schreiben wir nicht, um jemandem zu gefallen, sondern nur für uns selbst. Regeln – wie beispielsweise bei Elfchen und Haiku – sollen uns bei der Orientierung helfen und ein wenig herausfordern, aber niemals im Vordergrund stehen. Es gibt jedoch Menschen, die zügig ins Schreiben hineinfinden, eine Begeisterung für Lyrik mitbringen und von den Kurzformen schnell gelangweilt sind. Sollten Sie einem Patienten begegnen, der offenkundig Spaß an Gedichten hat und viel für sich selbst mitnimmt, so können Sie auf die folgenden Aufgaben und Vorschläge zurückkommen:

Reimschemata

Reime sind traditionell eng mit Gedichten verbunden und sorgen dafür, dass wir sie als wohlklingend empfinden. Meist wird ein Endreim verwendet: Dabei werden Verse miteinander verbunden, deren letzte Silben gleich klingen (z.B. vermissen – entrissen). Um Reimschemata auf dem Papier deutlich zu machen, versieht man reimende Verse mit dem gleichen Buchstaben (in der Reihenfolge des Alphabets: zuerst a, dann b, c usw.).

Zu den bekanntesten Reimschemata gehören Paarreim (aabb), Kreuzreim (abab) und umarmender Reim (abba). Ein Kreuzreim kann beispielsweise so aussehen:

(a) *Die Zeit wob ihr ein Lügenkleid*
(b) *sie trägt's wie eine zweite Haut*
(c) *zum Schutz vor falschem Wort und Neid*
(d) *die Wahrheit bleibt ihr unvertraut*

Um ein Gedicht mit mehreren Strophen zu schreiben, kann das Reimschema einfach weitergeführt werden (z.B. für den Kreuzreim: abab, cdcd, efef usw.). Wer lange und intensiv mit Reimen experimentiert, ist später meist besonders stolz auf das Ergebnis. Bei einem Patienten, der viel schreibt, werden Sie jedoch keine Zeit haben, auf jedes neue Gedicht einzugehen. In diesem Fall können Sie Ihrem Patienten vorschlagen, ein eigenes Buch für seine Gedichte anzulegen, in dem die Texte gesammelt und auf diese Weise gewürdigt werden.

Tipp: Der Begeisterung für Lyrik nachgehen

Wer sich für Gedichte, Reimschemata und die richtige Betonung von Silben interessiert, kann in Lehrbüchern, Lyrikbänden oder im Internet auf die Suche nach weiteren Gedicht- und Reimformen gehen, die das eigene Können herausfordern. Auch die Mitgliedschaft in Internetforen oder Schreibgruppen kann sich anbieten.

Lyrik ohne Regeln

Die Lyrik der heutigen Zeit löst sich häufig von der strengen formalen Gestaltung, die man bei vielen älteren Gedichten findet. Nicht selten gibt es weder Strophen noch Reime, die Längen der Verse variieren stark, angefangene Sätze erstrecken sich bruchstückhaft über mehrere Zeilen oder bleiben unvollendet stehen.

Diese Form der Lyrik kommt dem menschlichen Erleben sehr nahe: Sie folgt keinen festen Regeln, keiner sinnvollen Ordnung und hält Gedanken und Gefühle genauso fest, wie sie auf uns einströmen. Wenn Sie einem Patienten begegnen, der lieber frei schreibt, als sich nach Vorgaben zu richten, dann können Sie ihm diese Form der Lyrik ans Herz legen. Ein Gedicht ohne Regeln kann beispielsweise so aussehen:

es wäre einfach
jetzt die augen zu schließen stehenzubleiben aber
aufgeben war nie deine stärke
und der einfache weg
war niemals deiner
war es nicht
ist es nicht
und wird es nie sein
also
läufst du weiter
zitternd, den kopf voller monster
aber
du läufst.

Stilmittel

Wenn wir schreibend Gedanken und Gefühle verarbeiten möchten, müssen wir Ausdrucksmöglichkeiten für die Empfindungen und Bilder in unserem Inneren finden. Verschiedene Stilmittel können dabei helfen, diese Herausforderung zu bewältigen und eine besondere Wirkung erzeugen: Wenn es gelingt, die inneren Vorgänge in Worte zu übersetzen, kann man sie nach außen tragen und sich gleichzeitig ein Stück weit davon befreien.

Stilmittel können Sie Ihrem Patienten vorstellen, wenn er eine Begeisterung für das Schreiben entwickelt hat und nach den passenden Worten für die Beschreibung seiner Erfahrungen und Emotionen sucht. Zu Beginn kann es hilfreich sein, erste Metaphern und Vergleiche gemeinsam mit Ihrem Patienten zu entwickeln. Wenn der Weg einmal geebnet ist, bauen viele Schreibende die Stilmittel fast »automatisch« in ihre Texte ein. Die folgende Übersichtstabelle stellt eine Auswahl von Stilmitteln vor, die für das therapeutische Schreiben relevant sein können:

Stilmittel	Erklärung	Beispiele
Vergleich	Durch ein Vergleichswort (z.B. »wie«) werden zwei Sachverhalte anhand einer Gemeinsamkeit miteinander verknüpft. Vergleiche werden verwendet, um Texten Leben einzuhauchen und das beschriebene Geschehen anschaulicher zu machen.	▶ »kalt wie ein Wintermorgen« ▶ »meine Zuversicht ist wie eine Seifenblase, die jederzeit platzen kann«
Metapher	Eine Metapher bringt zwei Bereiche zusammen, die eigentlich nichts miteinander zu tun haben: Ohne ein Vergleichswort wird die Bedeutung des einen Bereiches auf den anderen übertragen, um ein neues Bild zu erschaffen. Metaphern werden in der Therapie häufig auch unabhängig vom Schreiben eingesetzt.	▶ »aufblühende Liebe« ▶ »er schwimmt in einem Meer aus Sorgen« ▶ »die Zukunft ist ein Berggipfel, den ich erklimmen werde«
Personifikation	Bei der Personifikation werden unbelebten Dingen und Gegenständen menschliche Eigenschaften zugeschrieben. Dieses Stilmittel eignet sich gut, um das Erleben bestimmter Emotionen oder Symptome für die therapeutische Arbeit in Worte zu fassen.	▶ »tanzende Freude« ▶ »meine Sorgen rennen um die Wette« ▶ »die Panik schläft mit offenen Augen«
Oxymoron	Oxymora arbeiten mit Gegensätzen: Sie vereinigen zwei Vorstellungen, die einander widersprechen. Die vermeintliche Unvereinbarkeit der Begriffe kann dabei helfen, zwiespältige Erfahrungen und komplizierte innere Zustände zu beschreiben.	▶ »kaltes Feuer« ▶ »meine Gedanken stehen rasend still« ▶ »das Schweigen ist zu laut«
Neologismus	Neologismen sind Wortneuschöpfungen. Sie kommen zum Einsatz, wenn man von Vorstellungen erzählen möchte, für die es keinen anerkannten Begriff gibt.	▶ »Wutaugen« ▶ »hoffnungshell« ▶ »Gedankenasche«

! **Achtung: das Therapieziel im Blick behalten**

Die Verarbeitung schmerzlicher Erfahrungen und negativer innerer Zustände darf auch beim Verfassen von Gedichten viel Platz einnehmen, sollte aber nicht die Überhand gewinnen. Achten Sie darauf, den Blick auch auf Erfolge und positive Veränderungsprozesse zu richten, die eine Bedeutung für die Zukunft haben.

6 Vom Songtext bis zum Theaterstück: kreative Schreibformen, die sich für die psychotherapeutische Arbeit eignen

»Haben Sie Lust, Ihre Erfolgsgeschichte in Form eines kurzen Märchens festzuhalten?« Eine solche Frage können Sie Ihrer Patientin stellen, wenn sie sich auf das Schreiben eingelassen und die ersten Aufwärmübungen zufrieden und erfolgreich hinter sich gebracht hat. Wer das therapeutische Schreiben als wirksame Methode für sich entdeckt, kann Schritt für Schritt die Reise zu größeren und umfangreicheren Schreibaufgaben antreten.

Dabei tauchen Begriffe auf, die Ihre Patientin bestimmt schon einmal gehört hat: Ein Großteil der Textformen aus dem Bereich des kreativen Schreibens eignet sich auch für die psychotherapeutische Arbeit. Die einzelnen Übungen verfolgen unterschiedliche Zielsetzungen und gehen mit formalen und inhaltlichen Besonderheiten einher, die Sie an die individuelle Situation Ihrer Patientin anpassen können. So lässt sich für jeden Schreibenden eine geeignete Aufgabe finden, die einen wegbegleitenden Text hervorbringen kann.

Sprechen Sie mit Ihrer Patientin darüber, ob sie eine bestimmte Aufgabe besonders spannend findet. Eine Person, die in der Kindheit gern im dicken Märchenbuch gelesen hat, ist möglicherweise besonders an der Verfassung eines eigenen Märchens interessiert. Nutzen Sie auch die positive Wirkung der Abwechslung: Für eine Patientin, die gerne und viel schreibt, kann das Ausprobieren einer neuen Textform äußerst motivierend sein. In diesem Fall lohnt es sich, auch bei den Gedichten (Kap. 5) und Briefen (Kap. 10) reinzuschauen.

Tipp: Titel nicht vergessen!

Der Titel eines Textes muss nicht gleich zu Beginn des Schreibprozess ausgewählt werden. Gerade bei längeren Texten bietet es sich an, erst zum Schluss nach einer passenden Überschrift zu suchen. Sie rundet die Beschäftigung mit dem Thema ab und spiegelt häufig Erkenntnisse und neue Perspektiven wider, die sich erst im Laufe des Schreibprozesses ergeben haben.

Arbeitsmaterial
In diesem Kapitel finden Sie die folgenden Schreibvorlagen:
INFO 23 Cut-up-Technik, Wortcollage. Diese Übung erlaubt es Ihrer Patientin, fremde Worte für die Zusammenstellung eines eigenen Textes zu verwenden. Aus Zeitschriften werden Worte ausgeschnitten, mit denen anschließend Collagen oder eigene Texte gebildet werden.
AB 28 Wortcollage: Textstücke zum Ausschneiden. Auf diesem Arbeitsblatt finden Sie eine Sammlung von Wortschnipseln, die sich als Inspiration für die Erstellung einer Wortcollage nutzen lassen. Die einzelnen Textstücke können ausgeschnitten und um eigene Ideen ergänzt werden.
INFO 24 (Kurz-)Geschichte. Eine Kurzgeschichte beschäftigt sich meist mit Situationen, die für den Protagonisten eine besondere Bedeutung einnehmen. Im Rahmen der Therapie kann Ihre Patientin diese Textform nutzen, um Schlüsselereignisse und Alltagsveränderungen festzuhalten. Die gezielte Variation von Erzählform, Tempus, Erzähltempo und Perspektive ruft dabei oft eine spannende Wirkung hervor.
INFO 25 Anleitung zur Übung: Innerer Monolog. Wenn es darum geht, eigene Gedanken und Gefühle auf dem Papier festzuhalten, bietet sich das Aufschreiben eines inneren Monologes an. Mithilfe dieser Übung kann Ihre Patientin die innere Stimme greifbar machen und seine Wahrnehmung für situationsspezifische Empfindungen schärfen.
AB 29 Innerer Monolog (für Erwachsene). Dieses Arbeitsblatt richtet sich an erwachsene Patientinnen. Neben einer kurzen Anleitung enthält es eine leere Gedankenblase, in die der innere Monolog hineingeschrieben werden kann.

AB 30 Innerer Monolog (für Kinder und Jugendliche). Auf diesem Arbeitsblatt werden Kinder und Jugendliche angesprochen.

INFO 26 Songtext/Rap. Viele Musiker nutzen Songtexte, um persönliche Gedanken, Gefühle und Lebensereignisse zu verarbeiten. Diese Therapeuteninformation erklärt, wie Sie Ihre Patientin zum Schreiben eines eigenen Songtextes anregen können. Außerdem ist eine kurze Übersicht mit den wichtigsten Komponenten eines Songtextes enthalten.

AB 31 Songtext (für Kinder und Jugendliche). Dieses Arbeitsblatt richtet sich an Kinder und Jugendliche. Auf die kurze Einführung folgt eine Schreibvorlage in verspieltem Design.

AB 32 Songtext (für Erwachsene). Dieses Arbeitsblatt eignet sich für die Arbeit mit erwachsenen Patientinnen. Es ist schlichter gehalten und mit der Zeichnung eines Grammofons ausgestattet.

AB 33 Rap. Wenn Ihre Patientin das Schreiben eines Raps bevorzugt, können Sie ihr diese Vorlage anbieten.

INFO 27 Anleitung zur Übung: Es war einmal … Diese Übung vereint die klassischen Merkmale eines Märchens mit modernen Elementen unseres Alltags. Aus den Erlebnissen Ihrer Patientin können sich Geschichten über das Bestehen von Herausforderungen und den Kampf zwischen Gut und Böse entwickeln, die in Erinnerung bleiben.

AB 34 Es war einmal … (für Kinder und Jugendliche). Dieses Arbeitsblatt richtet sich an Kinder und Jugendliche. Es lädt Ihre Patientin zu einem Besuch in die Welt der Märchen ein und stellt viel Platz zum Schreiben zur Verfügung.

AB 35 Es war einmal … (für Erwachsene). Dieses Arbeitsblatt folgt dem gleichen Aufbau wie das vorangehende Arbeitsblatt und richtet sich an erwachsene Patientinnen.

INFO 28 Anleitung zur Übung: Theaterstück/-szene. Das Schreiben einer Theaterszene ist die richtige Wahl für die Dokumentation von Interaktions- und Kommunikationsmustern. Die Therapeuteninformation klärt Sie über unterschiedliche Nutzungsarten und den klassischen Aufbau von Theaterszenen auf.

AB 36 Theaterstück/-szene. Auf diesem Arbeitsblatt finden Sie neben einer kurzen Anleitung für das Verfassen einer Szene auch die Zeichnung eines Theatersaals, die mit den Ideen Ihrer Patientin gefüllt werden kann.

Bei der Erstellung einer Wortcollage wird die Textproduktion zu einer besonders spannenden Angelegenheit: Einzelne Sätze werden nicht aus dem Kopf auf das Papier geschrieben, sondern Stück für Stück aus gesammelten Wortschnipseln zusammengesetzt.

Die Arbeit an einer Wortcollage umfasst zwei Schritte. Zuerst geht es um die Auswahl der Wortschnipsel, die später im Text auftauchen sollen. Tageszeitungen, Werbeprospekte und Zeitschriften aller Art eignen sich hier als Materialgrundlage: Bitten Sie Ihre Patientin, alle Worte und Textteile auszuschneiden, die beim Durchblättern ihre Aufmerksamkeit erregen. Von Schlagzeilen über Werbeslogans bis hin zu Wortneuschöpfungen ist alles erlaubt. Die Schnipsel müssen nicht zusammenpassen – an manchen Begriffen bleibt man hängen, ohne eine Erklärung dafür zu finden.

Ihre Patientin kann die Vorarbeit für die Wortcollage zu Hause erledigen und die ausgeschnittenen Textteile zur nächsten Therapiesitzung mitbringen. Alternativ haben Sie als Therapeutin die Möglichkeit, eine Wortschnipsel-Sammlung zu erstellen, aus denen Ihre Patientinnen wählen können. Auf AB 28 finden Sie einige Beispiele, die sich gut zum Ausschneiden, Laminieren und Wiederverwenden eignen.

Nach der Materialsammlung fließen die Schnipsel in die Entstehung eines neuen Textes ein. Wenn Ihre Patientin nur wenige Schnipsel ausgewählt hat, kann sie diese als Anregung nutzen und einen eigenen Text verfassen, in dem die Begriffe an beliebiger Stelle auftauchen sollen. Fällt die Sammlung Ihrer Patientin dagegen etwas größer aus, so können Sie ihr vorschlagen, für die Erstellung des neuen Textes ausschließlich die vorliegenden Wortschnipsel zu nutzen. Diese werden auf einem leeren Blatt angeordnet und festgeklebt, bei Bedarf können fehlende Verbindungswörter und Satzzeichen ergänzt werden.

Texte, die auf diese Weise entstehen, vermitteln häufig eine tiefere Botschaft und spiegeln einen Teil der Gedankenwelt der Patientin wider. Die Auswahl und Kombination der einzelnen Wörter können Hinweise auf Stimmung, Interessen, Denkweise und weitere wichtige Themen geben. Wer die Wörter und Sätze lieber losgelöst von der Textform wirken lassen möchte, kann die ausgewählten Schnipsel aufkleben, ohne sie in einen Zusammenhang einzubetten. Auf diese Weise lässt sich zum Beispiel eine Collage mit positiven und stärkenden Worten, Träumen oder Inspirationen für den Alltag erstellen, die Ihre Patientin bei sich zu Hause aufhängen kann. Jeder neue, spannende Begriff, der im Laufe der Therapie aufkommt, wird dann zur Wortcollage ergänzt.

Tipp

Die Wortcollage eignet sich hervorragend für Gruppensituationen: Hier können die Teilnehmerinnen eine gemeinsame Collage erarbeiten oder aus mitgebrachten Zeitschriften eigene Materialsammlungen erstellen, Schnipsel tauschen und sich Texte gegenseitig vorlesen. Besonders spannend ist es, die Wortschnipsel zufällig zu kombinieren, z.B. indem man sie umgedreht anordnet und erst danach aufdeckt. Bei dem Versuch, die einzelnen Textteile möglichst sinnvoll miteinander zu verbinden, entstehen sowohl lustige als auch tiefgründige Sätze, die zum Nachdenken anregen.

Hier ein Beispiel für eine Cut-up-Collage:

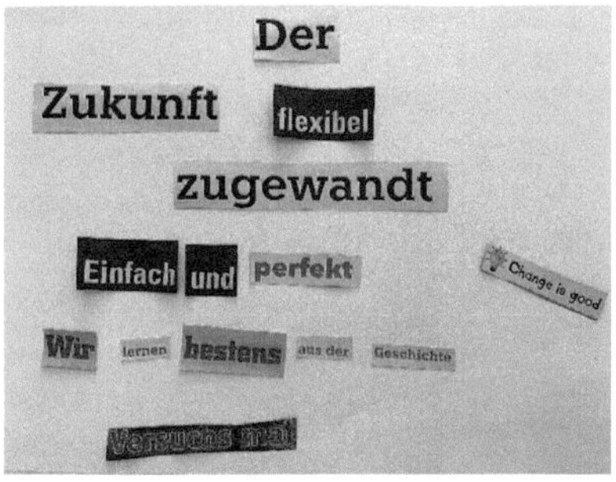

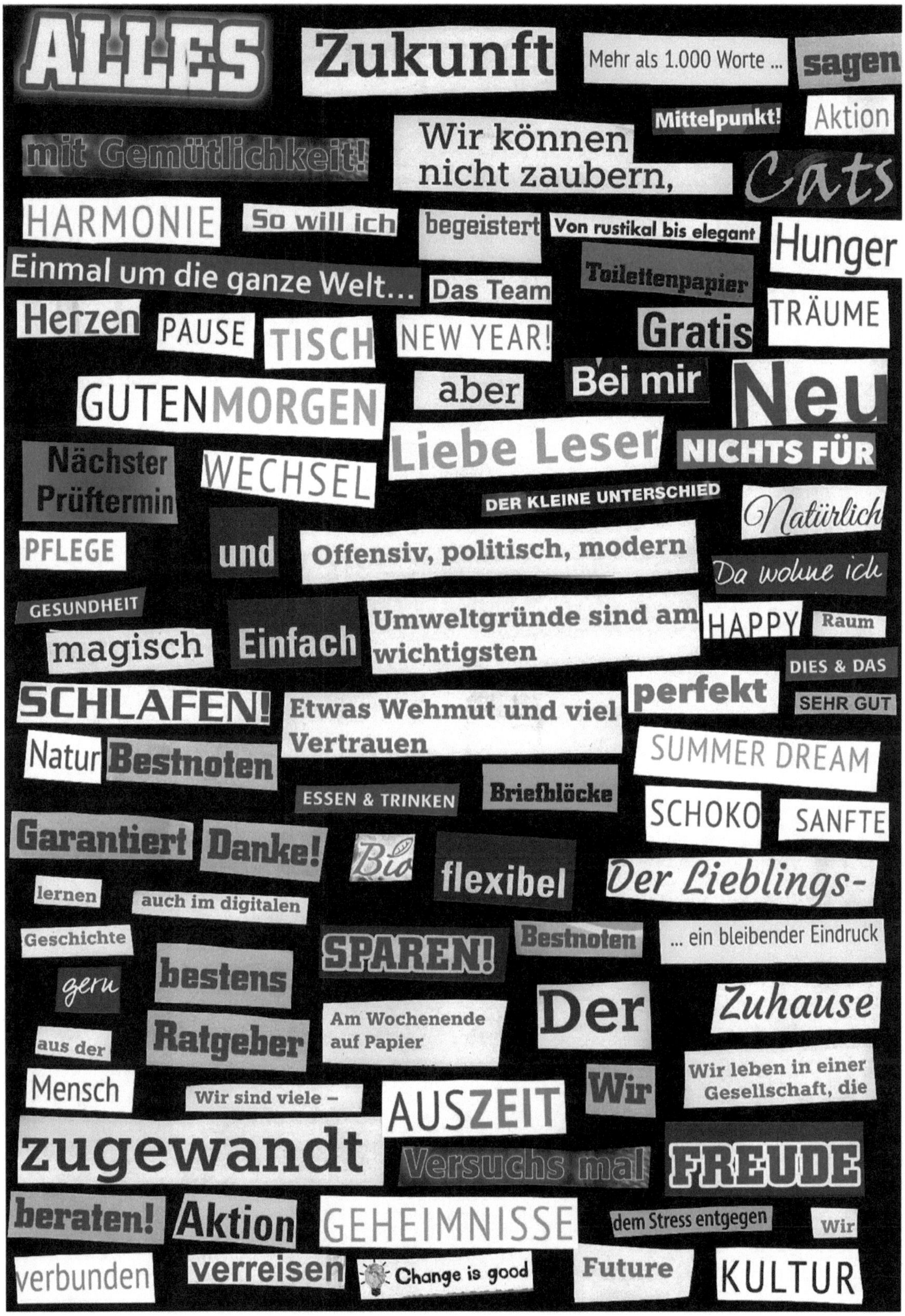
ALLES
Zukunft
Mehr als 1.000 Worte ...
sagen
Mittelpunkt!
Aktion
mit Gemütlichkeit!
Wir können
nicht zaubern,
Cats
HARMONIE
So will ich
begeistert
Von rustikal bis elegant
Hunger
Einmal um die ganze Welt…
Das Team
Toilettenpapier
Herzen
PAUSE
TISCH
NEW YEAR!
Gratis
TRÄUME
GUTENMORGEN
aber
Bei mir
Neu
Liebe Leser
NICHTS FÜR
Nächster
Prüftermin
WECHSEL
DER KLEINE UNTERSCHIED
Natürlich
PFLEGE
und
Offensiv, politisch, modern
Da wohne ich
GESUNDHEIT
magisch
Einfach
Umweltgründe sind am
wichtigsten
HAPPY
Raum
DIES & DAS
SCHLAFEN!
Etwas Wehmut und viel
Vertrauen
perfekt
SEHR GUT
Natur
Bestnoten
SUMMER DREAM
ESSEN & TRINKEN
Brieflöcke
SCHOKO
SANFTE
Garantiert
Danke!
Bio
flexibel
Der Lieblings-
lernen
auch im digitalen
Geschichte
SPAREN!
Bestnoten
... ein bleibender Eindruck
gern
bestens
Der
Zuhause
aus der
Ratgeber
Am Wochenende
auf Papier
Wir leben in einer
Gesellschaft, die
Mensch
Wir sind viele –
AUSZEIT
Wir
zugewandt
Versuchs mal
FREUDE
beraten!
Aktion
GEHEIMNISSE
dem Stress entgegen
Wir
verbunden
verreisen
Change is good
Future
KULTUR

Wenn wir einer Kurzgeschichte »die Hand geben«, führt sie uns ohne Umwege in ein beschriebenes Geschehen hinein und lässt uns am Erleben des Protagonisten teilhaben. Die Kurzgeschichte hat sich unter dem Begriff »short story« in der amerikanischen Literatur entwickelt. Sie beschäftigt sich meist mit alltäglichen Situationen, die durch individuelle Besonderheiten oder Wendungen zu einem bedeutungsvollen Ereignis im Leben des Protagonisten werden. So könnte eine unterwartete Begegnung auf dem gewohnten Arbeitsweg dazu führen, dass der Protagonist neuen Mut für die Umsetzung einer entscheidenden Veränderung fasst.

Kurzgeschichten nutzen häufig eine schlicht gehaltene Ausdrucksweise, die unserer Alltagssprache sehr nahekommt. Lange, verschachtelte Sätze und hochgestochene Fachbegriffe sind eher selten. Da die Kürze eines der wichtigsten Merkmale dieser Textart ist, setzen Kurzgeschichten direkt im Geschehen ein, ohne eine Einleitung voranzustellen. Das kann beispielsweise so aussehen:

Als er die Treppen zum Gleis hinaufstürmte, konnte er dem Zug nur noch beim Davonfahren zusehen. Schwer atmend blieb er stehen. Der Kaffee in seinem Becher war übergeschwappt und rann heiß über seine Fingerknöchel. Drei Minuten zu spät. Drei Minuten zu viel, die er wieder wartend vor ihrer Tür verbracht hatte, obwohl sie niemals öffnete.

Neben dem unvermittelten Beginn gehört auch das offene Ende zu den Charakteristika der Kurzgeschichte. Häufig erhält die Leserin keine Information über das erwartete Ergebnis der Handlung und wird somit dazu angehalten, selbst über einen möglichen Fortgang nachzudenken.

Beispiel für eine Kurzgeschichte

Der Fokus könnte beispielsweise auf einem Finanzbeamten liegen, dessen grauer Alltag durch eine Todesanzeige in der Zeitung durcheinandergebracht wird. Erinnerungen und verdrängte Verlustängste formen in dem Mann den Entschluss, einen langjährigen Konflikt aus der Welt zu schaffen. Der gedankliche Veränderungsprozess wird zum Hauptgegenstand der Handlung und sorgt dafür, dass der Protagonist sich nach der Arbeit auf den Weg zum angestrebten Treffen macht. Unmittelbar vor der Konfrontation endet die Kurzgeschichte: Sie fordert dazu auf, das Gelesene Revue passieren zu lassen und Erwartungen für die Zukunft des Protagonisten zu formulieren. Häufig kommt auch die Frage auf, ob es Parallelen zum Leben des Lesers geben könnte.

Das psychotherapeutische Potenzial von Kurzgeschichten zeigt sich vor allem bei der Dokumentation von Schlüsselereignissen, Wendepunkten und Alltagsveränderungen. Sollten Sie feststellen, dass Ihre Patientin sich mit der Orientierung an den klassischen Charakteristika einer Kurzgeschichte schwertut, so können Sie auf eine »kurze Geschichte« mit gelockerten Vorgaben umsteigen: Wenn es viel zu erzählen gibt, darf die Geschichte ruhig etwas länger ausfallen und mit einer typischen Einleitung beginnen. Das offene Ende kann darüber hinaus durch die Beschreibung eines Handlungsergebnisses ersetzt werden, das Ihrer Patientin ein Gefühl von Vollständigkeit vermittelt.

Bei der Arbeit mit Geschichten lohnt es sich, wichtige formale und inhaltliche Gestaltungsmerkmale im Blick zu behalten, da ihr gezielter Einsatz besondere therapeutische Wirkungen erzeugen kann. Die folgende Übersicht listet einige Beispiele auf:

- **Erzählform.** Die Festlegung der Erzählform gehört zu den ersten Schritten bei der Verfassung einer Geschichte. Man unterscheidet zwischen Ich- und Er-/Sie-Erzähler: Während ein Ich-Erzähler das Geschehen aus der Ich-Perspektive schildert, kann ein Er-/Sie-Erzähler die Handlung aus der Perspektive einer außenstehenden Person beschreiben. Versetzt sich Ihre Patientin in ein positives Ereignis hinein, so bietet sich die Ich-Form an, um die Identifikation mit angenehmen Gedanken und Gefühlen zu verstärken. Demgegenüber lässt sich die Er-/Sie-Form nutzen, um eine wohltuende Distanz zu schmerzhaften oder belastenden Erfahrungen einzuhalten. Wer experimentierfreudig ist, kann auch die Du-Formulierung einbringen oder zwischen unterschiedlichen Erzählformen wechseln.

- **Tempus.** Geschichten werden meist im Präteritum (Vergangenheit, z.B. »ich sah«) erzählt. Es besteht aber auch die Möglichkeit, das Präsens (Gegenwart, z.B. »ich sehe«) oder Futur (Zukunft, z.B. »ich werde sehen«) für den Text zu nutzen. Die Wahl der Zeitform ist überaus bedeutsam für die Wirkung des Textes: Verwendet man das Präsens für die Beschreibung eines schönen Momentes aus der Vergangenheit, so kann man die positiven Empfindungen neu aufleben lassen. Wer Wunschvorstellungen aus der Zukunft probeweise in die Gegenwart holt, bereitet sein Bewusstsein auf das Erreichen des Ziels vor. Darüber hinaus wirken negative Ereignisse und bevorstehende Herausforderungen weniger bedrohlich, wenn wir über sie schreiben, als hätten wir sie bereits überwunden.
- **Erzähltempo.** Die Länge eines Textabschnitts hängt im Wesentlichen von der Detailtreue der enthaltenen Beschreibungen ab. Wer negativen Erfahrungen wiederholt viel Platz einräumt, läuft Gefahr, auf der Stelle zu treten – aus diesem Grund ist es in der Therapie besonders wichtig, das Erzähltempo im Blick zu behalten. Ermutigen Sie Ihre Patientin, unliebsame Erinnerungen möglichst zeitraffend und zusammenfassend zu erzählen, ohne zu sehr ins Detail zu gehen. Stärkende Momente dürfen dagegen zeitdehnend mit allen wahrgenommenen Sinnesreizen und Beobachtungen beschrieben werden.
- **Perspektive.** Perspektivwechsel werden in der Therapie eingesetzt, um Situationen aus der Distanz zu betrachten und ein Verständnis für die Handlungsweisen anderer Menschen zu entwickeln. Schlagen Sie Ihrer Patientin vor, ein bestimmtes Erlebnis aus der Perspektive einer anderen beteiligten Person zu schildern: Wie hat sich der Partner während des Streits gefühlt? Welche Gedankengänge könnten der Ausgangspunkt für sein Verhalten gewesen sein? Schreibaufgaben eignen sich hervorragend, um sich an die Übernahme anderer Standpunkte heranzutasten und wichtige Erkenntnisse auf dem Papier festzuhalten.

INFO 25 Anleitung zur Übung: Innerer Monolog

T

Im Alltag führen wir ständig Selbstgespräche. Die meisten davon finden nicht laut, sondern geräuschlos statt: In unserem Kopf erwacht eine Stimme, die nur wir selbst hören können. Sie meldet sich zu Wort, wenn wir unsere Aufmerksamkeit nach innen richten und intensiv über etwas nachdenken. Manchmal haben wir auch den Eindruck, dass mehrere Stimmen nebeneinander existieren – das ist beispielsweise der Fall, wenn wir uns zwischen zwei Alternativen entscheiden müssen.

Der innere Monolog ist eine literarische Technik, mit der man Selbstgespräche festhalten kann. Häufig wird er genutzt, um dem Leser einen Einblick in die Gedanken- und Gefühlswelt einer beschriebenen Figur zu ermöglichen. Dabei erzählt die Person in der Ich-Form von allen Eingebungen und Empfindungen, die sie gegenwärtig wahrnimmt. Das kann zum Beispiel so aussehen:

Ich bin so wütend, dass ich das Telefon am liebsten gegen die Wand schleudern möchte. Wie kommt Frau Meier nur dazu, so etwas zu sagen? Ich weiß überhaupt nicht, was ich antworten soll. Mein Herz rast und mir wird ganz heiß. Wenn wir uns morgen im Büro sehen, muss ich sie darauf ansprechen. Bestimmt wird sie vor den anderen so tun, als wüsste sie von nichts, und ich stehe wieder blöd da. Was kann ich dagegen unternehmen?

In der Therapie können Sie innere Monologe verwenden, um die Gedanken und Gefühle Ihrer Patientin in spezifischen Situationen besser kennenzulernen: Was geht in ihr vor, wenn sie ein volles Kaufhaus betritt? Was genau hält sie davon ab, die Betriebsfeier zu besuchen? Nicht selten helfen die Texte dabei, problematische Denkmuster und Verhaltensweisen zu identifizieren, mit denen man weiterarbeiten kann.

Ein innerer Monolog wird immer im Präsens verfasst. Wenn Ihre Patientin Probleme damit hat, die persönlichen Empfindungen in der Ich-Form wiederzugeben, so kann sie zunächst die Er-/Sie-Form nutzen:

Er sieht auf die Straße hinunter und fühlt sich leer und müde, die Schultern sind verspannt und schwer von all den Sorgen. Seine Freunde werden heute wieder ohne ihn um die Häuser ziehen. Sind es überhaupt noch seine Freunde? Darüber will er nicht nachdenken. Er fühlt sich einsam.

Tipp: Erinnerungen an relevante Situationen wachrufen

Um die inneren Vorgänge auf dem Papier festzuhalten, müssen sie in der ausgewählten Situation genau beobachtet werden. Sollte das Hineinversetzen in die zuletzt erlebte kritische Situation nicht ausreichen, so können Sie gemeinsam darüber nachdenken, die Erinnerungen aufzufrischen – beispielsweise, indem man sich einem gefürchteten Objekt bewusst nähert.

Innerer Monolog

E

Wenn wir besonders stark nachdenken, können wir eine innere Stimme in unserem Kopf hören, die niemand sonst wahrnimmt. In die leere Blase können Sie alles hineinschreiben, was die Stimme in einer bestimmten Situation sagt. Ihre Gedanken und Gefühle können Sie in der Ich-Form festhalten, zum Beispiel so: *»Ich bin nervös, weil ich gleich einen Vortrag halten muss. Hoffentlich vergesse ich nicht, was ich sagen will. Mein Mund ist trocken und meine Beine kribbeln …«*

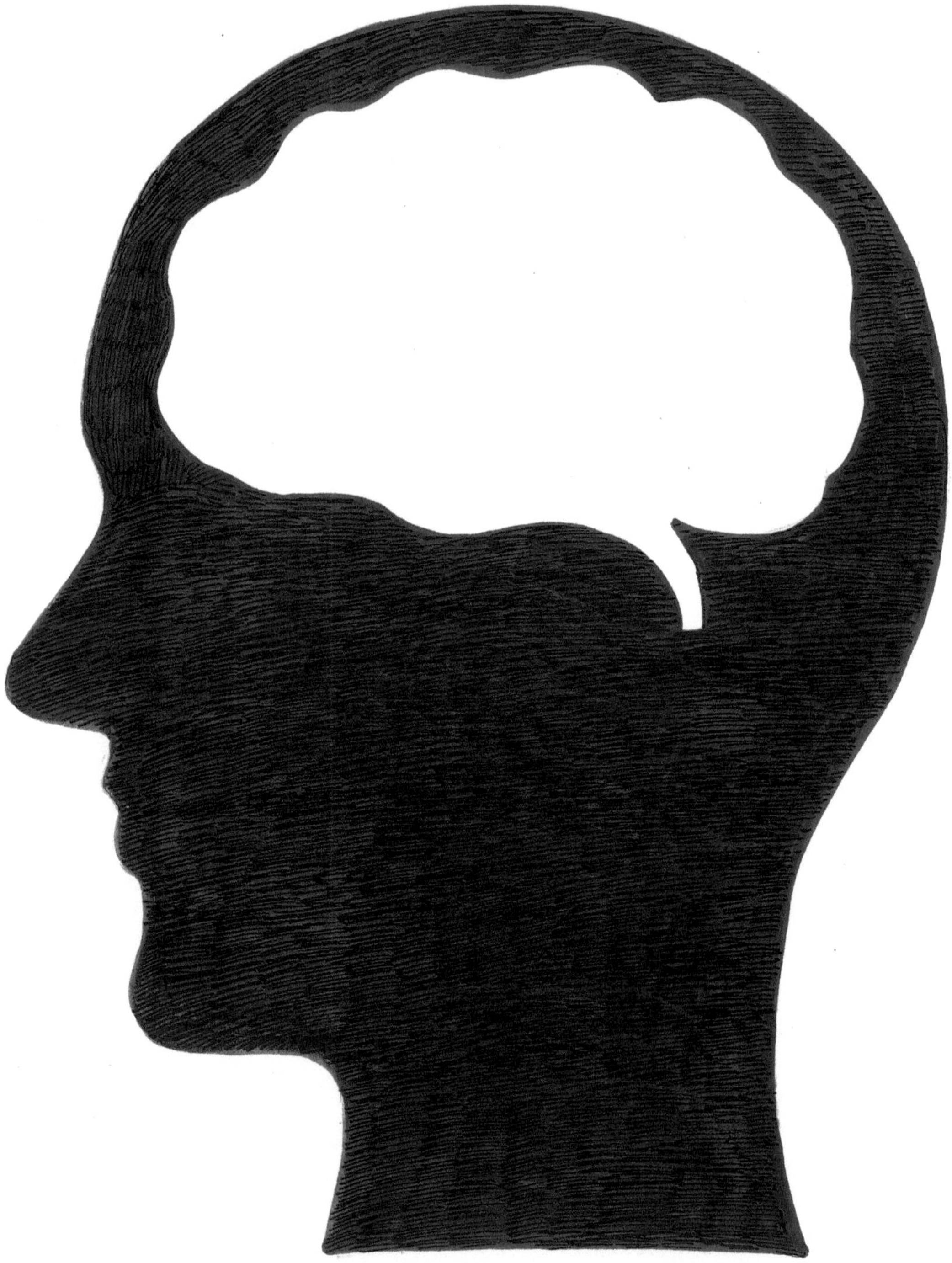

Innerer Monolog

K J

Wenn du einmal ganz leise bist und gar nichts tust, wirst du sicherlich schnell merken, dass dir ganz viele Gedanken im Kopf herumschwirren. Vielleicht fällt dir gerade ein, dass du eine wichtige Hausaufgabe vergessen hast und du unbedingt daran denken musst, diese noch zu erledigen. Oder vielleicht erinnerst du dich noch an ein blödes Gespräch mit einem Freund und du gehst im Kopf noch einmal genau durch, was ihr gesagt habt und überlegst, was du hättest anderes sagen können, um das Gespräch in eine bessere Richtung zu lenken. All das, was dir gerade im Kopf herumgeistert, kannst du hier in der Gedankenblase aufschreiben.

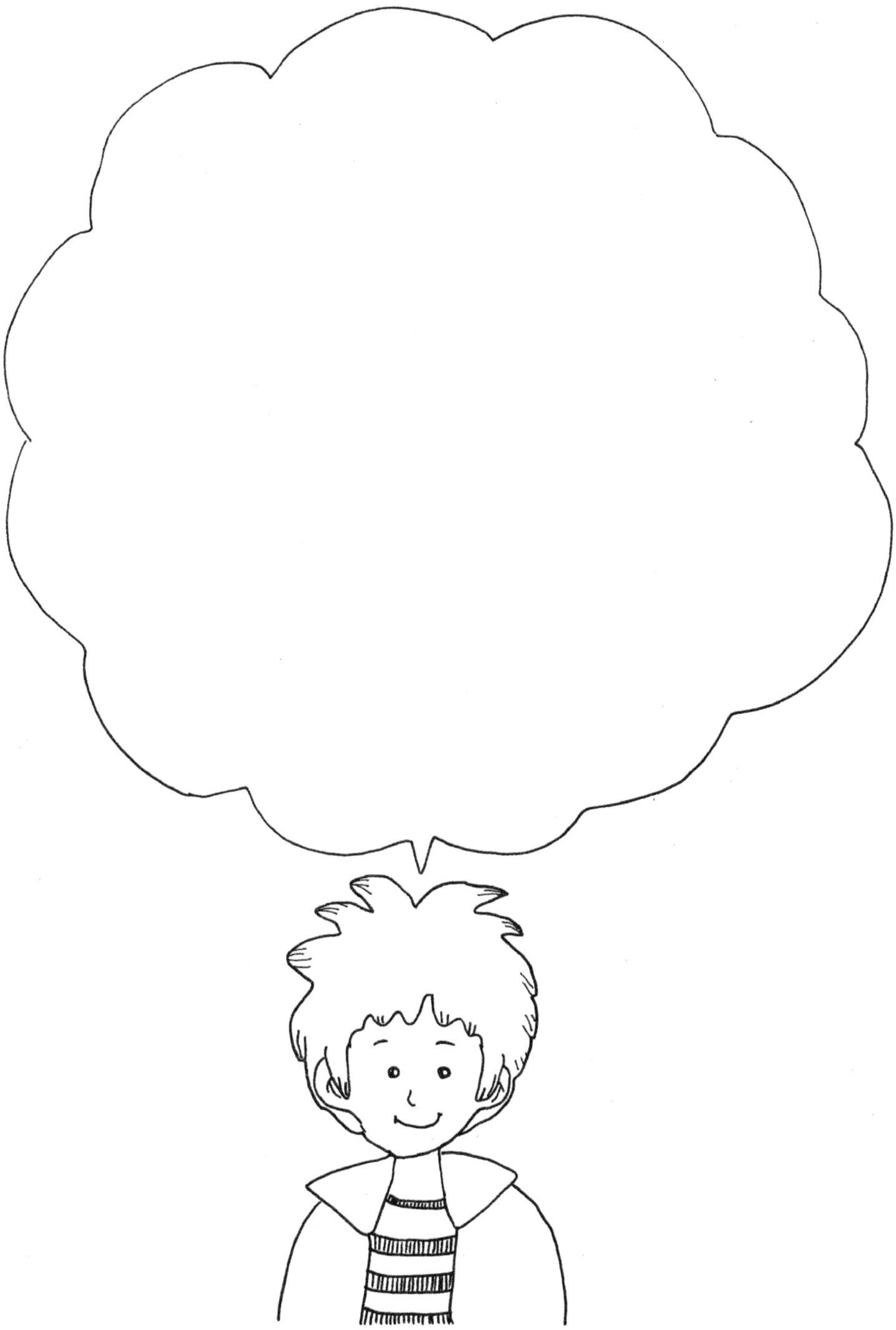

INFO 26 Songtext/Rap

Musik ist für viele Menschen ein wichtiger Begleiter. Wir hören sie täglich im Radio, kaufen uns CDs von angesagten Bands und nutzen Streaming-Dienste, um jederzeit auf unsere Lieblingssongs zugreifen zu können. Auf dem Weg zur Arbeit, in den Schulpausen oder beim Sport dürfen die Kopfhörer nicht fehlen. Musik kann uns mitreißen und sogar unsere Stimmung beeinflussen: Sie kann uns beispielsweise zum Nachdenken anregen, motivieren, traurig oder glücklich machen.

Um im Rahmen der Therapie in das Thema »Musik« einzusteigen, können Sie Ihrer Patientin beispielsweise fragen, ob sie bestimmte Lieblingssongs hat. Meist gefällt uns ein Song dann richtig gut, wenn er nicht nur eine tolle Melodie, sondern auch einen besonders ansprechenden Text hat. Können wir uns gut mit dem Inhalt eines Songs identifizieren, so erhält er eine persönliche Bedeutung für uns und wird in die Sammlung der Lieblingslieder aufgenommen.

Sprechen Sie mit Ihrer Patientin darüber, dass viele Künstlerinnen Songtexte nutzen, um persönliche Gedanken, Gefühle und Ereignisse in ihrem Leben zu verarbeiten. Mithilfe ihrer Erfahrungen erschaffen sie so ein Stück Kunst, das vielen Zuhörern dabei helfen kann, sich verstanden und nicht allein zu fühlen. Schlagen Sie Ihrer Patientin vor, sich selbst einmal an einem Songtext zu versuchen. Das ist gar nicht so schwer, weil man dabei viele Freiheiten hat und sich nur an einigen Grundregeln orientieren muss.

Typischerweise besteht ein Songtext aus folgenden Komponenten:

- Der *Refrain* (Chorus) stellt den wichtigsten Teil des Textes dar: Er wird mehrmals wiederholt und enthält die Kernbotschaft des Songs.
- Zwischen den Wiederholungen des Refrains stehen die einzelnen *Strophen*. Sie bauen aufeinander auf und sind dazu gedacht, den Inhalt des Refrains in Form einer »Hintergrundgeschichte« näher zu beschreiben.
- Wer möchte, kann noch eine *Bridge* (Deutsch: »Brücke«) einfügen. Sie befindet sich meist zwischen den letzten beiden Refrains und soll noch einmal Spannung in den Text bringen, indem sie einen Wendepunkt oder gegensätzliche Sichtweisen beschreibt. Ist ein Songtext beispielsweise eher düster, so eignet sich die Bridge dazu, einen Hoffnungsschimmer einfließen zu lassen.
- Selbstverständlich braucht der Song auch einen Titel, der wahlweise zu Anfang oder erst am Ende ausgesucht werden kann.

Ihre Patientin darf die Länge des Refrains und der Strophen sowie die Anzahl der Wiederholungen selbst bestimmen. Sie entscheidet auch, welche Sprache(n) sie nutzen möchte und ob der Song einem bestimmten Genre – wie beispielsweise Rock, Pop oder Jazz – angehören soll. Auf AB 31, 32 und 33 haben wir Ihnen einige Vorlagen zur Verfügung gestellt, die sich für alle Musikrichtungen bis hin zum Rap und Hip-Hop nutzen lassen.

Darüber hinaus eignen sich Instrumental-Versionen oder Klavierstücke hervorragend als Inspiration und können Melodien für den Text liefern. Vielleicht hat Ihre Patientin auch Lust, sich selbst eine passende Melodie auszudenken. Wenn sie einverstanden ist, kann sie den fertigen Text einmal vorsingen und schauen, welche Wirkung er entfaltet. Vielleicht wird der eigene Mutmach-Song schon bald zum neuen Ohrwurm!

An dieser Stelle hast du Platz für deinen eigenen Song. Viele Lieder handeln von den eigenen Gefühlen oder Wünschen und Träumen und können uns ganz bewusst in bestimmte Stimmungen versetzen. Überlege dir einen passenden Titel für deinen Song und wovon dein Song handeln soll. Soll es ein eher langsamer Song werden oder ein schneller fetziger? Ist es ein lustiger, trauriger oder vielleicht sogar wütender Song?

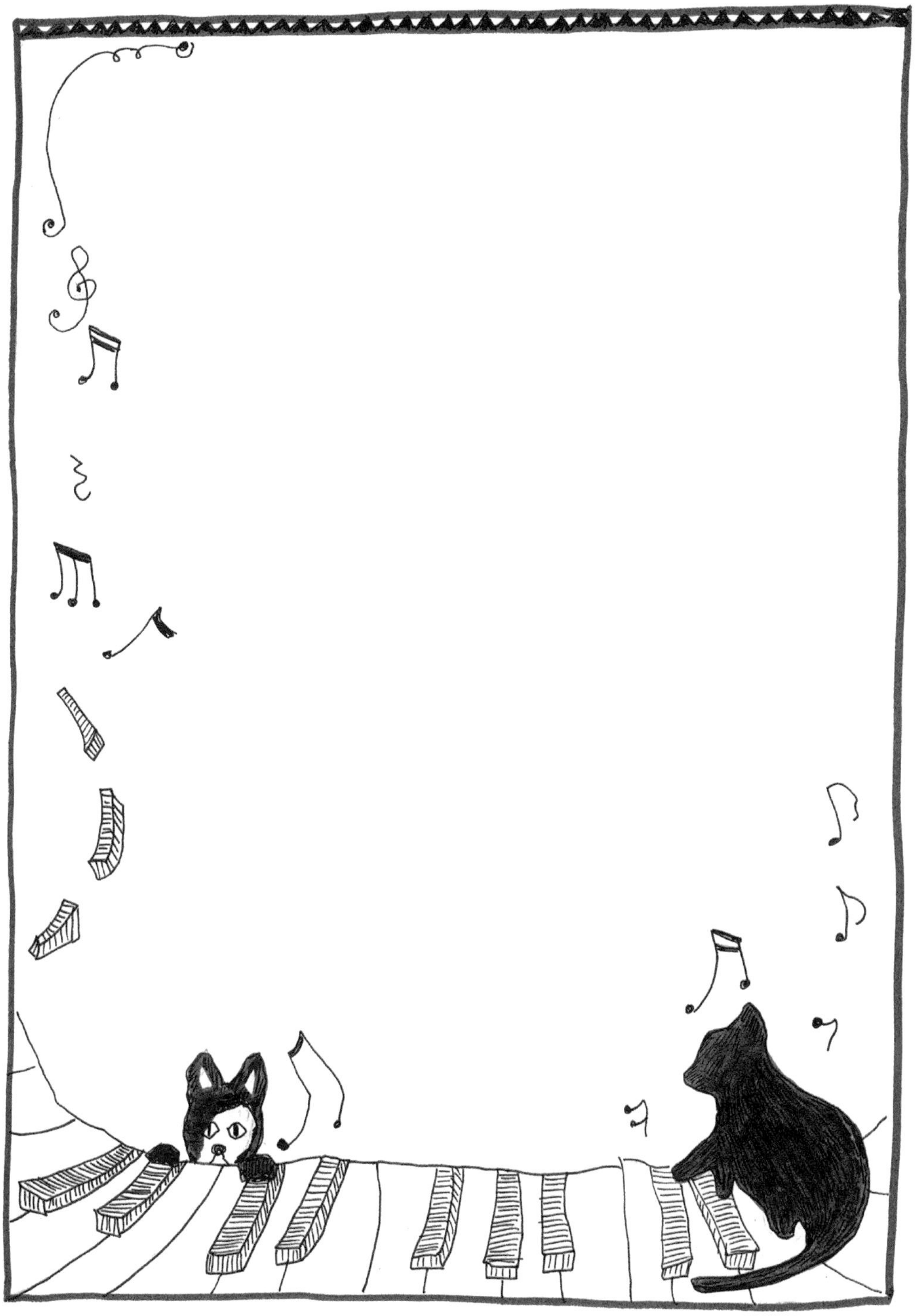

Songtext

An dieser Stelle haben Sie Platz für Ihren eigenen Song. Viele Lieder handeln von den eigenen Gefühlen oder Wünschen und Träumen und können uns ganz bewusst in bestimmte Stimmungen versetzen. Überlegen Sie sich einen passenden Titel für Ihren Song und wovon er handeln soll. Soll es ein eher langsamer Song werden, oder ein schneller fetziger? Ist es ein lustiger, trauriger oder vielleicht sogar wütender Song?

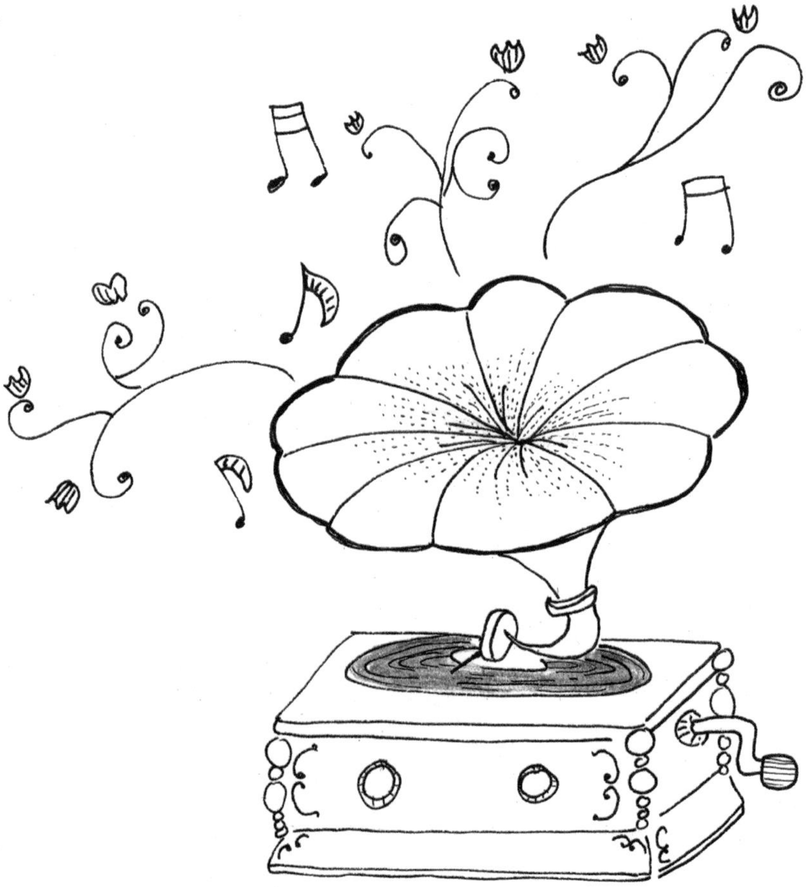

Vielleicht magst du mal einen eigenen Rap schreiben. Im Rap kannst du ganz frei irgendwelche Probleme oder auch deine Stimmung beschreiben oder, wenn du magst, einfach nur ein wenig herumblödeln. Vielleicht ärgert dich gerade alles an der Schule total, dann könntest du diese Gefühle gut in einem lustigen Rap verarbeiten. Überlege dir den passenden Titel und eine grobe Handlung des Raps und dann lass deine Gedanken einfach aus dir heraussprudeln. Komponiere und rappe, was das Zeug hält!

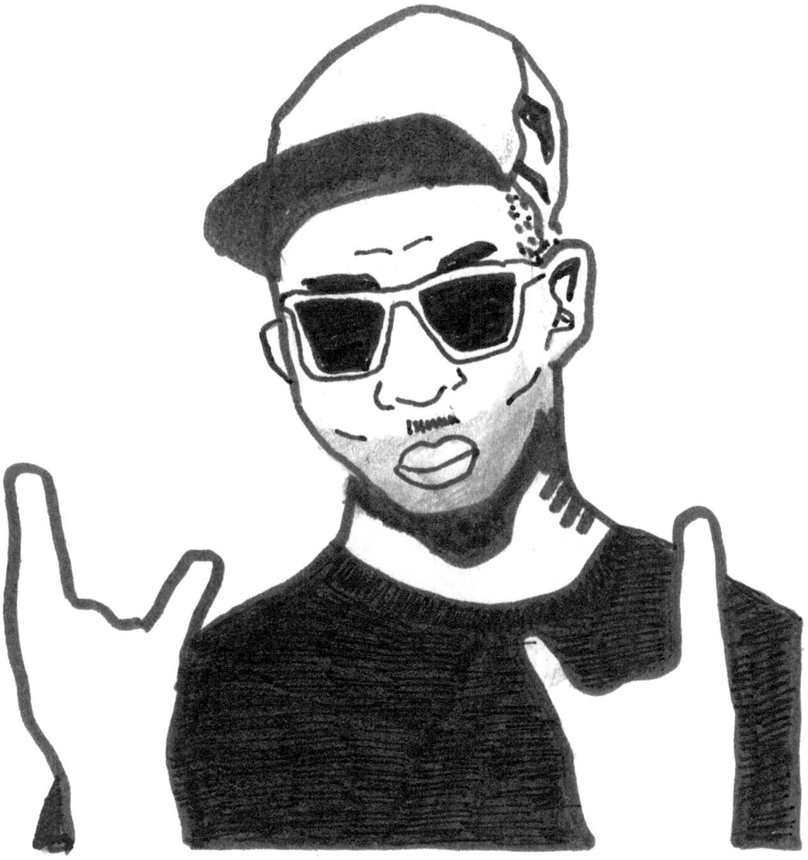

INFO 27 Anleitung zur Übung: Es war einmal... T

Von Rotkäppchen über Aschenputtel bis hin zu Frau Holle: Wir alle kennen die klassischen Märchen, die von Generation zu Generation weitererzählt und vorgelesen werden. In vielen Kinderzimmern gehört ein dickes Märchenbuch der Brüder Grimm zur Grundausstattung und im Fernsehen werden regelmäßig Märchenverfilmungen gezeigt. Obwohl die Brüder Grimm und viele andere Märchenautoren vor mehr als 150 Jahren gelebt haben, sind ihre Geschichten noch heute weit verbreitet und begegnen uns im Alltag.

Um Ihre Patientin in die »Märchenwelt« zu entführen, können Sie sie zuerst fragen, ob sie ein bestimmtes Lieblingsmärchen hat. Möglicherweise gibt es auch eine Märchenfigur, mit der sie sich besonders gut identifizieren kann. Selbstverständlich ist Ihre Patientin weder Prinz noch Bauernmagd, aber sie ist vielleicht auch manchmal einsam, versteht sich nicht besonders gut mit ihren Stiefschwestern oder fühlt sich, als sei sie mit einem Fluch belegt worden.

Für die Verfassung eines modernen Märchens bieten sich unterschiedliche Möglichkeiten an. Die Handlung eines ausgesuchten Märchens lässt sich beispielsweise gut als Orientierung für eine neue Geschichte nutzen: Ihre Patientin kann den Figuren andere Namen geben, Raum und Zeit verändern, Ereignisse weglassen oder neue Geschehnisse und Personen erfinden. So könnte sich Schneewittchen eine List einfallen lassen, um der Vergiftung durch die böse Königin zu entgehen. Vielleicht gelingt es Rapunzel, sich aus ihrer Hilflosigkeit zu befreien und einen eigenen Weg aus dem Turm zu finden – der Fantasie sind keine Grenzen gesetzt. Wer ein Märchen umschreibt, kann sich auch ein neues Ende ausdenken und überlegen, wie er als Hauptperson Schwierigkeiten und Hindernisse überwinden würde.

Besonders viel Spaß macht es, ein eigenes Märchen zu erfinden. Meist sind die Rollen von Gut und Böse klar festgelegt und die Hauptfigur muss eine besondere Herausforderung bestehen, um das Böse zu besiegen. Ein modernes Märchen bietet Platz für die Kombination von modernen und übernatürlichen Elementen: Magische Kräfte, Wunder, sprechende Fabelwesen und Flüche können in die Handlung eingebunden werden. Die Hauptperson könnte beispielsweise ein Skateboarder sein, der versucht, mithilfe eines magischen Computerspiels seinen Freund zu retten. Prinzen reiten heute nicht mehr auf einem Pferd, sondern kommen im schicken Auto daher, Tanzbälle lassen sich durch Diskobesuche ersetzen und zur Drachenjagd verabredet man sich per WhatsApp.

Das moderne Märchen regt die fantasievolle Auseinandersetzung mit den eigenen Fähigkeiten an und bleibt in Erinnerung. Es fordert dazu auf, über die Leidensgeschichte hinauszudenken: Aus dem klassischen »Es war einmal« kann Ihre Patientin mit modernen Alltagselementen und Magie ihre eigene Heldengeschichte entwickeln, vermeintliche Schwächen können zu Stärken werden.

Märchen aus aller Welt

Entstammt Ihre Patientin einer anderen Kultur als Sie selbst, so haben sie womöglich auch andere Erzählungen beim Aufwachsen begleitet. In diesem Fall ist ein Austausch über bekannte und unbekannte Märchen besonders spannend. Außerdem kann die Entwicklung eines kulturübergreifenden Märchens hier eine Brücke schlagen – gemeinsame Geschichten verbinden Menschen. Da es leider bisher nur sehr wenige zweisprachige Bilderbücher gibt, hat sich Bücherpiraten e.V. (https://buecherpiraten.de/de/1001-Sprache) der Herausforderung angenommen, Geschichten von Kindern zum kostenlosen Download zur Verfügung zu stellen. Bei den Büchern handelt es sich um Werke, die in Workshops mit Kindern und Künstlern entstanden sind und die von einem Netzwerk von ehrenamtlichen Helfern in „1001 Sprachen“ übersetzt werden. Auf der Seite http://www.bilingual-picturebooks.org können diese Bücher mit je zwei individuell auswählbaren Sprachen in unterschiedlichen Formaten kostenlos herunterladen werden.

Jeder kennt sie, die Märchen, in denen etwas Blödes passiert, sich aber trotz allen Umständen dann alles zum Guten wendet. Hier kannst du dein ganz eigenes Märchen schreiben, oder aber ein bekanntes Märchen etwas umschreiben. Schreibe auf, wie dein Märchen anfängt, welche Personen mitspielen und welche Ereignisse, zu verschiedenen Zeitpunkten die Geschichte beeinflussen. Und ganz wichtig ist auch das Happy End, das natürlich in keinem Märchen fehlen darf.

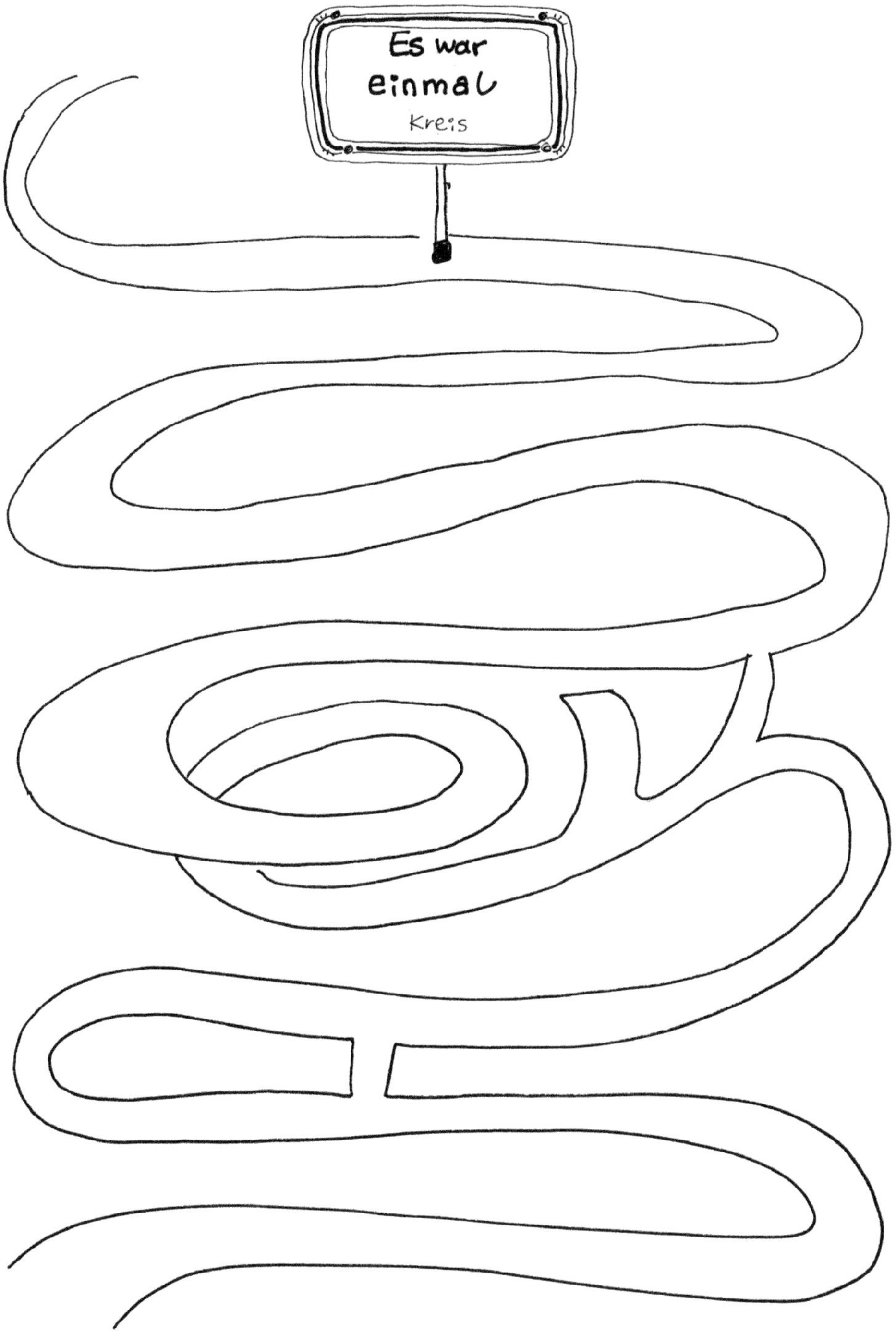

AB 35 **Es war einmal ...** E

Wie war das damals ... Was ist genau passiert? Welche schönen Erinnerungen haben Sie noch?

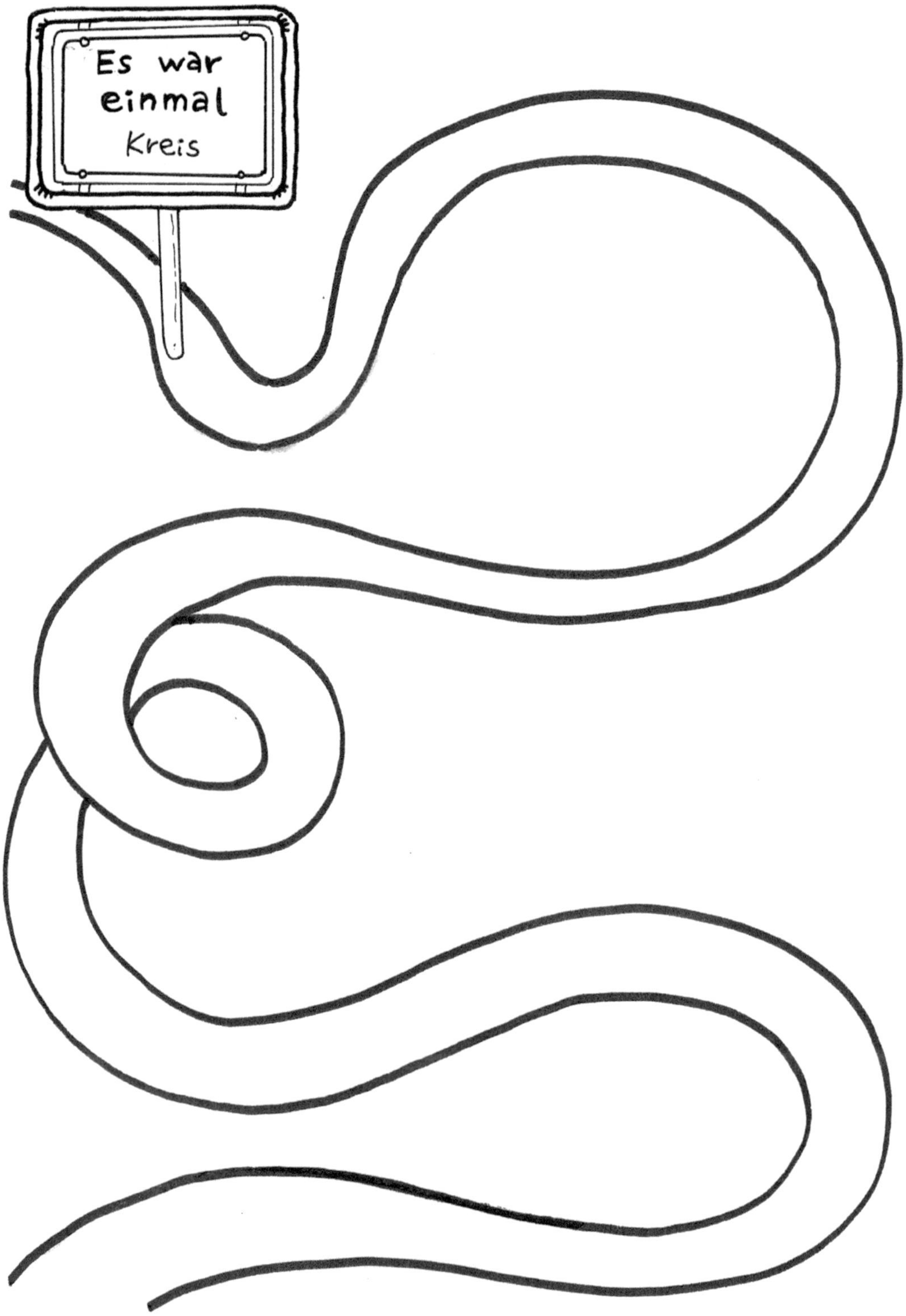

INFO 28 Anleitung zur Übung: Theaterstück/-szene

T

Auf der Theaterbühne kann man dem geschriebenen Wort so viel Leben einhauchen wie fast nirgendwo sonst. Wer schon einmal eine Theatervorstellung besucht hat, weiß: Die Texte können im Zusammenspiel mit schauspielerischen Darstellungen, Bühnenbild, Requisiten und Musik eine unvergleichliche Atmosphäre erzeugen.

Theaterstücke gehören zur literarischen Gattung der Dramatik. Meist ist ihre Handlung in mehrere Akte unterteilt, die wiederum aus einzelnen Szenen bestehen. Jede Szene gibt dabei einen situativen Rahmen vor, in dem die handelnden Figuren in einen Dialog treten. Daher ist der Einsatz von Theaterszenen in der Therapie besonders dann sinnvoll, wenn es darum geht, zwischenmenschliche Beziehungen und Interaktionsmuster in bestimmten Situationen zu erkunden. Diskussionen beim Familienessen oder ein Streit im Freundeskreis lassen sich genauso gut in Form einer Szene festhalten wie die Erprobung alternativer Verhaltensweisen für die Zukunft.

Der Aufbau einer Theaterszene ist schnell erklärt: Am Anfang steht in der Regel ein kurzer Abschnitt, in dem die Ausgangssituation grob umrissen wird: Ort, Zeit und die handelnden Figuren werden vorgestellt. Anschließend folgt der Dialogteil, der die Figurenrede enthält. Sie wird aufgeschrieben, indem man hinter den Namen der jeweiligen Figur einen Doppelpunkt setzt und ohne Anführungszeichen notiert, was die Person sagt. Überall dort, wo es nötig ist, werden in Klammern Regieanweisungen festgehalten: Sie geben an, was die Figuren tun und wie sie etwas sagen. Regieanweisungen werden häufig kursiv gedruckt, lassen sich per Hand aber auch durch unterschiedliche Farben kenntlich machen. Die Übung eignet sich auch gut für Gruppensettings: Theaterszenen können in Kleingruppen entwickelt und anschließend mit verteilten Rollen vorgeführt werden.

Tipp: Film- oder Serienszenen als Alternativen nutzen

Wer lieber eine Szene für einen Film oder eine Serie schreiben möchte, kann den Grundaufbau der Theaterszene einfach übernehmen und die Regieanweisungen im Hinblick auf Verhalten, Requisiten und Musik bei Bedarf etwas ausführlicher gestalten. So ist für jede Vorliebe etwas dabei!

Eine Theaterszene kann beispielsweise so aussehen:

Im Klassenzimmer der 8a. Es ist Pause. Lukas sitzt an seinem Platz und zeichnet, Tim steht am Fenster, sie sind allein. Daniel betritt den Klassenraum.

DANIEL: Da bin ich wieder! Ganz schön warm hier drin. Ich habe gar keine Lust auf Erdkunde …

TIM *(gähnend)*: Ich auch nicht. Die Hausaufgaben habe ich auch nicht gemacht. *(An Lukas gerichtet)* Kann ich bei dir abschreiben, Kumpel?

LUKAS (sein Heft auf den Tisch legend): Klar, hier.

DANIEL *(laut)*: Warte mal, das ist doch unnötig! *(Zu Tim gehend)* Lass uns einfach blau machen. Ich gehe lieber zum Supermarkt, als vor Langeweile einzuschlafen. *(Legt Tim einen Arm um die Schultern)*

TIM *(lacht)*: Stimmt, gute Idee. Letztes Mal war's auch total lustig. Lukas, kommst du mit?

LUKAS *(zögernd)*: Lieber nicht … Ich kriege Ärger, wenn ich schon wieder fehle.

DANIEL: Lass den Langweiler hier! Der weiß nicht, wie man Spaß hat. *(Führt Tim aus dem Raum)*

Die vorliegende Übung lädt dich dazu ein, eine Szene für ein Theaterstück zu schreiben. Dazu musst du zuerst die Rahmenbedingungen notieren: Wo und wann findet die Szene statt? Welche Personen kommen vor? Anschließend beginnt der Dialog: Vor die wörtliche Rede einer Person schreibst du einfach den Namen und einen Doppelpunkt. Mithilfe von Regieanweisungen kannst du außerdem festlegen, was eine Figur tut (z.B. umherlaufen, sich abwenden) und wie sie etwas sagt (z.B. wütend, leise). Regieanweisungen werden meist kursiv in Klammern geschrieben. Das kann z.B. so aussehen:

BRUDER *(wütend)*: Ich habe dich doch gebeten, mir zu helfen!
NILS *(trotzig)*: Ich bin aber mit Maja verabredet! *(Stürmt aus dem Zimmer)*

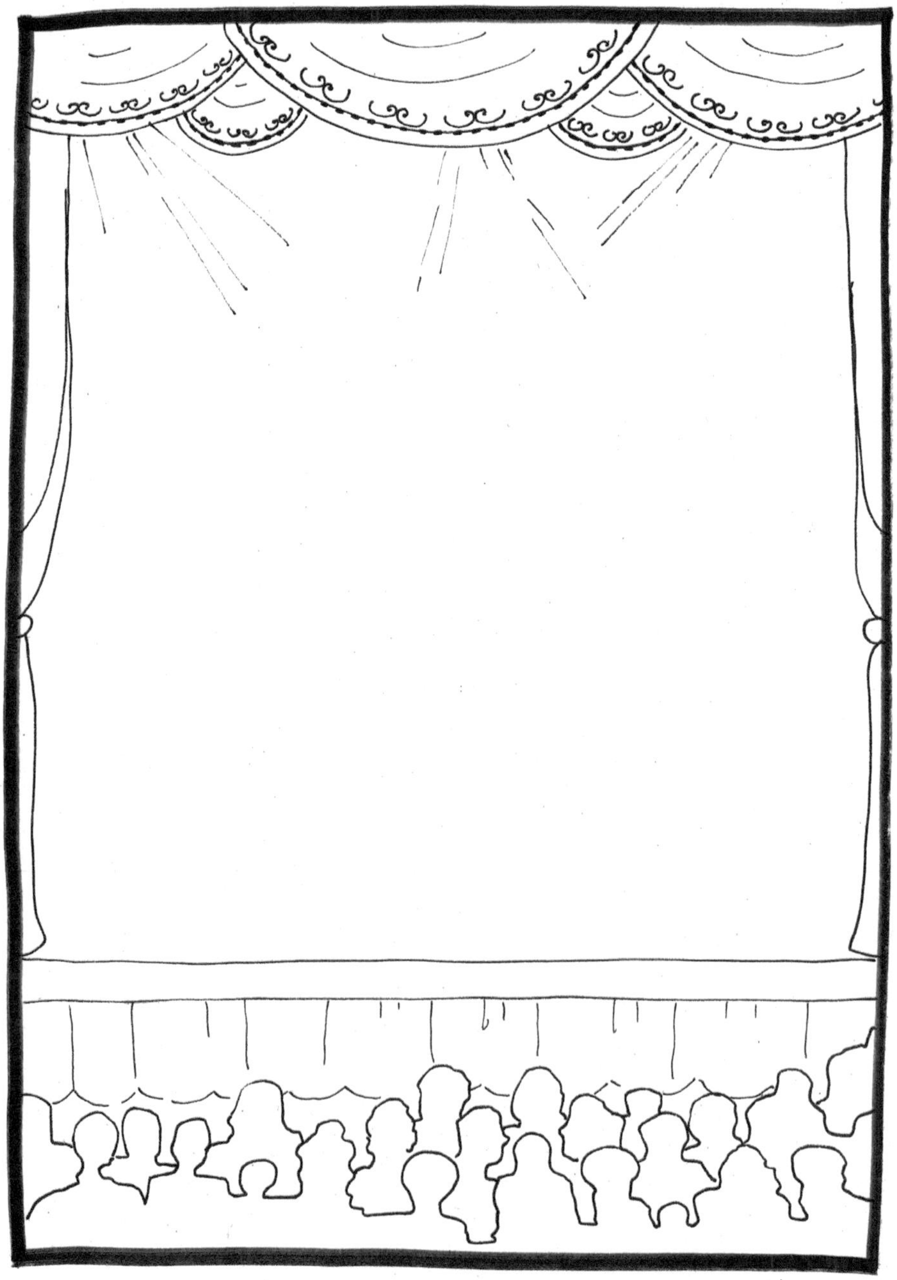

7 Sich schreibend selbst entdecken und besser kennenlernen

In diesem Kapitel haben wir Ihnen eine ganze Reihe an Vorlagen für ihre Patienten zusammengestellt, die ihnen helfen sollen, sich mit sich selbst, ihrer Vergangenheit, Zukunft und ihrem Innenleben zu beschäftigen. Hierzu können Sie bzw. Ihre Patienten zwischen zahlreichen Techniken wählen, die von ganz »kurz und kompakt« über den Blick in den Spiegel bis hin zur eigenen Grabrede gehen.

Arbeitsmaterial
In diesem Kapitel finden Sie die folgenden Schreibvorlagen:
AB 37 Mein ganzes Leben. Diese Übung lädt erwachsene Patienten dazu ein, einen Blick auf zentrale Erlebnisse und wesentliche Punkte ihres bisherigen Lebens zu richten. Die Erinnerungen können in chronologischer Abfolge aufgeschrieben werden. Wer dabei Blickwinkel und Genre des Textes variiert, kann den Anregungsgehalt des Textes erhöhen.
AB 38 Die sieben magischen Worte meines Lebens. Dieses Arbeitsblatt stellt Ihren Patienten vor eine spannende und herausfordernde Aufgabe: Er soll sein Leben in sieben prägnanten Worten zusammenfassen.
AB 39 Der Blick in den Spiegel. Diese Übung regt Ihren Patienten zur bewussten Auseinandersetzung mit seiner äußeren Erscheinung an. Der Schreibende soll sich vor einen Spiegel setzen und alles notieren, was ihm bei der Betrachtung seines Spiegelbildes einfällt.
AB 40 Wenn du in den Spiegel schaust, was siehst du? Dieses Arbeitsblatt stellt die kindgerechte Version des vorangehenden Arbeitsblattes dar.
AB 41 Was ich an mir mag (für Erwachsene). Diese Aufgabe fordert erwachsene Patienten dazu auf, all das aufzuschreiben, was sie an sich mögen. Dabei geht es sowohl um das Aussehen als auch um persönliche Eigenschaften. Bei einigen Patienten kann es sich anbieten, die Übung mit etwas Zeitabstand noch ein zweites Mal durchzuführen, um einen Zuwachs von Selbstvertrauen sichtbar zu machen.
AB 42 Was ich an mir mag (für Kinder und Jugendliche). Dieses Arbeitsblatt verfolgt das gleiche Ziel wie die vorangehende Übung und richtet sich an Kinder und Jugendliche.
AB 43 Was mögen Sie nicht an sich? Sie können diese Übung als Gegenstück zu AB 40 nutzen und erwachsene Patienten fragen, ob es Dinge gibt, die sie nicht an sich mögen und an denen sie gerne arbeiten möchten.
AB 44 Was magst du nicht an dir? Dieses Arbeitsblatt stellt das Gegenstück zu AB 41 dar und richtet sich an Kinder und Jugendliche.
AB 45 Was ich schon immer mal sagen wollte. Oft gibt es Sorgen, Ängste oder Unzufriedenheit, die Patienten lange mit sich herumtragen, ohne sie offen anzusprechen. Diese Übung gibt Ihrem Patienten die Gelegenheit, all diese Dinge aufzuschreiben und sich von der getragenen Last zu befreien. Die Notizen können als Grundlage für vertiefende Gespräche genutzt werden.
AB 46 Megafon. Dieses Arbeitsblatt enthält eine kindgerechte Version der vorangehenden Aufgabe. Ihr Patient kann die Zeichnung eines Megafons nutzen, um Dinge aufzuschreiben, die er schon immer mal laut sagen wollte.
AB 47 Wenn ich eine Rede halten würde. Eine Rede kann ein idealer Einstieg für die Auseinandersetzung mit dem Verhältnis zu bestimmten Zielgruppen oder Empfängern sein. Indem Ihr Patient z.B. Reden an seine Eltern, verstorbene Angehörige oder Freunde schreibt, ohne sie tatsächlich halten zu müssen, kann sich eine kathartische Wirkung entfalten. Zudem können Reden bei Angstpatienten gut zur Konfrontationsarbeit eingesetzt werden.
AB 48 Mich selbst von außen betrachten. Dieses Arbeitsblatt fordert Kinder und Jugendliche dazu auf, die eigene Person aus der Perspektive einer anderen Person zu betrachten. Auf diese Weise kann Ihr Patient seine Beziehungen zu anderen Personen erforschen.
AB 49 Mein Drehbuch / Story of my life. Hier stellt ihr Patient sich vor, dass ein Film über sein Leben gedreht wird. Er kann notieren, wie dieser Film heißen würde und in welches Genre er sich einordnen lässt. Darüber hinaus müssen auch wichtige Darsteller und Schlüsselereignisse berücksichtigt werden, die für die Handlung des Films von zentraler Bedeutung sind.

AB 50 Die Inschrift auf meinem Grabstein. Diese Übung macht erwachsenen Patienten den Vorschlag, eine Inschrift für den eigenen Grabstein zu formulieren. Achten Sie darauf, diese Übung behutsam einzusetzen, um Ihren Patienten nicht zu überfordern.

AB 51 Was mal auf meinem Grabstein stehen sollte. Dieses Arbeitsblatt enthält eine kindgerechte Version der vorangehenden Übung.

AB 52 Grabrede. Wer gedanklich einen Schritt weitergehen möchte, kann eine eigene Grabrede formulieren. Achten Sie in diesem Fall darauf, dass der Fokus auf den positiven Eigenschaften Ihres Patienten liegt, die ihn charakterisieren und unverwechselbar machen.

AB 53 Mein T-Shirt, mein Spruch (für Erwachsene). Dieses Arbeitsblatt lädt erwachsene Patienten dazu ein, sich einen Spruch für ein eigenes T-Shirt auszudenken. Die Übung kann dazu beitragen, dass Ihr Patient ein Lebensmotto formuliert und die eigene Persönlichkeit besser versteht.

AB 54 Mein T-Shirt, mein Spruch (für Kinder und Jugendliche). Dieses Arbeitsblatt enthält die gleiche Aufgabe wie das vorangehende Arbeitsblatt und richtet sich an Kinder und Jugendliche.

AB 55 Mein Hoodie, mein Spruch. Bei dieser Übung wird der Spruch nicht auf ein T-Shirt, sondern auf einen Kapuzenpullover »gedruckt«.

AB 37 Mein ganzes Leben

J E

Schreiben Sie die Geschichte Ihres Lebens! Auch wenn Sie viel erlebt haben, müssen Sie sich jetzt auf die wesentlichen Punkte konzentrieren, an möglichst viel erinnern und das Ganze in eine zeitliche Abfolge bringen.

Sie können sich zum Beispiel an diesen Stationen und Fragen orientieren: War ich ein Wunschkind? Wer und wie waren meine Eltern? Wie war meine Kindheit, dann die Schule, Ausbildung, Beruf …? Wer waren meine Freunde und was haben wir zusammen erlebt? Was passierte mit meiner ersten großen Liebe? Was gab es für andere Beziehungen? Was gab es ansonsten für wichtige Ereignisse (z.B. Schulwechsel, Umzüge, Krankheit, Todesfälle…) und was hat sich dadurch verändert?

Sie können Ihrer Geschichte auch ein besonderes Flair verleihen, indem Sie diese z.B. aus dem Blickwinkel eines beobachtenden Dritten schreiben, als romantische Liebesgeschichte oder auch als Roman, in dem Sie eigentlich ein Spion sind, aber nach außen ein ganz normales Leben führen. Sie können auch das Setting ändern und Ihre Geschichte vielleicht in der Steinzeit oder Zukunft stattfinden lassen. Beachten Sie dabei, dass alle wichtigen Stationen, Ereignisse und Personen Ihres Lebens mit aufgenommen werden.

....

....

....

....

....

....

....

....

....

....

....

....

....

....

....

AB 38 Die sieben magischen Worte meines Lebens

J E

Schaffen Sie es, Ihr Leben in nur sieben Worten zusammenzufassen?

Nehmen Sie sich dafür maximal sieben Minuten Zeit. Wenn Ihnen mehr als sieben Worte einfallen, schreiben Sie erst einmal, ohne direkt darüber nachzudenken. Im Anschluss können Sie dann die sieben passendsten Worte für Ihr gesamtes Leben aussuchen.

....

....

....

....

....

....

....

Der Blick in den Spiegel ...

Nehmen Sie sich ein paar Minuten Zeit und schauen sich einmal in aller Ruhe im Spiegel an. Schreiben Sie ganz genau auf, was Sie in diesem Spiegel sehen können. Beschreiben Sie Ihr Aussehen, Ihre Frisur, Ihre Gesichtsform, Nase, Augen und den Mund. Sehen Sie einen glücklichen und zufriedenen Menschen? Oder sehen Sie vielleicht jemanden mit Augenringen vom fehlenden Schlaf? Wie geht es Ihnen, wenn Sie sich so intensiv betrachten? Schreiben Sie all dies in Ihren Spiegel.

AB 40 Wenn du in den Spiegel schaust, was siehst du? K J

Schau einmal einige Minuten in einen Spiegel. Beschreibe ganz genau, was du da siehst. Siehst du jemanden mit kurzen lockigen Haaren und vielen Sommersprossen, oder jemanden mit funkelnden Augen und lustigen Grübchen? Wenn du dich genau anschaust, siehst du eher fröhlich aus oder traurig oder sogar etwas grimmig? Fühlt sich das gut oder eher etwas unangenehm an, sich so intensiv zu betrachten? Was kannst du noch alles sehen? Vielleicht siehst du auch Dinge, die die anderen nicht sehen? Schreibe hier alles auf, was du in deinem Spiegel sehen kannst und wie du dich dabei fühlst. Nutze den Spiegel oder auch den Platz drumherum.

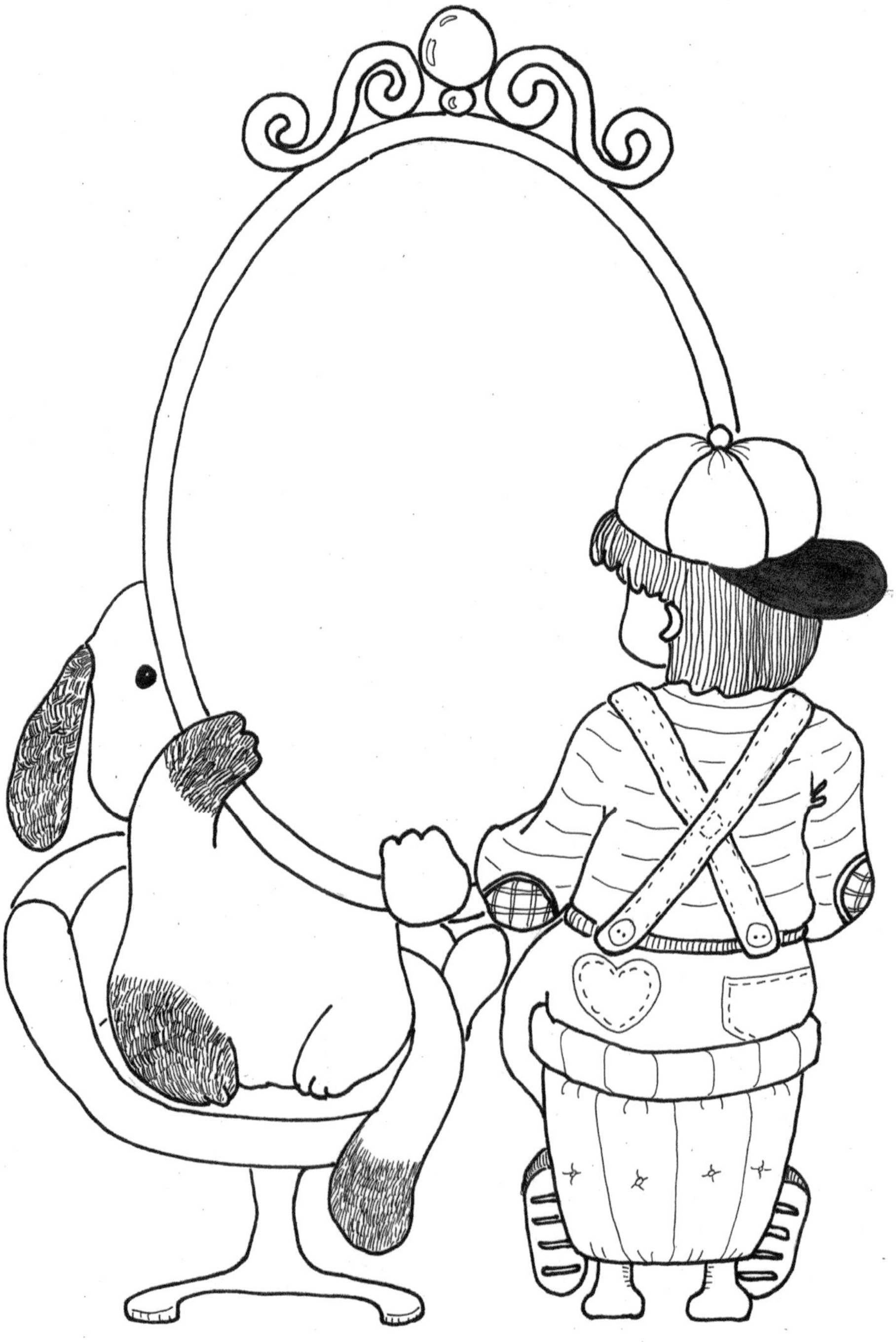

AB 41 Was ich an mir mag

E

Schreiben Sie hier auf, was Ihnen besonders gut an sich selbst gefällt. Sitzen Ihre Haare vielleicht heute besonders gut? Mögen Sie Ihre Augen gerne? Haben Sie schön geschwungene Lippen, einen stylischen Bart oder ein Grübchen, das Ihnen gut steht? Wandern Sie ruhig in Gedanken den gesamten Körper herunter und beschreiben einmal all das, was Ihnen gut an sich gefällt. Es können auch Eigenschaften sein, die Sie an sich gerne mögen. Sind Sie vielleicht hilfsbereit oder können anderen Menschen gut Dinge erklären? Schreiben Sie auch diese Eigenschaften mit auf.

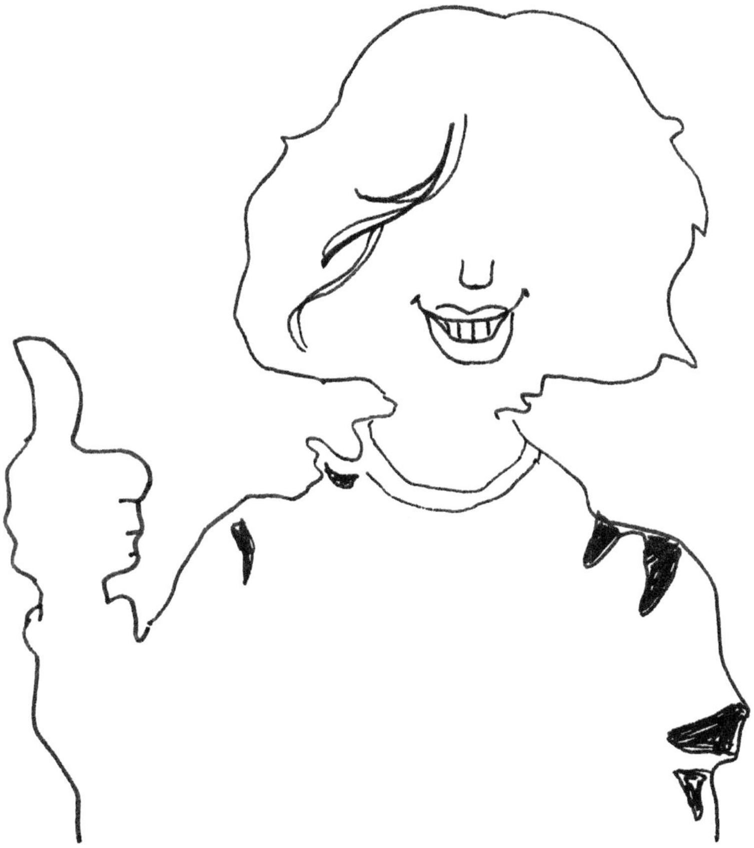

AB 42 **Was ich an mir mag** K J

Schreibe hier einmal all das auf, was du an dir gerne magst. Vielleicht gefällt dir dein total cooler Haarschnitt besonders gut oder du magst es, wie deine Haare in der Sonne schimmern. Wandere einmal deinen gesamten Körper vom Kopf bis zum Fuß in Gedanken entlang und schreibe all das auf, was du besonders an dir magst. Vielleicht gefällt es dir ja, dass du sehr groß bist oder du freust dich über deine Stupsnase mit den Sommersprossen drauf. Vielleicht fallen dir auch noch Eigenschaften von dir ein, welche du besonders gerne magst. Vielleicht bringst du immer alle zum Lachen oder du kannst gut zwischen deinen Freunden schlichten, wenn diese sich mal wieder streiten.

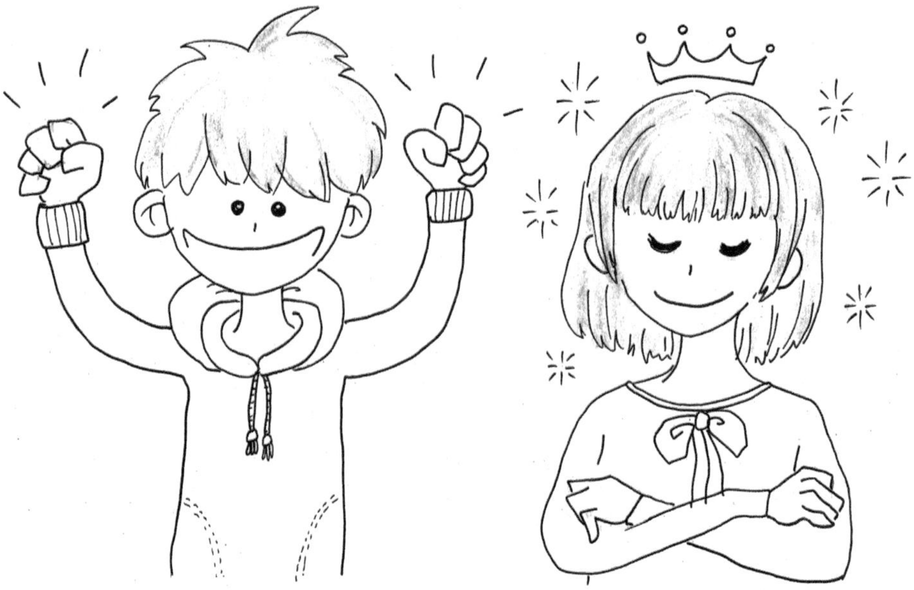

Was mögen Sie nicht an sich?

E

Mit Sicherheit gibt es auch Dinge, die Sie nicht so gerne an sich mögen. Benennen Sie diese hier und erklären kurz, warum Sie diese nicht an sich mögen. Vielleicht fanden Sie Ihre Nase schon immer ein wenig zu klein oder vielleicht mögen Sie Ihre Stimme nicht, weil Ihnen schon einmal jemand gesagt hat, dass diese sich komisch anhöre. Vielleicht mögen Sie auch nicht, dass Sie schnell aufgeben, wenn etwas nicht direkt klappen will. Denken Sie einmal in Ruhe darüber nach und notieren hier alles, was Ihnen einfällt.

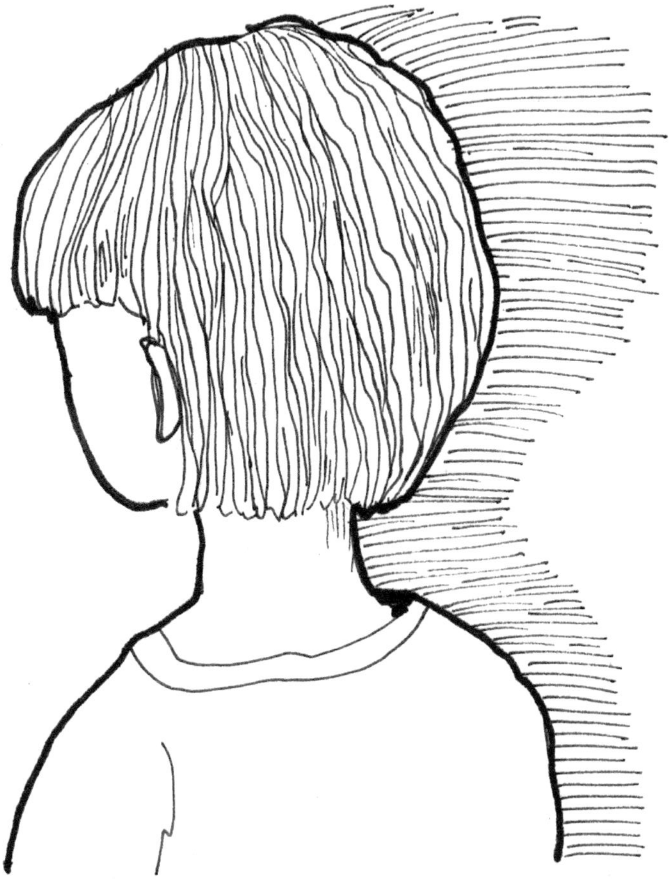

Was magst du nicht an dir?

K J

Gibt es auch Dinge, die du so gar nicht gerne an dir selber magst? Hier ist Platz dafür, alle diese Dinge aufzuschreiben und zu erklären, warum du diese Dinge nicht an dir magst. Vielleicht magst du es nicht, dass du so groß bist, weil alle Mitschüler dich deshalb »Bohnenstange« nennen, oder vielleicht magst du deine glatten Haare nicht und hättest viel lieber Locken. Vielleicht wirst du schnell rot, wenn du in der Schule drangenommen wirst und das ist dir unangenehm. Schreib einfach auf, was dir ein- oder auffällt.

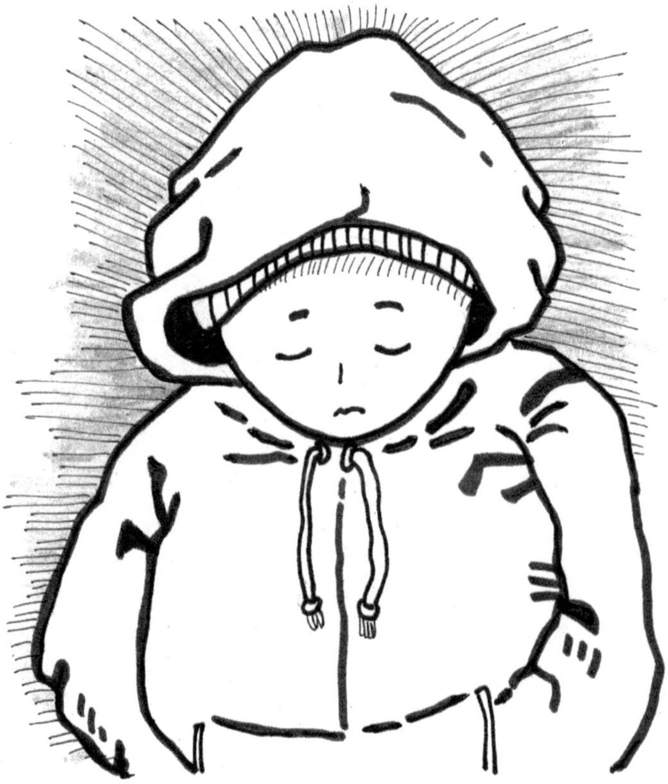

AB 45 Was ich schon immer mal sagen wollte

E

Gibt es etwas, das Sie schon immer mal zu Hause, bei der Arbeit oder sonst irgendwo richtig laut sagen wollten oder es sich von der Seele reden wollten? Vielleicht sind Sie schon länger mit Ihrer Arbeitssituation unzufrieden und würden gerne mal Ihrem Vorgesetzten oder den Kollegen ordentlich die Meinung sagen, tun es jedoch nicht, weil Sie meinen, dass sich so etwas nicht gehört oder wissen, dass es eh nichts ändern würde. Oder vielleicht gibt es auch im familiären Rahmen oder Freundeskreis das ein oder andere, was mal gesagt werden sollte? Hier haben Sie nun Platz, all das rauszulassen, ohne mit Konsequenzen rechnen zu müssen. Probieren Sie es einfach aus. Vielleicht geht es Ihnen danach auch schon etwas besser.

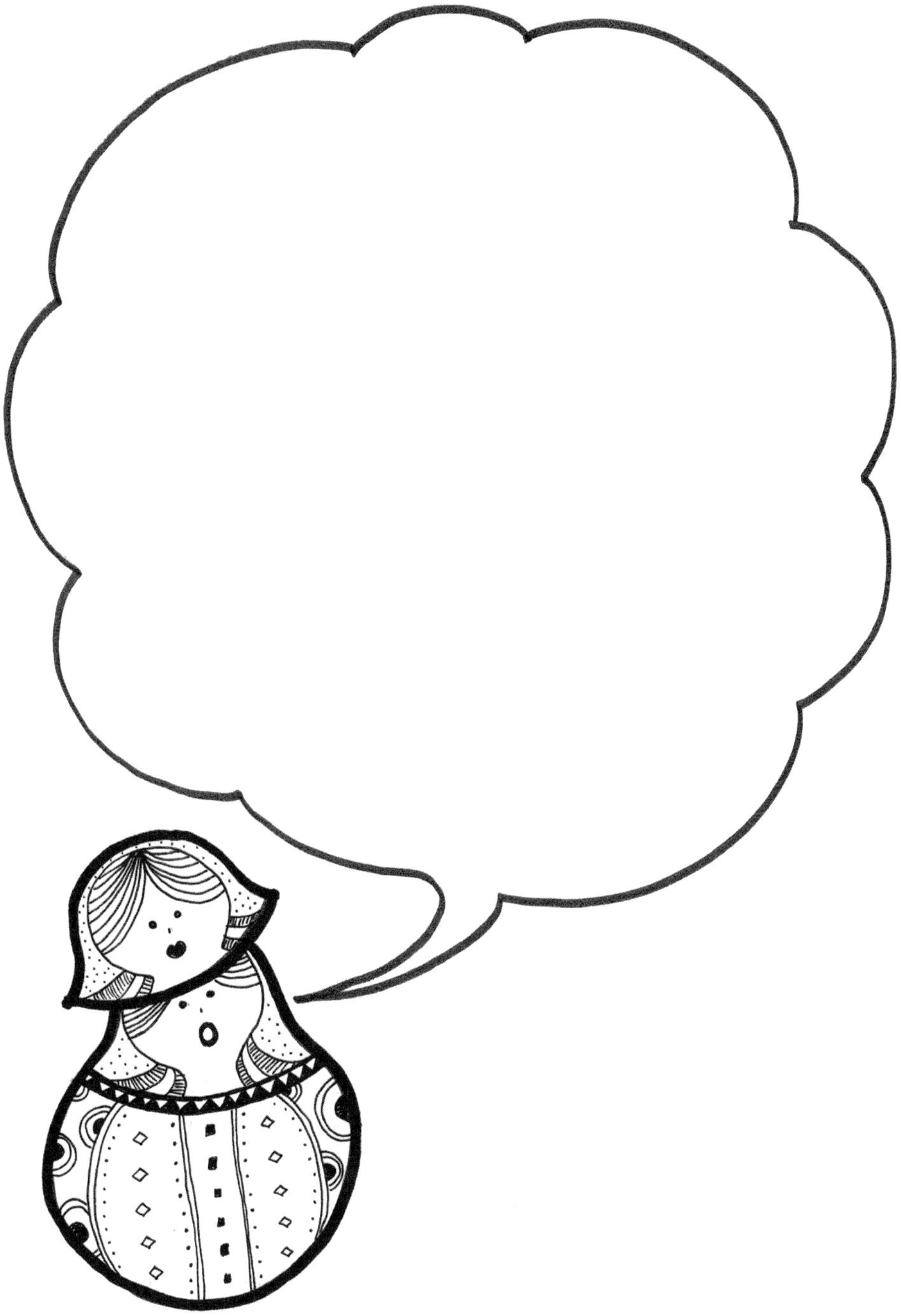

AB 46 **Megafon** K J

Gibt es etwas, das du vielleicht schon immer mal richtig herausschreien wolltest, aber es nicht tust, weil du dich nicht traust? Vielleicht bist du schon länger auf deinen Bruder sauer, weil er immer die Schuld auf dich schiebt und deine Eltern ihm mehr glauben und du dann den Ärger bekommst. Oder vielleicht fühlst du dich in der Schule ungerecht behandelt, weil du dich immer meldest und fast nie drangenommen wirst und dadurch schlechtere Noten bekommst. Was immer du gern einmal laut herausschreien möchtest, lass es hier raus und schreibe es auf!

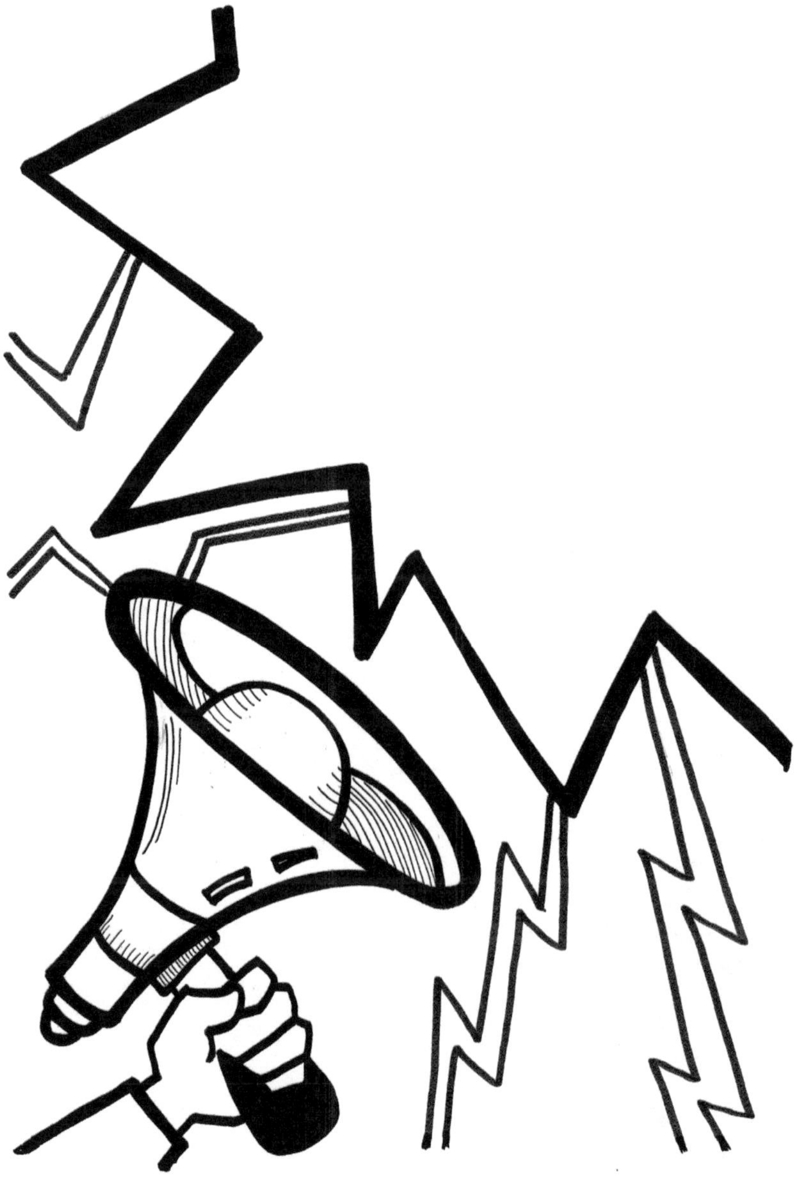

Wenn ich eine Rede halten würde

E

Stellen Sie sich vor, Sie würden die Chance haben, eine Rede über sich selbst zu halten und die Menschen würden Ihnen zuhören. Was würden Sie gerne über sich erzählen? Was würden Sie verschweigen wollen?

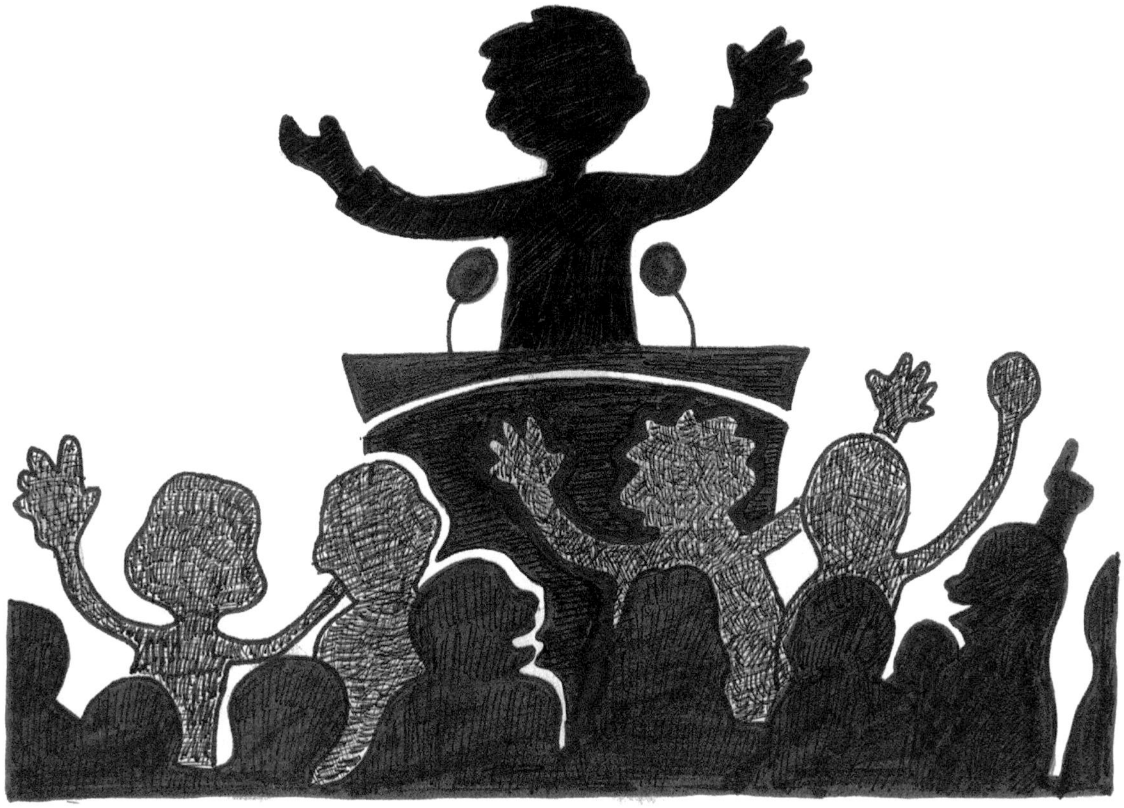

Mich selbst von außen betrachten

K J

Stell dir einmal vor, du wärst dein bester Freund, dein Partner, deine Mutter, dein Vater oder jemand anderes. Wie würde dieser Mensch dich wohl beschreiben? Würde er sagen »Mit A. habe ich einen ganz wichtigen Freund, mit dem ich alles besprechen kann und der auch meine Geheimnisse nicht weiter verrät und wir machen ganz viel Sport zusammen, denn da ist A. richtig gut drin.« Oder würde er sagen »A. ist ein absoluter Chaot, der ständig seine Hausaufgaben vergisst. Aber man kann ganz viel Spaß mit A. haben, da A. sich ganz viele Dinge traut, die sonst keiner machen würde.« Vielleicht sagt er auch: »Ich weiß gar nicht genau, wer A. ist, er redet nicht so viel über sich selbst und wirkt immer ein wenig distanziert. Aber ich weiß, dass A. mehrere Haustiere hat, um die er sich gut kümmert«.

Versetze dich in diese andere Person und beschreibe dich so genau wie möglich, aber mit seinen Worten.

....

....

....

....

....

....

....

....

....

....

....

....

....

....

....

....

AB 49 Mein Drehbuch / Story of my life

K J

Stell dir einmal vor, über dein Leben würde ein Film gedreht, wie würde dieser wohl heißen? Welche wichtigen Kapitel aus deinem Leben müssten auf jeden Fall gezeigt werden? Ist es eher ein actionreicher Film oder eine Komödie? Welche Personen aus deinem Leben dürften auf gar keinen Fall in deinem Film fehlen? Vielleicht hast du sogar eine Idee, welche Schauspieler welche Rollen übernehmen könnten? Und vielleicht gibt es sogar einen Ausblick in deine Zukunft mit einem Happy End?

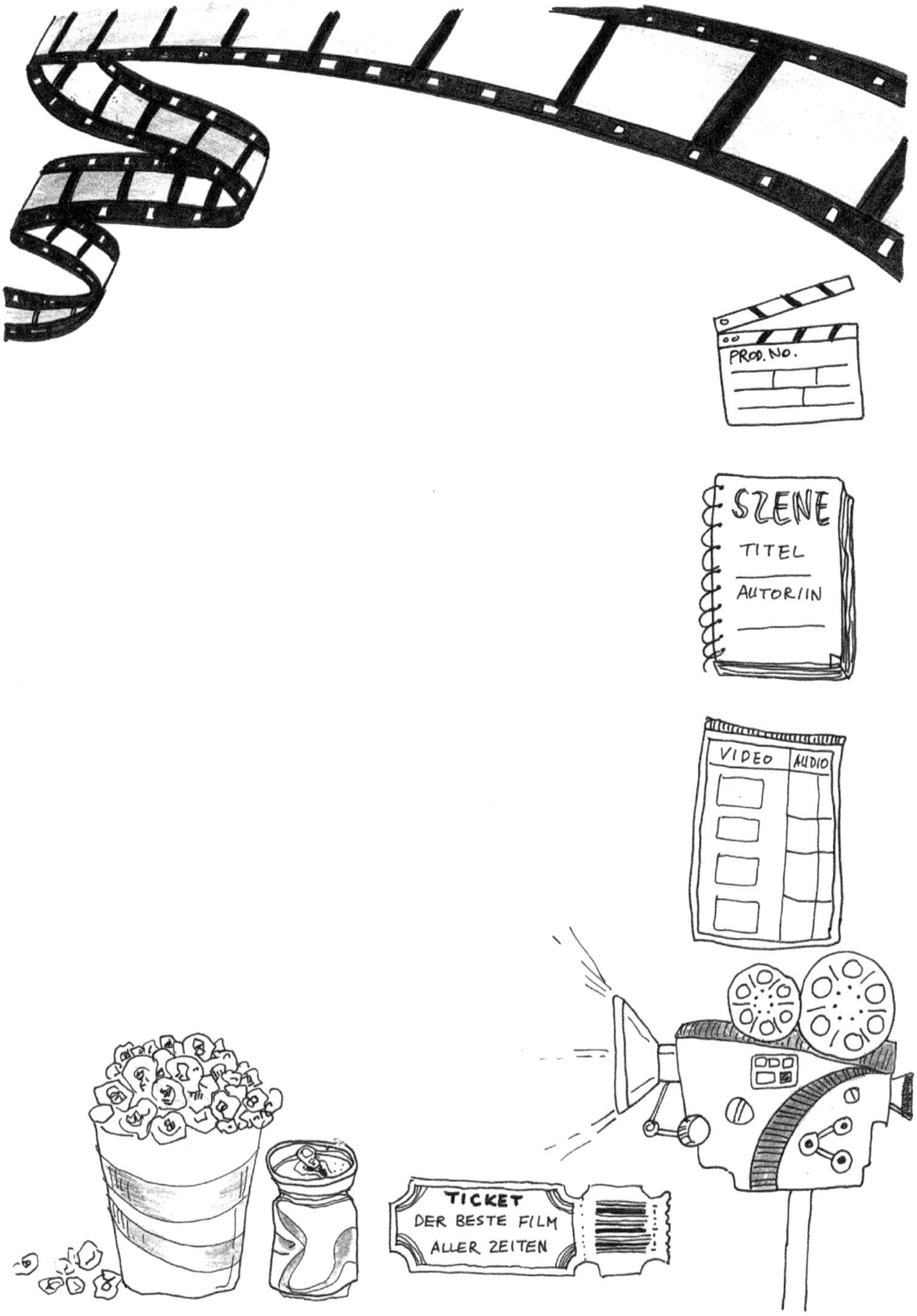

AB 50 Die Inschrift auf meinem Grabstein

E

Sie waren mit Sicherheit schon einmal auf einem Friedhof und haben sich den ein oder anderen Grabstein angeschaut und wissen, wie so etwas aussieht. Neben Namen, Geburts- und Sterbedatum steht häufig ein Spruch auf dem Grabstein oder ein Bild ist abgebildet. Was könnte oder sollte später mal auf Ihrem Grabstein stehen? Welchen Spruch fänden Sie passend als Erinnerung an Ihr Leben?

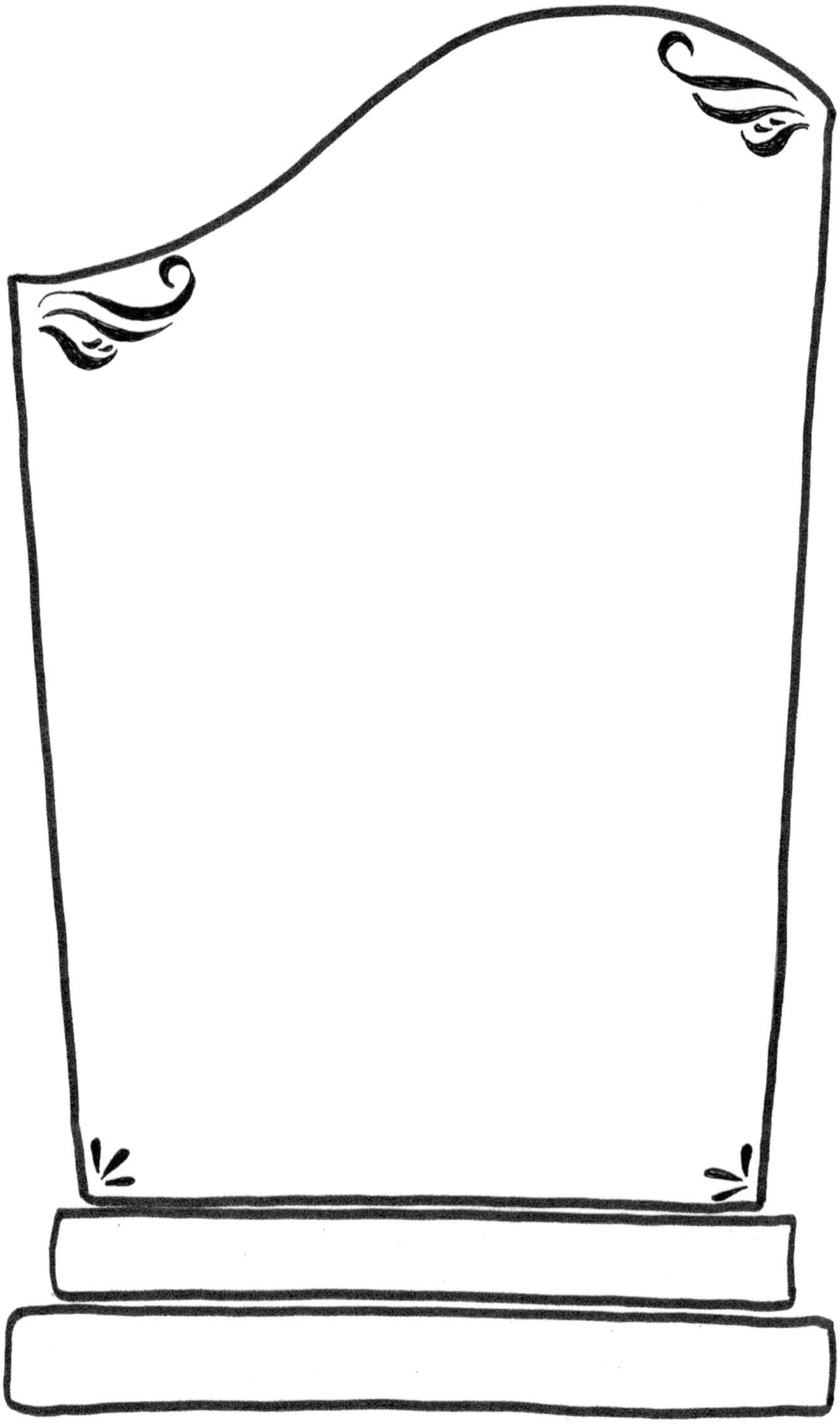

Was mal auf meinem Grabstein stehen sollte

K J

Auf einem Grabstein stehen neben dem Namen und dem Geburts- und Sterbedatum auch meist ein Spruch, der zu dem Menschen passt, oder ein schönes Bild. Was für ein Spruch könnte später wohl für dich passend sein? Könnte das vielleicht sein: »Hier ruht ein ewiger Chaot, der seine Mitmenschen gerne zum Lachen brachte« oder: »Hier ruht eine liebevolle Persönlichkeit, die immer zuerst an andere dachte«? Überlege einmal, was auf deinem Grabstein stehen könnte. Leg los, wenn du eine gute Idee hast.

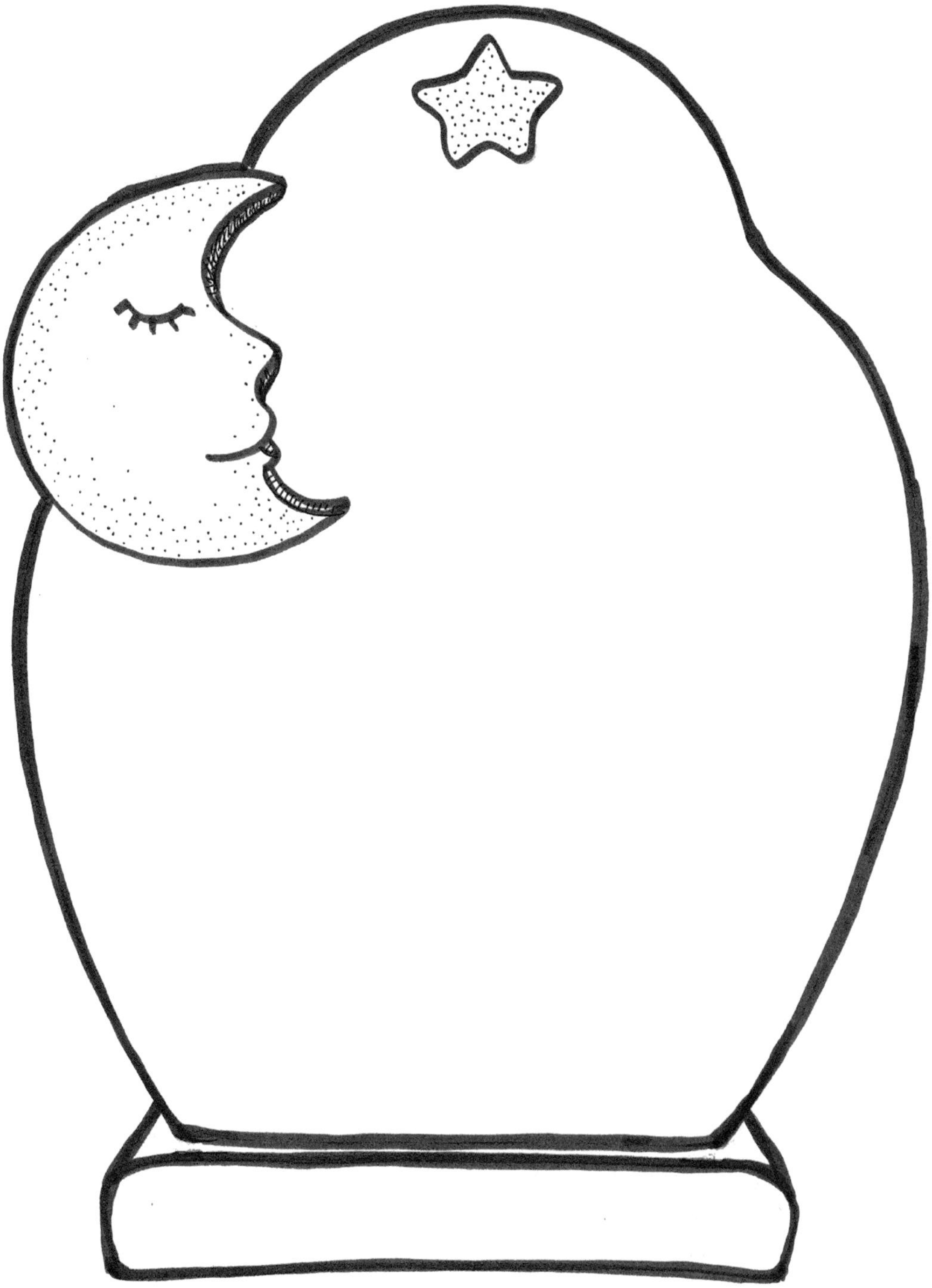

Grabrede

Stellen Sie sich einmal vor, es müsste jemand über Sie eine Grabrede halten. Was würde in dieser Rede über Sie gesagt werden? Würde Sie sich vielleicht so anhören: »K. war ein toller Mensch, er wird uns sehr fehlen. Er hatte einen großen Freundeskreis, engagierte sich in verschiedenen Vereinen und war sehr gesellig …«? Oder würde sich diese Rede eher so anhören: »K. hat all seine Energie in seine Arbeit gesteckt, er wird bei seinem Arbeitgeber sicherlich ein großes Loch hinterlassen …«. Nehmen Sie sich ein paar Minuten Zeit und notieren Sie hier, was jemand anderes aktuell über Ihr Leben bei einer Grabrede erzählen würde. Vielleicht schreiben Sie auch zwei Reden, eine, wie sie aktuell stimmen würde und eine, die Sie gerne hören würden.

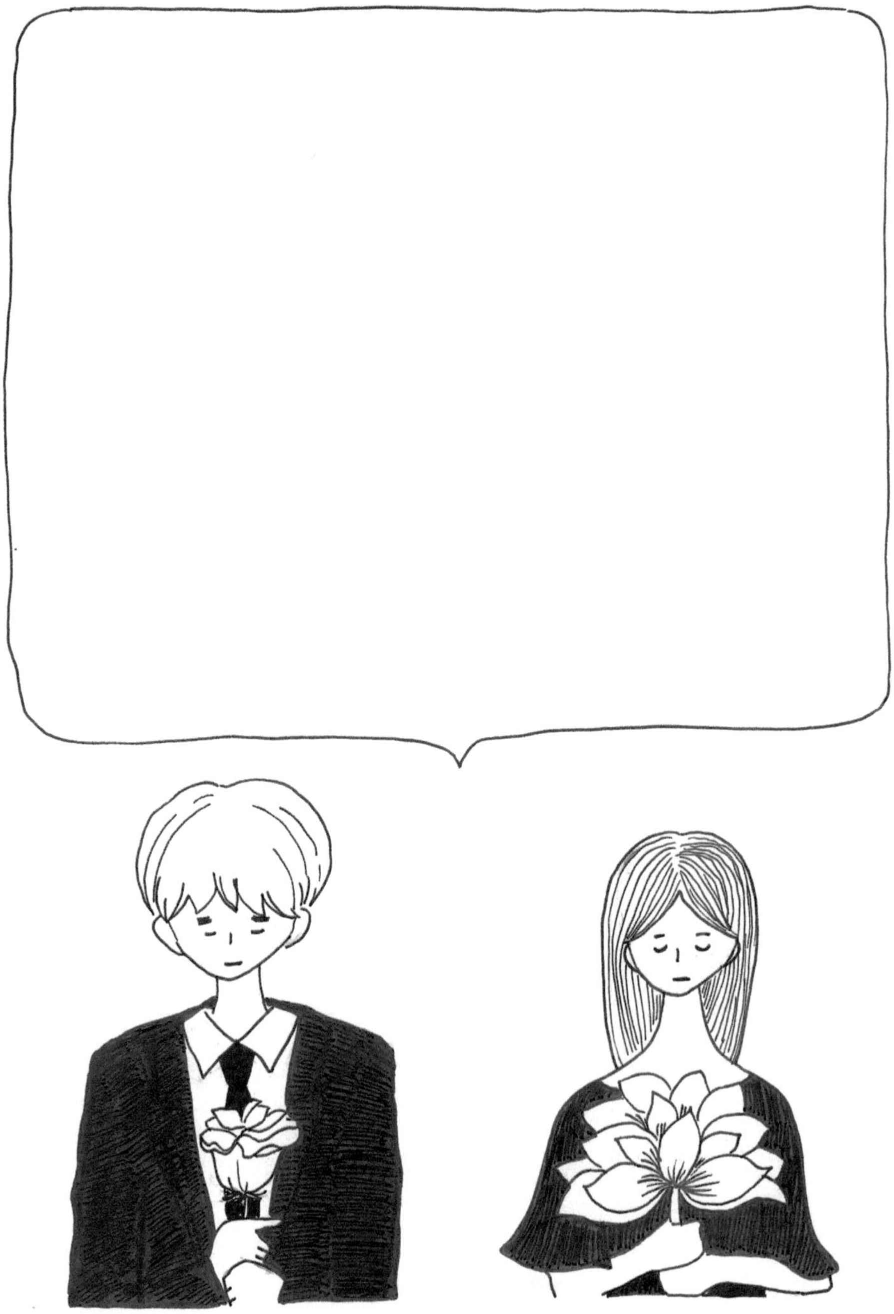

AB 53 **Mein T-Shirt, mein Spruch** J E

Überlegen Sie sich einen T-Shirt-Spruch, welcher zu Ihnen und Ihrem Leben passt. Würde auf Ihrem T-Shirt vielleicht ein Spruch wie: »Ich bin nicht faul, ich habe Geduld« stehen, oder wären Sie eher die »Chaos-Queen« oder der »Super-Dad«? Denken Sie kurz darüber nach, welcher Slogan zu Ihnen passt, gerne können Sie auch die Vorder- und Rückseite Ihres T-Shirts mit einem zu Ihnen passenden Spruch versehen.

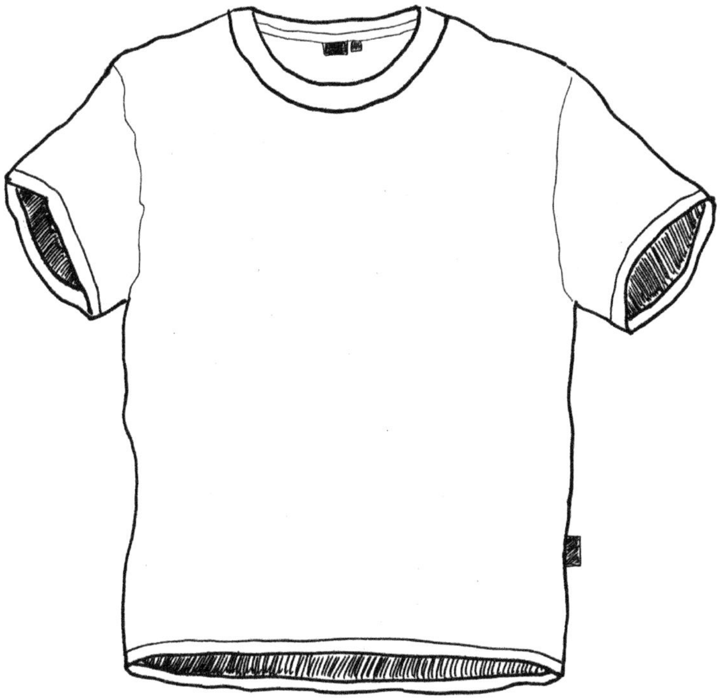

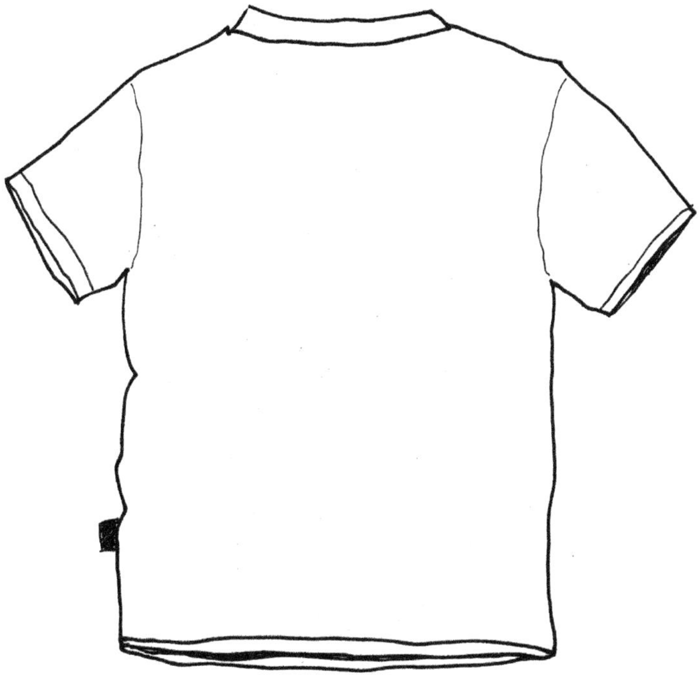

Mein T-Shirt, mein Spruch

K J

Stell dir einmal vor, du kannst ein cooles T-Shirt mit deinem eigenen Spruch gestalten. Der Spruch soll total gut zu dir passen. Welcher Spruch würde auf deinem T-Shirt stehen? Würde bei dir vielleicht auf dem T-Shirt: »Ich bin nicht zickig, du machst nur nicht, was ich will« stehen? Oder ein Spruch wie: »Das Chaos ist erst perfekt, wenn ich dabei bin«? Denk kurz darüber nach, welcher Spruch gut zu dir passen könnte, gerne kannst du auch die Vorder- und Rückseite deines Shirts mit einem passenden Spruch gestalten. Wenn du Lust hast, mal dein Shirt an oder verzier es mit einem passenden Muster.

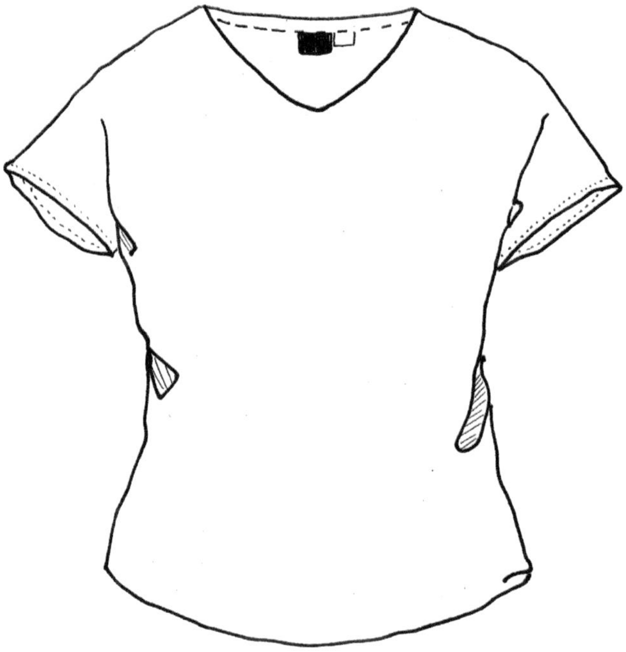

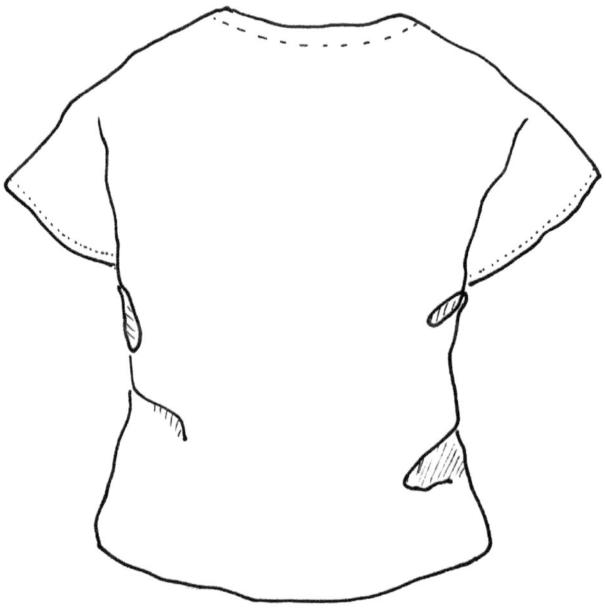

Mein Hoodie, mein Spruch

Du hast hier die Möglichkeit, einen Hoodie mit einem lustigen Spruch selber zu gestalten, welcher genau zu dir passt und dich beschreibt. Was könnte auf deinem Hoodie stehen? Wäre es ein lustiger Spruch wie: »Ich trödel nicht, ich beobachte und lerne« passend für dich? Oder würde eher etwas wie: »Egal was, ich war`s nicht« auf deinem Hoody stehen? Überlege kurz und schreibe deinen passenden Spruch dann hier auf. Gerne kannst du auch einen Spruch für die Vorder- und Rückseite aufschreiben und dem Hoodie eine schöne Farbe geben oder ihn mit einem Muster verzieren.

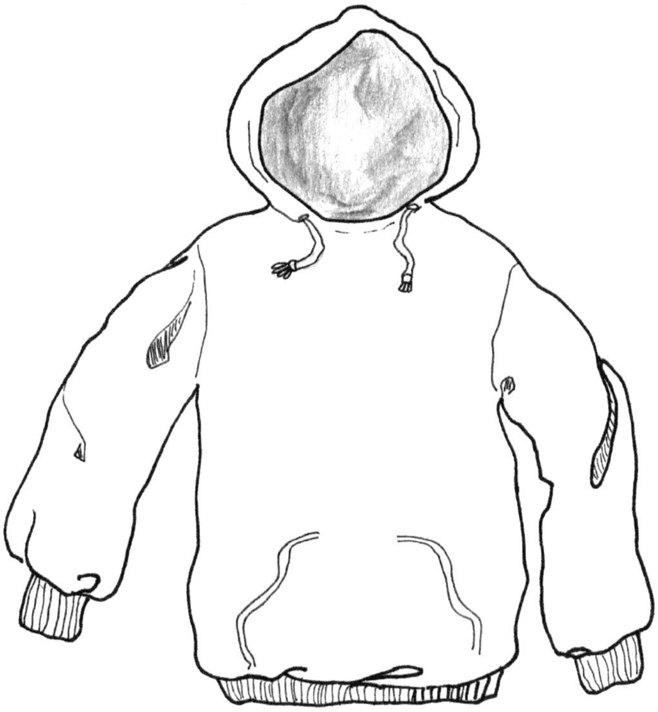

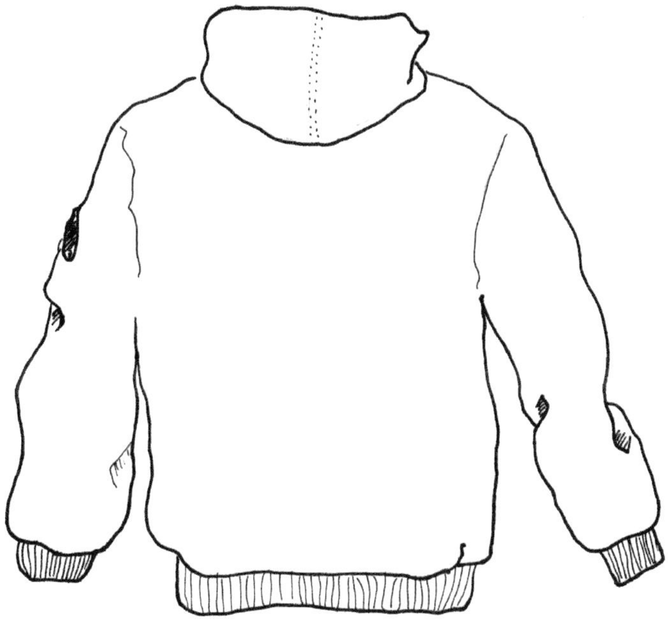

8 Tagebuch schreiben

Wer Tagebuch schreibt, ist in guter Gesellschaft!

Johann Wolfgang von Goethe, Franz Kafka, Anne Frank, Thomas Mann, Virginia Woolf und Kurt Cobain – alles berühmte, gebildete, intelligente und kreative Menschen, die ihre Erlebnisse und Erfahrungen in ein Tagebuch geschrieben haben.

Thematisieren Sie mit Ihrer Patientin die Vorteile des Tagebuchschreibens und ermutigen Sie sie, dies als Unterstützung während der Therapie zu nutzen. Vielleicht entdeckt Ihre Patientin das Tagebuchschreiben für sich und übernimmt es auch über die Therapie hinaus – dies scheint durchaus hilfreich und sinnvoll zu sein, wie eine Untersuchung von Risch und Wilz aus dem Jahr 2013 zeigt: Nach einer stationären Psychotherapie führten 21 Patienten ein Ressourcentagebuch. Innerhalb von vier Wochen beantworteten die Versuchspersonen 12 Fragen, die eine Auseinandersetzung mit den persönlichen Stärken, unterstützenden Beziehungen und eigenen Bewältigungskompetenzen erforderten. Die Schreibsitzungen führten bei den Teilnehmern nicht nur zu einer Verbesserung der kurzfristigen Stimmung, sondern auch zu einer verstärkten Nutzung der Emotionsregulationsstrategie »Neubewertung«: Den Studienpatienten fiel es leichter, positive Aspekte in belastenden Situationen zu erkennen und gezielt zu aktivieren, als einer Kontrollgruppe, die keine Intervention erhielt.

Mögliche Gefahren des Tagebuch-Schreibens

Wenn sich Ihnen die Frage stellt, ob die **Selbsterkenntnis** mit Hilfe des Tagebuch-Schreibens auch Gefahren oder negative Effekte birgt, dann muss diese Frage mit »Ja« beantwortet werden.

Bei Menschen, die nur dann Tagebuch schreiben, wenn sie »schlecht drauf« sind oder sich in einer depressiven Episode befinden, kann es in solchen Situationen zu einer Abwärts-Spirale kommen – nicht nur beim Schreiben, sondern auch beim anschließenden Wiederlesen. Der Praxistipp für solche Patientinnen lautet: Jeder Tagebucheintrag sollte mit mindestens einem positiven Punkt beendet werden, für den die Patientin dankbar ist.

Sind Tagebücher ehrlich?

Es scheint so, als würden sich Tagebuchschreiber am Anfang eher besser dastehen lassen, als es Dritte beschreiben würden. Doch je länger Personen schreiben, desto mehr nähern sie sich der Realität an.

Welche Arten von Tagebüchern gibt es eigentlich und welche könnten Ihre Patienten nutzen?

Die Definitionen für Tagebücher sind nicht ganz genau und die Grenzen verschwimmen etwas, aber es gibt prinzipiell die folgenden Arten:

- **Das klassische Tagebuch** ist das ideale Werkzeug, in dem ihre Patientinnen Tag für Tag die für sie wichtigen und auch unwichtigen Gedanken, Gefühle und Ereignisse festhalten können.
- **Das Urlaubs- oder Reisetagebuch** ist fast wie ein normales Tagebuch, aber in der Regel auf Reisen begrenzt. Das Schreiben eines Reisetagebuches kann während einer Reise helfen, Gedanken und Gefühle festzuhalten, um diese dann später in der Therapie zu besprechen. So gehen wichtige Gedanken und Entwicklungen nicht verloren.
- **Das Dankbarkeits-Tagebuch** kann eine sinnvolle Aufgabe für viele Patientinnen sein. In diesem Tagebuch soll Ihre Patientin täglich notieren, wofür sie heute dankbar ist. Es kann sich hierbei um kurze Momente, Eindrücke, Erlebnisse, nette Gespräche oder auch schöne Eindrücke handeln. Lassen Sie sich überraschen, wie diese scheinbaren Kleinigkeiten grundsätzlich in der Lage sind, langfristig die Stimmung Ihrer Patientin zu verbessern oder sie immer wieder auf die kleinen schönen Dinge im Leben aufmerksam machen.
- **Das Schwangerschafts-Tagebuch** kann für Patientinnen, die schwanger sind, ein sinnvolles Tagebuch sein. Das auf ca. neun Monate begrenzte Tagebuch, bei dem einfach alle Entwicklungen rund um die Schwangerschaft und ihr Leben niedergeschrieben werden können, ist besonders gut geeignet, um sich mit allen Themen rund um das zukünftige Kind und mögliche Veränderungen auseinanderzusetzen. Das Tagebuch selbst kann später auch eine interessante Lektüre über die eigene Entstehung und Entwicklung werden.

- **Positiv-Tagebuch für Eltern:** Hier notieren Eltern jeden Tag mindestens drei positive Dinge, die ihnen an ihrem Kind aufgefallen sind.
- **Gut-gelungen- oder Positiv-Tagebuch.** In einem solchen Tagebuch sollen Ihre Patientinnen alles notieren, wie der Titel schon sagt, einfach alles, was ihnen an jedem Tag gut gelungen ist.
- **Das Traum-Tagebuch** ist ein sehr spezielles Tagebuch, in dem die eigenen Träume entweder bereits während der Nacht, wenn Ihre Patientin davon wachgeworden ist, oder am nächsten Morgen, notieren kann. Diese können Sie dann gemeinsam mit Ihrer Patientin in der nächsten Sitzung besprechen.
- **Ein Krankheits-Tagebuch** kann Ihrer Patientin oder auch weiteren behandelnden Ärzten helfen, die Erkrankung besser zu verstehen und so mittel- und langfristig auch besser damit zurechtzukommen.
- **Das Schmerz-Tagebuch** ist das ideale Werk, um die Höhen und Tiefen und die langfristige Entwicklung einer Schmerzsymptomatik zu dokumentieren. Hier bietet es sich an, nicht nur mit Texten zu arbeiten, sondern auch eine Schmerzskala als optische und inhaltliche Unterstützung und festen Orientierungspunkt (s. Gräßer et al., 2017; 2016).
- **Das Symptom-Tagebuch** kann ebenfalls helfen, die zwischen den einzelnen Therapiestunden auftretenden Beschwerden genau zu dokumentieren und so in der nächsten Stunde gemeinsam mit Ihrer Patientin besser nachvollziehen zu können.
- **Das Stimmungs-Tagebuch** soll Ihre Patientin zur reinen Aufzeichnung ihrer Stimmung nutzen. Diese Aufzeichnungen sollten jedoch nicht allgemein für den Tag aufgeschrieben werden, sondern viel genauer – am besten stündlich. Schauen Sie, was jeweils hilfreiche Maßeinheiten sein können.
- **Ein Veränderungs-Tagebuch** soll alle Veränderungen Ihrer Patientin aufzeichnen und auch Ziele beinhalten, anhand derer die Erreichung und Veränderung nachvollzogen werden kann.

Praxistipp für jüngere Patientinnen:

Geben Sie Ihrer Patientin so wenig wie möglich vor. Ermutigen Sie sie, kreativ zu sein und sich an keine Grenzen zu halten. Fragen Sie sie ruhig, ob sie neben den Stiften eventuell Bastelmaterialien, Schere, Kleber oder mehr Papier benötigt, weil sie vielleicht eine der Vorlagen zu den Seiten vergrößern oder etwas Gebasteltes oder Gemaltes hineinkleben möchte.

Sie kennen wahrscheinlich Erwachsene oder Kinder, die nicht gerne schreiben, weil sie der Meinung sind, sie könnten das nicht gut. Wenn Kinder – und Erwachsene – sehr gehemmt sind, können Sie vorschlagen, in Versalien, also Großbuchstaben, zu schreiben. Oder Sie sagen der Patientin, dass Sie das Geschriebene gar nicht sehen wollen und die Patientin Ihnen, wenn sie möchte, die Texte vorlesen kann. Manchmal funktioniert das als Eisbrecher.

Ein weiteres »Hilfsmittel« kann auch eine Vorstrukturierung z.B. in Form eines Kalenders, Planers oder des aktuell allseits beliebten Bullet Journals sein. Viele Patientinnen haben auch Spaß daran, die inzwischen großen Abteilungen der Buchläden hierzu zu durchstöbern.

Tipp für Ihre Patientinnen:

Steigen Sie nicht zu schnell in die Betrachtungen der Belastungen ein. Beachten Sie, ob Ihre Patientin ausreichend Vertrauen zu Ihnen aufgebaut hat und genügend Ressourcen besitzt, um mit der Betrachtung seiner Belastungsmomente umgehen zu können.

Würdigen Sie die Ergebnisse Ihrer Patientinnen

Achten Sie darauf, die Texte Ihrer Patientin entsprechend zu würdigen. Wenn es Ihrer Patientin gelingt, regelmäßig Tagebuch über eigene Gedanken und Entwicklungen zu führen, kann sie sehr stolz auf sich sein. Die einzelnen Tagebucheinträge können - wenn die Patientin einverstanden ist - zur nächsten Therapiesitzung mitgebracht werden und den Ausgangspunkt für weiterführende Gespräche darstellen. Achten Sie darauf, die Bedürfnisse Ihrer Patientin wahrzunehmen: Wenn sie einen Eintrag nicht zeigen möchte, akzeptieren Sie ihren Wunsch. Gleichzeitig kann einem erhöhten Mitteilungsbedürfnis durch das Vorlesen eines Eintrages nachgekommen werden.

Tagebuch-Apps

Wenn Ihre Patientin lieber mit dem Tablet oder Smartphone ihr Tagebuch schreiben möchte, können Sie ihr auch die folgenden Apps empfehlen (Stand Herbst 2019):

Name	Beschreibung	Preis	Betriebssystem
Diaro	Diaro ist eine App, die das Tagebuch zwischen mehreren Geräten synchronisieren kann. Die App ist in 20 Sprachen erhältlich. Diario verfügt über eine Listen- und Kalenderfunktion. Ein Sicherheitscode zum Schutz ist ebenfalls vorgesehen. Alle Einträge können zusätzlich durch Bilder ergänzt werden.	Kostenlos	Android 2.1 oder höher
Mein Tagebuch HD	Diese Tagebuch-App enthält viele Funktionen und den wichtigen Passwortschutz, um persönliche Gedanken und Erlebnisse sicher vor Zugriffen Dritter zu schützen. Sprachen: Deutsch, Englisch, Französisch, Italienisch, Spanisch.	3,59€	iOS 4.3 oder neuer, erhältlich bei iTunes
Ferien Tagebuch	Reisetagebuch mit Hilfe einer App. Automatische Erfassung der Route mit GPS, und Dokumentation mit Bildern, Videos, Tonaufnahmen und Texten.	Kostenlos	ab Android 2.1.
Foto-Tagebuch	Diese App sortiert Ihre Fotos chronologisch in einem Kalender. Nach Klick auf ein Datum werden alle Fotos des Tages geöffnet und angezeigt.	Kostenlos	ab Android 1.6.

Arbeitsmaterialien

In diesem Kapitel finden Sie die folgenden Schreibvorlagen:

INFO 28 Anleitung und Tipps für Ihr Tagebuch. Wenn Ihre Patientin das Tagebuchschreiben ausprobieren möchte, können Sie ihr dieses Arbeitsblatt vorlegen. Es beantwortet wichtige Fragen rund um den Schreibprozess und gibt hilfreiche Anhaltspunkte und Themenvorschläge mit auf den Weg.

AB 56 Ein Satz jeden Tag. Diese Übung lädt Ihre Patientin dazu ein, sich schreibend selbst zu begleiten: Sie soll jeden Tag einen Satz in ihr Tagebuch schreiben. Dies kann morgens direkt nach dem Aufstehen oder auch abends als Tagesabschluss geschehen. Wer diese Technik kontinuierlich weiterführt, kann nach einiger Zeit interessante Entwicklungen, Veränderungen und überdauernde Muster erkennen.

AB 57 Mein Tagebuch 1 – AB 62 Mein Tagebuch 6. Diese sechs Arbeitsblätter können als Vorlagen zum Verfassen eigener Tagebucheinträge genutzt werden und unterscheiden sich nur durch die Gestaltung der Grafiken. Neben schlichteren Designs sind auch Zeichnungen von Einhörnern oder Hip-Hop-Tänzern vertreten, die unterschiedliche Zielgruppen ansprechen.

AB 63 Mein Traumtagebuch. Wenn Sie mit Ihrer Patientin über ihre Träume sprechen möchten, können Sie ihr das Führen eines Traumtagebuchs empfehlen. Dabei werden alle Aspekte festgehalten, an die man sich nach dem Traum noch erinnern kann, um sie zum Gegenstand eines Gespräches zu machen und mögliche Erklärungen für die Inhalte zu finden. Ihre Patientin kann ihre Erinnerungen in die Traumfänger-Vorlage hineinschreiben. Dieses AB können Sie bei Kindern und Jugendlichen, aber natürlich auch bei erwachsenen Patientinnen einsetzen.

AB 64 Mein Positiv-Tagebuch. Dieses Arbeitsblatt erklärt Kindern und Jugendlichen, wie sie ihr eigenes Positiv-Tagebuch führen können. Es geht darum, den jeweils erlebten Tag noch einmal Revue passieren zu lassen und alles festzuhalten, was an diesem Tag gut war. Auf diese Weise kann der Blick für große und kleine Freuden des Lebens geschärft werden. Dieses AB können Sie natürlich auch bei erwachsenen Patientinnen einsetzen.

INFO 28 Anleitung und Tipps für Ihr Tagebuch

J E

Schreiben Sie alles in Ihr Tagebuch, was Sie für erwähnenswert halten!

- Erlebnisse, die Sie aufgewühlt haben, von denen Sie meinen, diese mit niemandem besprechen zu können.
- Ideen und Gedanken, die Ihnen durch den Kopf »schießen«, die Sie nicht vergessen wollen.
- Emotionen von Angst, Wut, Begeisterung, Trauer oder was Sie empfinden und, wenn Sie mögen, auch wie es dazu kam und wie Sie damit umgegangen sind oder in Zukunft umgehen möchten.
- Pläne und wie Sie diese umsetzen möchten: In der Regel werden aufgeschriebene Pläne und Ziele eher umgesetzt, deshalb ist die Zielerreichung auch wahrscheinlicher.
- Ihr Leben, Ihre Geschichte, Ihren bisherigen Weg: alle Handlungsstränge und wichtigen Punkte, die Sie für erwähnenswert halten: Arbeit, Beziehung, Geld, Freundschaften, Unfälle, Geheimnisse … Ein Tagebuch ist ein sehr persönliches und individuelles Werk.
- Keine Schreib-Entscheidung ist endgültig: Wenn Sie beispielsweise auf Laptop oder Tablet starten, dann ist es völlig in Ordnung, später in einem schönen speziellen Buch mit einem Füllfederhalter weiter zu schreiben.
- Mini-Einträge: Benutzen Sie Ihr Tagebuch nicht nur für ausführliche Einträge, sondern auch für kurze Notizen, Ideen.
- Positive Einträge zum Schluss: Beenden Sie jeden Eintrag mit mindestens einem positiven Punkt, für den Sie heute dankbar sind.
- Kein Zwang! Setzen Sie sich nicht selbst unter Druck. Es besteht keine Pflicht, jeden Tag schreiben zu müssen. Sehen Sie das Schreiben als Chance und nicht als Pflicht!
- Das Entscheidende ist: Beginnen Sie einfach!

> ! Wenn Ihnen das zu kompliziert erscheint, dann gilt einfach der folgende Grundsatz: Schreiben Sie auf, was gerade passiert ist und wie Ihre Gedanken dazu sind, wie es Ihnen gerade geht, was Sie getan haben und wie es dazu gekommen ist. Dann sind Sie immer auf dem richtigen Weg!

Digital oder Analog? Wenn Sie lieber mit der Hand schreiben, dann tun Sie das! Wenn Sie eher mit der Tastatur schreiben, dann ist das auch OK. Selbst mit dem Handy und speziellen Apps können Sie Tagebuch schreiben. Das hat sogar den Vorteil, dass Sie jederzeit Ihre Einträge machen können. Probieren Sie aus, was Ihnen am Anfang mehr Freude bereitet oder praktikabler ist.

Du- oder Sie-Ansprache? Schreiben Sie Ihr Tagebuch für einen Dritten? Oder sprechen Sie eher mit sich selbst? Probieren Sie aus, welche Ansprache besser für Sie funktioniert. Vielleicht passt aber auch mal die eine, mal die andere besser.

Nur Text? Wenn Sie Freude daran haben oder manche Dinge besser durch Zeichnungen oder Bilder und Fotos »sagen« können, dann erweitern Sie Ihr Tagebuch durch jedes beliebige Element. Sie können auch jeden Tag das Bild des Tages malen und es in Ihr Tagebuch integrieren.

Chronologisch oder chaotisch-kreativ? Auch hier gibt es keine Regel. Schreiben Sie chronologisch, oder wie es Ihnen gerade durch den Kopf geht!

Schreibblockade? Was können Sie in Ihr Tagebuch schreiben, wenn Ihnen gerade partout nichts einfällt oder nichts passiert ist? Keine Sorge: Dann beginnen Sie einfach mit der Beantwortung der folgenden Frage: »Wie geht es mir denn gerade?« Sie werden sehen, wenn der erste Satz auf dem Papier steht, dann läuft es meist von alleine weiter.

Sinnvolle Blockaden. Wenn Sie allerdings bei einem bestimmten Thema eine »sinnvolle Blockade« haben, und Sie sich dadurch schützen wollen, dann zwingen Sie sich nicht, weiterzuschreiben. Sprechen Sie zunächst mit Ihrem Therapeuten oder Ihrer Therapeutin! Vielleicht hilft auch dieser Trick: Schreiben Sie aus dem Blickwinkel einer anderen Person über das Geschehen.

Wenn es Ihnen im Moment nicht gelingt oder Sie noch nicht bereit sind, über bestimmte Erlebnisse zu schreiben, dann warten Sie einfach ab, bis der richtige Augenblick kommt. Erzwingen Sie nichts!

AB 56 **Ein Satz jeden Tag** J E

Haben Sie schon mal überlegt, sich schreibend selbst zu begleiten? Das kann richtig Spaß machen. Sie können z.B. jeden Tag zu einer bestimmten Uhrzeit einen Satz für den Tag schreiben, das kann einer sein, der den Tag zusammenfasst oder einer, mit dem Sie den Tag beginnen möchten, so wie ein »Tages-Motto«. Sie können auch jeden Tag zu einer bestimmten Zeit für eine bestimmte Zeitdauer schreiben. Probieren Sie es einfach mal aus.

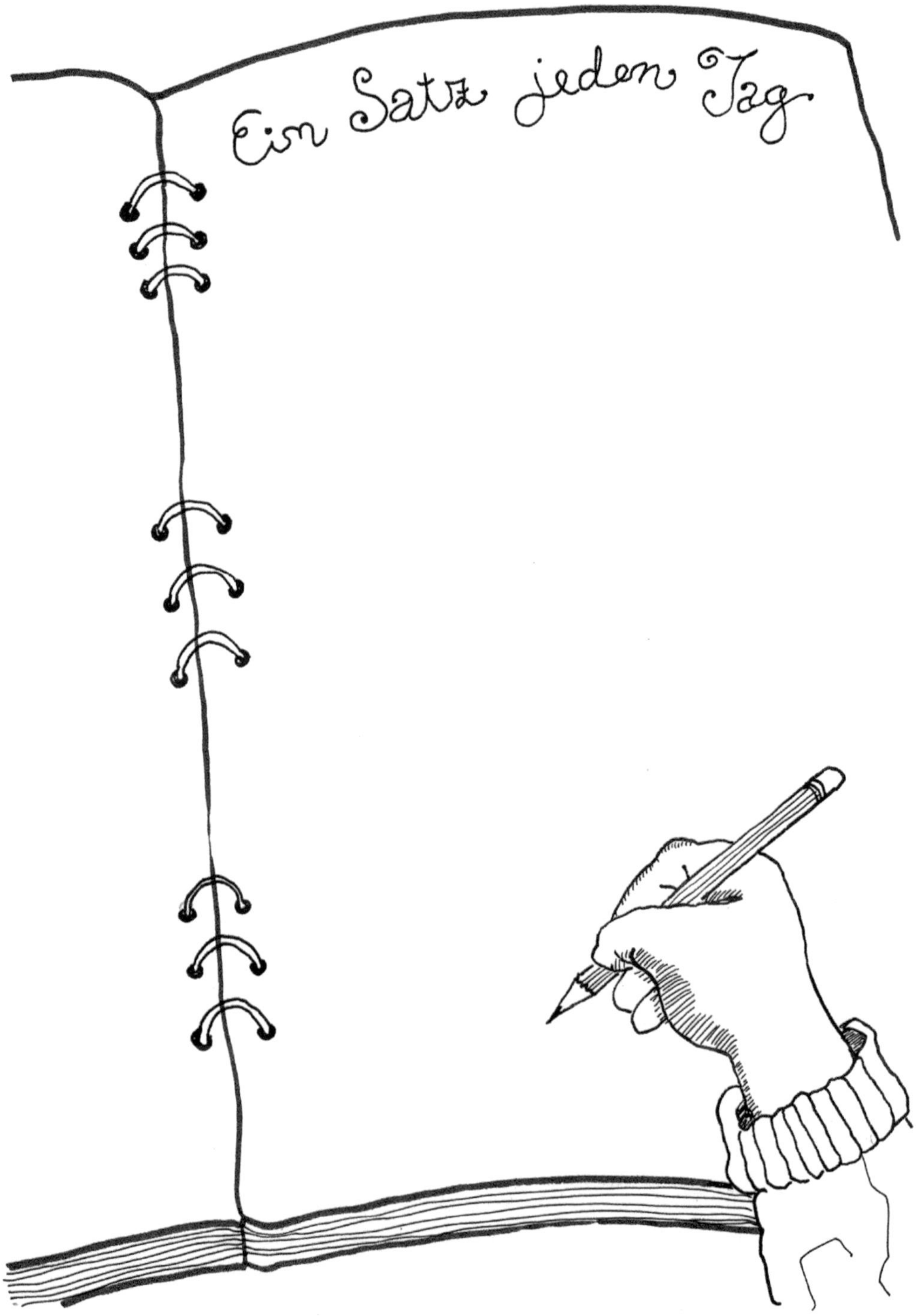

AB 57 **Mein Tagebuch 1** J E

In einem Tagebuch können Sie jeden Tag eintragen, was Sie so erlebt haben, wenn etwas Wichtiges passiert ist, wenn Ihnen Dinge besonders gut gelungen sind oder Sie Dinge erlebt haben, die nicht so schön waren. Sie können aber auch Ihre Wünsche und Gedanken, die Ihnen einfallen, aufschreiben. Wenn Sie möchten, planen Sie für das Schreiben Ihres Tagebuchs eine feste Zeit fest ein. Vielleicht passt es Ihnen besonders gut direkt nach dem Abendessen oder besser kurz vor dem Schlafengehen. Wichtig ist, dass Sie es fest in Ihren Tagesablauf integrieren. Nehmen Sie sich zu dieser festgelegten Zeit einige Minuten, um den Tag Revue passieren zu lassen und tragen Sie all diese Dinge ein. Wenn Sie noch nicht sicher sind, ob das Tagebuchschreiben etwas für Sie ist, dann starten Sie doch einfach mit dieser Vorlage und wenn es Ihnen gefällt, kaufen Sie sich ein schönes, eigenes Tagebuch.

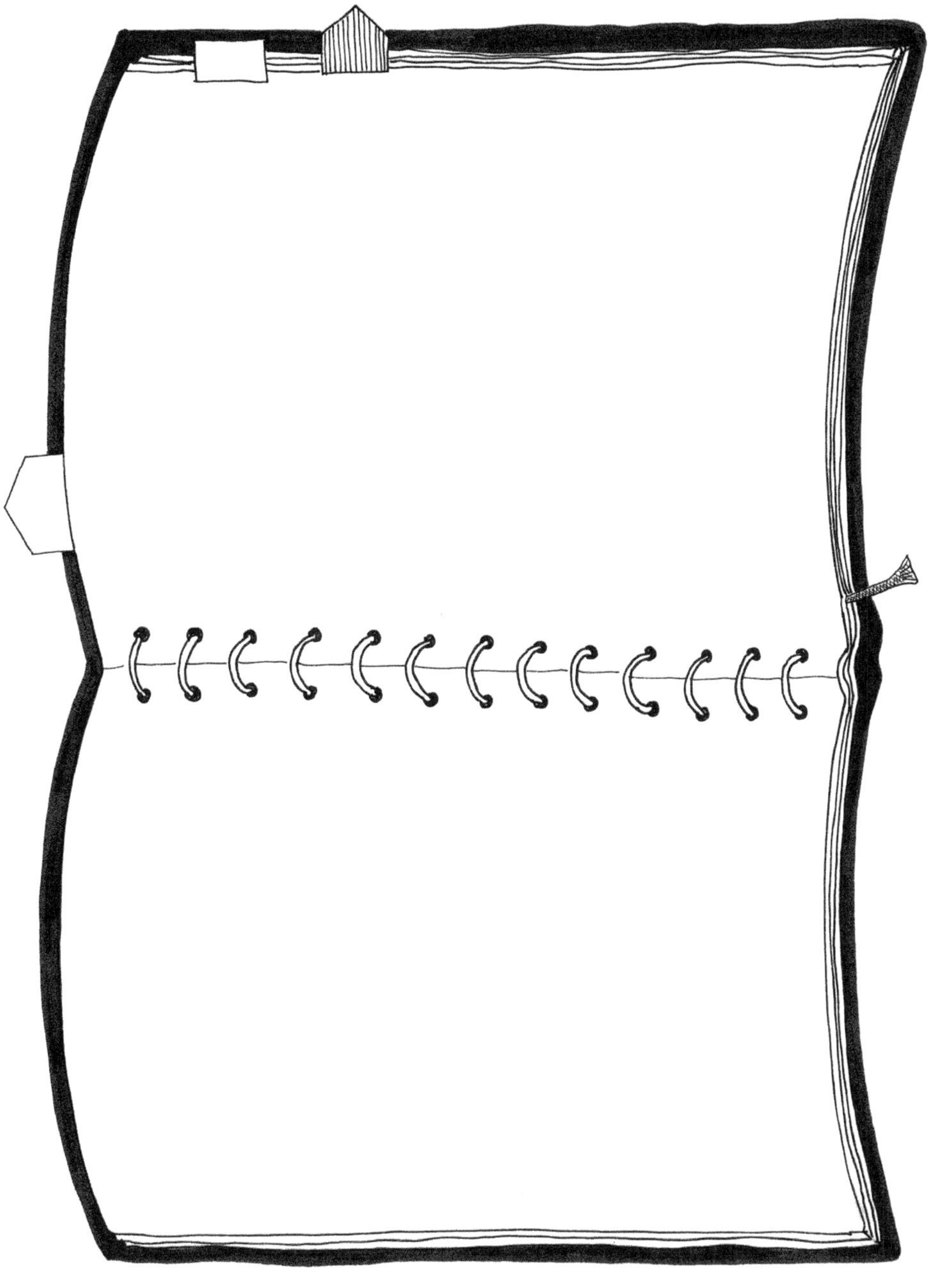

AB 58 Mein Tagebuch 2

J E

In einem Tagebuch können Sie jeden Tag eintragen, was Sie so erlebt haben, wenn etwas Wichtiges passiert ist, wenn Ihnen Dinge besonders gut gelungen sind, oder Sie Dinge erlebt haben, die nicht so schön waren. Sie können aber auch Ihre Wünsche und Gedanken, die Ihnen einfallen, im Tagebuch festhalten. Wenn Sie möchten, planen Sie für das Schreiben Ihres Tagebuchs eine feste Zeit fest ein. Vielleicht passt es Ihnen besonders gut direkt nach dem Abendessen oder besser kurz vor dem Schlafengehen. Wichtig ist, dass Sie es fest in Ihren Tagesablauf integrieren. Nehmen Sie sich zu dieser festgelegten Zeit einige Minuten, um den Tag Revue passieren zu lassen und tragen Sie all diese Dinge ein. Wenn Sie noch nicht sicher sind, ob das Tagebuchschreiben etwas für Sie ist, dann starten Sie doch einfach mit dieser Vorlage und wenn es Ihnen gefällt, kaufen Sie sich ein schönes, eigenes Tagebuch.

Mein Tagebuch 3

In einem Tagebuch kannst du jeden Tag eintragen, was du so erlebt hast, wenn etwas Wichtiges passiert ist, wenn dir Dinge besonders gut gelungen sind oder du Dinge erlebt hast, die nicht so schön waren. Du kannst auch Wünsche und Gedanken, die dir einfallen, aufschreiben. Wenn du möchtest, plane für das Schreiben deines Tagebuchs eine feste Zeit ein. Vielleicht passt es dir besonders gut direkt nach der Schule oder besser kurz vor dem Schlafengehen. Wichtig ist, dass du es fest in deinen Tagesablauf einbringst. Nimm dir nach Möglichkeit zu dieser festgelegten Zeit einige Minuten, um deinen Tag Revue passieren zu lassen und trage all diese Dinge ein. Wenn du noch nicht sicher bist, ob das Tagebuchschreiben etwas für dich ist, dann starte doch einfach erstmal mit dieser Vorlage und wenn es dir gefällt, kaufe dir ein schönes, eigenes Tagebuch.

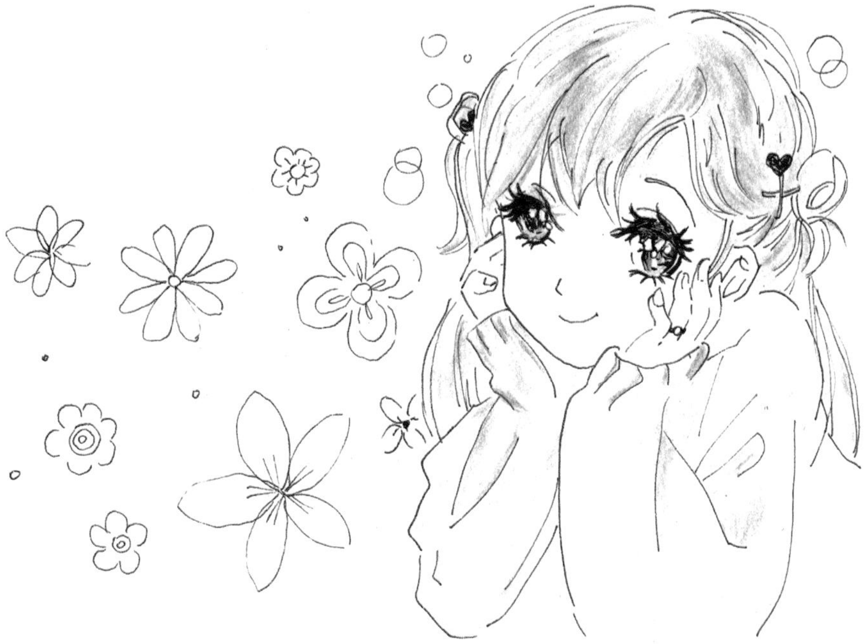

AB 60 **Mein Tagebuch 4** K J

In deinem Tagebuch kannst du all das eintragen, was dir gerade durch den Kopf geht. Schreibe auf, was du so alles am Tag erlebt hast, was gut oder schlecht gelaufen ist und welche Wünsche und Träume du vielleicht gerade im Kopf hast. Vielleicht hattest du z.B. einen blöden Streit mit einem Freund, da könntest du aufschreiben, wie schlecht es dir damit geht und dass du hoffst, dich ganz schnell wieder zu vertragen, vielleicht fallen dir gute Ideen ein, wie man den Streit wieder schlichten kann, dann kannst du auch diese Ideen in deinem Tagebuch aufschreiben. Nimm dir für dein Tagebuch jeden Tag etwas Zeit, am besten immer zur gleichen Zeit. Vielleicht magst du es abends vor dem Schlafengehen führen, dann kommst du zur Ruhe und kannst noch einmal gut über den Tag nachdenken. Wenn du noch kein eigenes Buch hast, kannst du erstmal mit dieser Vorlage loslegen und schauen, ob du das Tagebuchschreiben weitermachen möchtest.

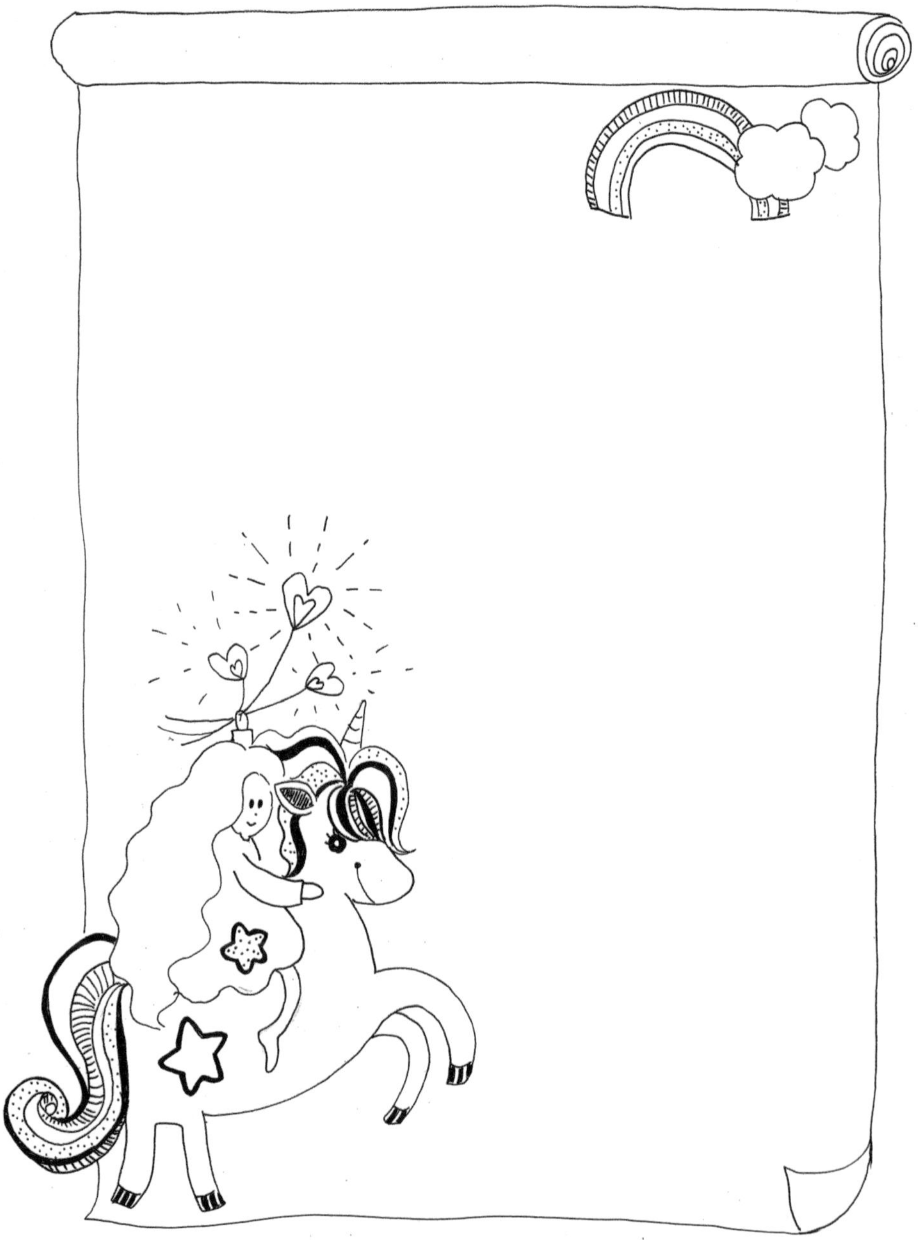

In deinem Tagebuch kannst du all das eintragen, was dir gerade durch den Kopf geht. Schreibe auf, was du so alles am Tag erlebt hast, was gut oder schlecht gelaufen ist und welche Wünsche und Träume du vielleicht gerade im Kopf hast. Vielleicht hattest du z.B. einen blöden Streit mit einem Freund, da könntest du aufschreiben, wie schlecht es dir damit geht und dass du hoffst, dich ganz schnell wieder zu vertragen, vielleicht fallen dir gute Ideen ein, wie man den Streit wieder schlichten kann, dann kannst du auch diese Ideen in deinem Tagebuch aufschreiben. Nimm dir für dein Tagebuch jeden Tag etwas Zeit, am besten immer zur gleichen Zeit. Vielleicht magst du es abends vor dem Schlafengehen führen, dann kommst du zur Ruhe und kannst noch einmal gut über den Tag nachdenken. Wenn du noch kein eigenes Buch hast, kannst du erstmal mit dieser Vorlage loslegen und schauen, ob du das Tagebuchschreiben weitermachen möchtest.

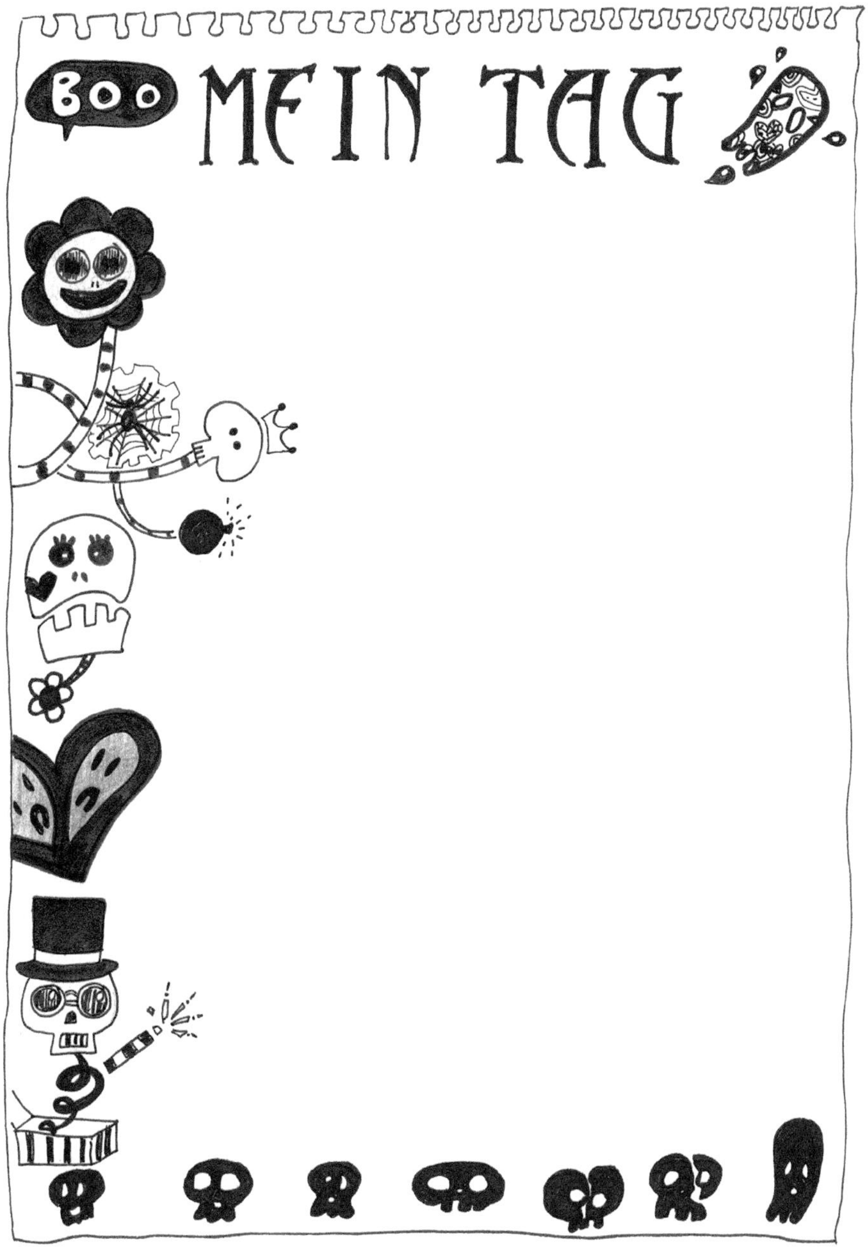

AB 62 Mein Tagebuch 6 K J

In deinem Tagebuch kannst du all das eintragen, was dir gerade durch den Kopf geht. Schreibe auf, was du so über den Tag alles Cooles erlebt hast, welchen Abenteuern du dich gestellt hast und welche davon vielleicht auch schiefgegangen sind. Vielleicht hast du auch irgendwelche Ideen, was du gerne noch erreichen möchtest, auch das könntest du in deinem Tagebuch aufschreiben. Vielleicht hattest du auch einen blöden Streit mit einem Freund, da könntest du aufschreiben, wie es dir damit geht und dass du hoffst, dich ganz schnell wieder zu vertragen, vielleicht fallen dir gute Ideen ein, wie man den Streit wieder schlichten kann, dann kannst du auch diese Ideen in deinem Tagebuch aufschreiben. Nimm dir für dein Tagebuch jeden Tag etwas Zeit, am besten immer zur gleichen Zeit. Vielleicht magst du es abends vor dem Schlafengehen führen, dann kommst du zur Ruhe und kannst noch einmal gut über den Tag nachdenken. Wenn du noch kein eigenes Buch hast, kannst du erstmal mit dieser Vorlage loslegen und schauen, ob du das Tagebuchschreiben weitermachen möchtest.

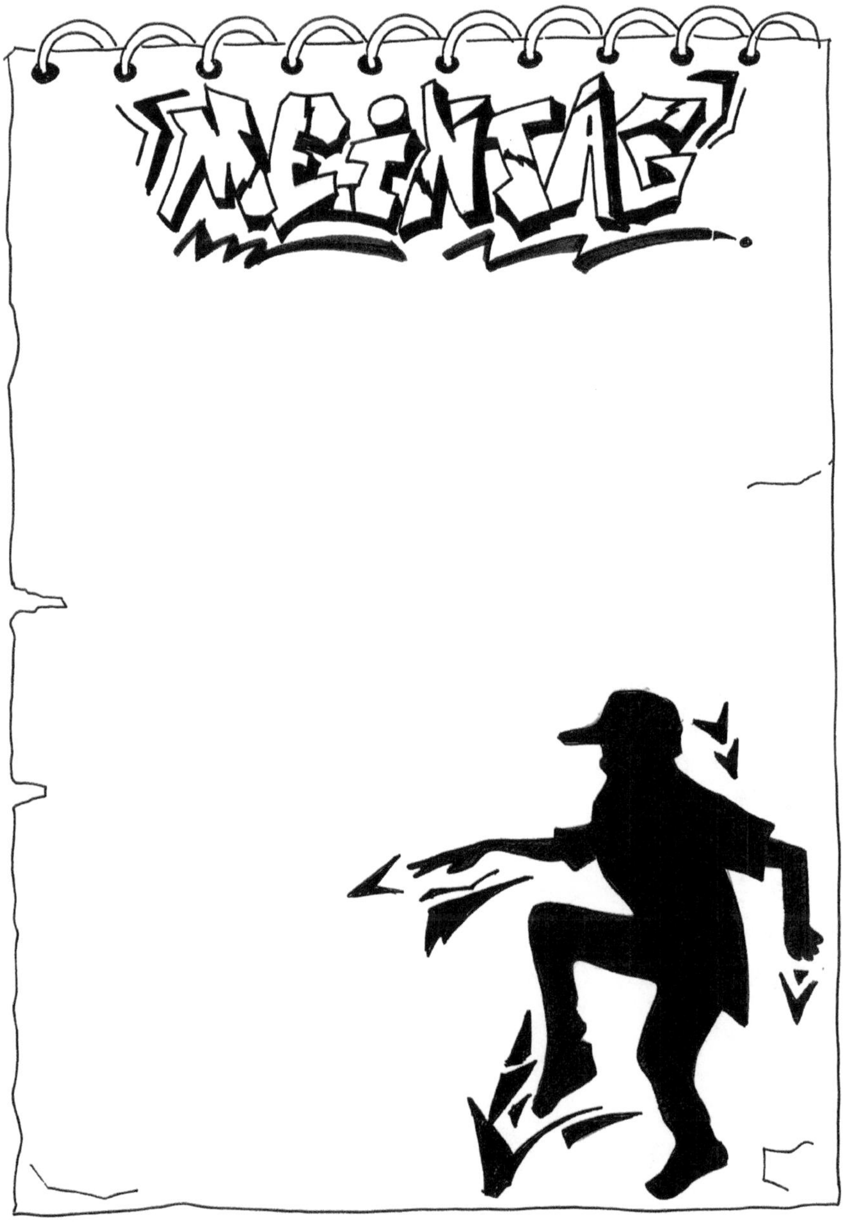

AB 63 **Mein Traumtagebuch** K J

In einem Traumtagebuch kannst du aufschreiben, was du in deinen Träumen erlebt hast. An manchen Tagen bist du vielleicht froh, dass du deinen Traum nicht weiterträumen musst, weil du vielleicht gerade vor einem gruseligen Monster davongelaufen bist. Manchmal bist du aber vielleicht auch traurig, weil du gerade so etwas Schönes geträumt hast. Am besten schreibst du direkt morgens deine Träume auf, denn dann kannst du dich noch am besten an alle Einzelheiten erinnern. Nutze den Platz in den Traumwolken für deine Träume …

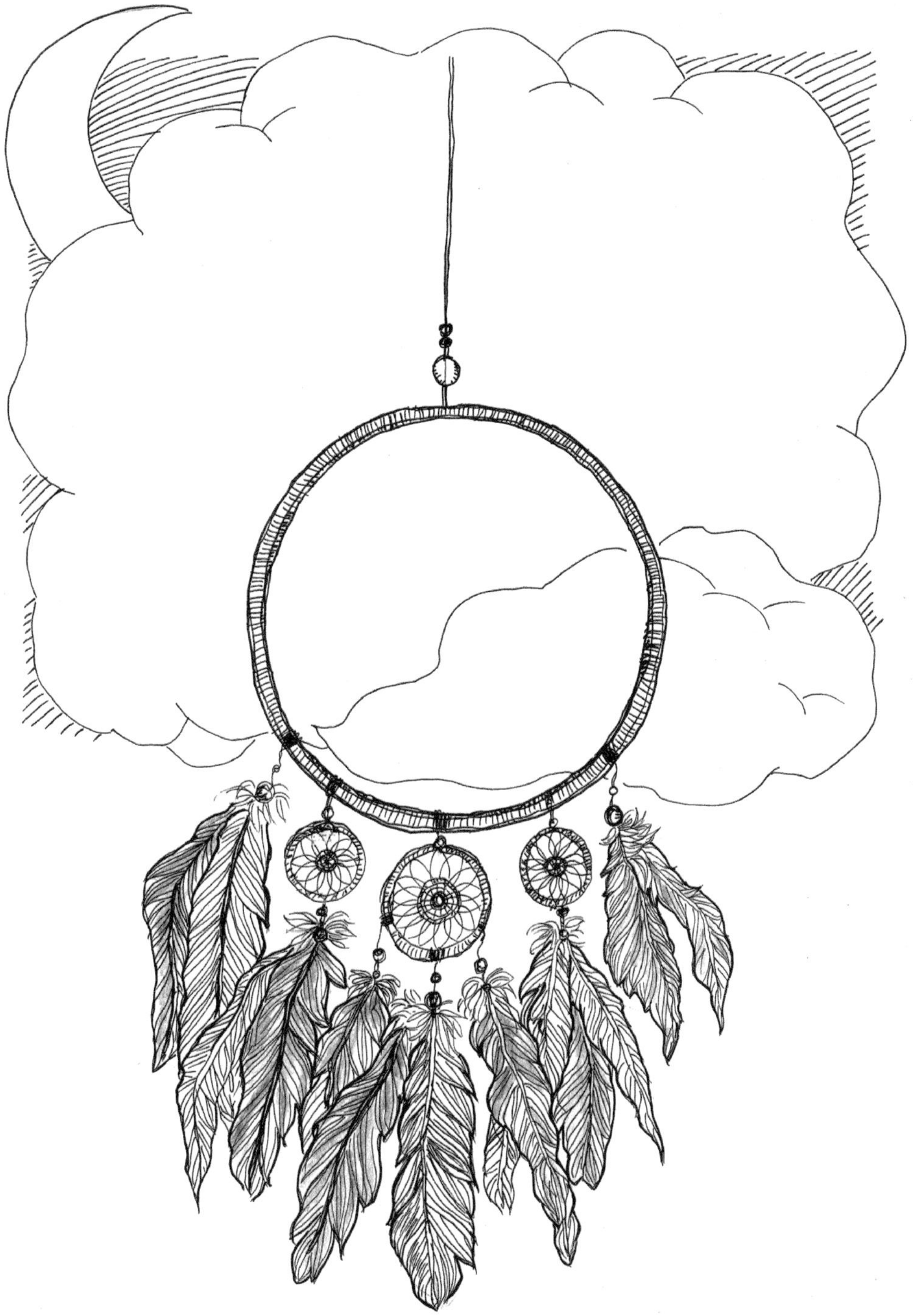

In einem Positiv-Tagebuch geht es darum, auf die positiven schönen Dinge, die du den Tag über gesehen und erlebt hast, zu schauen. Nimm dir dafür abends ein wenig Zeit und gehe noch einmal deinen Tag von Beginn an durch und schreibe all das auf, was an dem Tag gut war. Vielleicht bist du ja schon mit guter Laune morgens aufgestanden, hast sogar noch mit deinem sonst total nervigen Bruder etwas rumgealbert, bekamst vielleicht in der Schule ein Lob von einer Lehrerin und beim Sport hast du endlich etwas geschafft, was du schon lange versucht hast, du hast die Schularbeiten schneller als sonst geschafft und abends gab es noch was Leckeres zu essen. Wichtig: Es dürfen NUR POSITIVE SACHEN aufgeschrieben werden!

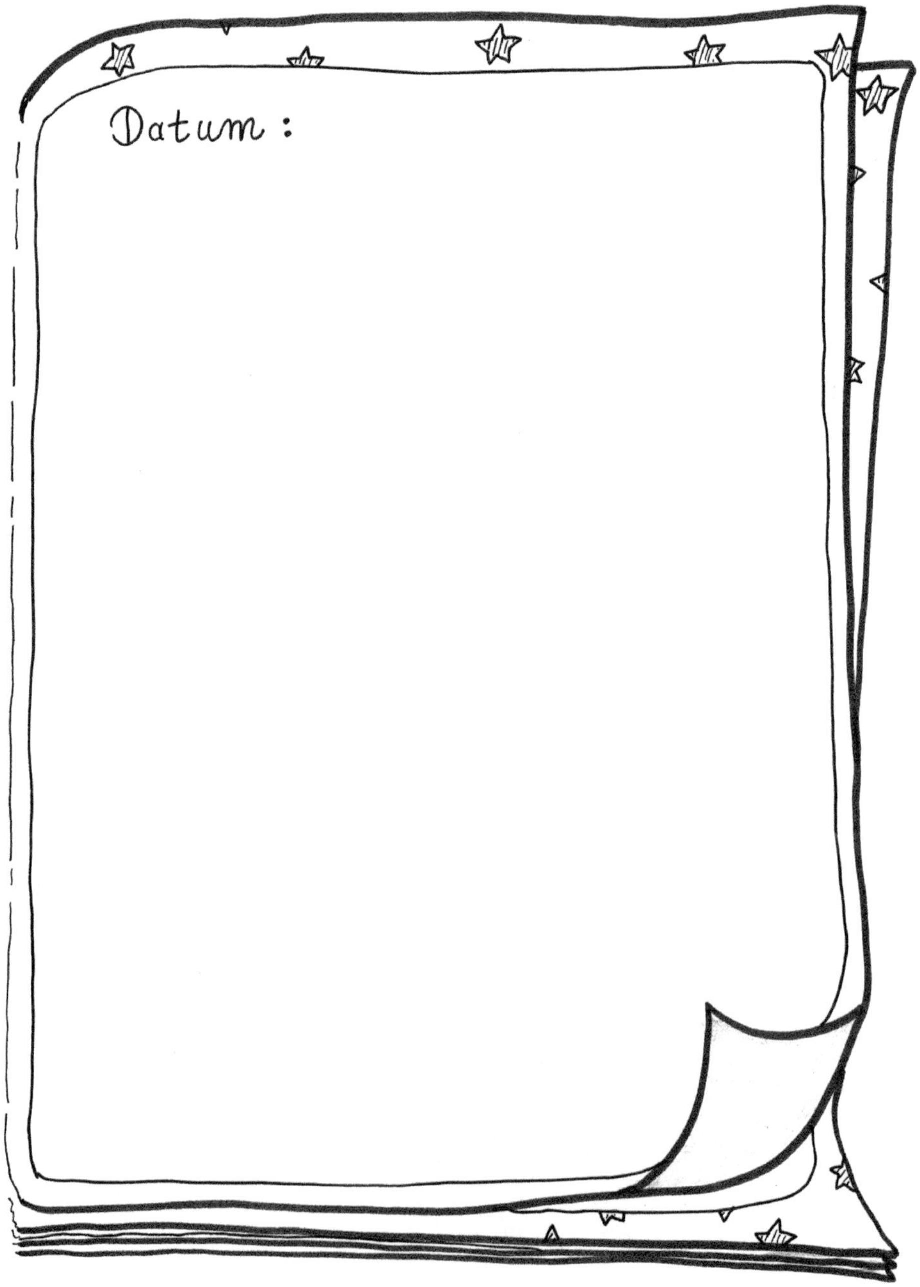

9 Beziehungen zu anderen Personen schriftlich erforschen

Die Betrachtung des sozialen Umfelds von Patienten nimmt in der psychotherapeutischen Arbeit einen hohen Stellenwert ein. Beziehungen zu Familienmitgliedern, Freunden, Arbeitskollegen und anderen Menschen sind meist mit unterschiedlichen Bedeutungen verbunden: Sie können Ressourcen darstellen oder mit einem spezifischen Problempotenzial einhergehen.

Im vorliegenden Kapitel haben wir für Sie eine Reihe von Übungen zusammengestellt, die eine schriftliche Auseinandersetzung mit den Beziehungen zu anderen Personen ermöglichen. Sie eignen sich für unterschiedliche Phasen des therapeutischen Prozesses und können sowohl in der Diagnostik als auch bei der Verankerung von Therapieerfolgen zielführend sein.

Arbeitsmaterial

In diesem Kapitel finden Sie die folgenden Schreibvorlagen (viele der ABs sind für Kinder und Jugendliche formuliert, sie eignen sich aber natürlich auch für den Einsatz mit erwachsenen Patienten):

AB 65 Meine Herkunft, meine Ahnen, mein Stammbaum. Diese Übung lädt Kinder und Jugendliche dazu ein, einen Blick auf ihren Stammbaum zu werfen. Ausgehend von der eigenen Person können – gegebenenfalls mit Hilfe der Eltern oder anderer Bezugspersonen – Familienangehörige und entfernte Verwandte aufgeschrieben werden. Die Betrachtung der entstandenen Visualisierung kann nicht nur Ihnen, sondern auch Ihrem Patienten Auffälligkeiten und Besonderheiten aufzeigen.

AB 66 Meinungsverschiedenheit zwischen dir und einer anderen Person. Wenn Ihr Patient von häufigen Streitereien oder Diskussionen mit Familienangehörigen oder Freunden berichtet, können Sie ihn bitten, ein beispielhaftes Gespräch aufzuschreiben. Häufig werden dabei bestimmte Denkweisen und Interaktionsmuster aufgedeckt, die Sie als Therapeut aufgreifen und gemeinsam mit Ihrem Patienten besprechen können.

AB 67 Meinungsverschiedenheit zwischen zwei anderen Personen. Dieses Arbeitsblatt erlaubt die Dokumentation von Dialogen und Diskussionen zwischen zwei anderen Personen. Ihr Patient stellt sich vor, wie er zwei Menschen während eines Gespräches beobachtet und ihnen zuhört und dann in den Sprechblasen die Aussagen der beiden Gesprächspartner einträgt. Auf diese Weise können z.B. erste Einblicke in Konflikte zwischen den Eltern oder Freunden gewonnen werden.

AB 68 Zwei Personen sprechen über dich. Für Ihren Patienten kann es auch hilfreich sein, zu überlegen, wie zwei andere Personen in seiner Abwesenheit über ihn sprechen würden. Sie können diese Übung einsetzen, um das Verhältnis Ihres Patienten zu bestimmten Personen zu verstehen und mögliche Denkfehler aufzudecken.

AB 69 Zwei Personen sprechen über eine andere Person. Im Rahmen dieser Aufgabe stellt Ihr Patient sich vor, Zeuge eines Gesprächs zwischen zwei Menschen zu werden, die sich über eine dritte Person unterhalten. Dies könnte z.B. in der Schule oder auch bei Geschwistern oder Eltern der Fall sein.

AB 70 Perspektivwechsel: Der Schritt »aus mir heraus«. Diese Übung leitet Ihren Patienten dazu an, sich selbst durch die Augen einer anderen Person zu betrachten. Es geht darum, eigene Gedanken und Gefühle aus der Er- oder Sie-Perspektive zu beschreiben und eine wohltuende Distanz zu sich selbst einzunehmen, die häufig zu neuen Einsichten über das eigene Verhalten führt.

AB 71 Die Perspektive anderer Personen übernehmen. Hier wird Ihr Patient dazu eingeladen, die Perspektive einer anderen Person zu übernehmen, um ihre Absichten und Verhaltensweisen besser verstehen zu können. Auf diese Weise wird ein wichtiger Beitrag zur Lösung von Konflikten und Meinungsverschiedenheiten geleistet. Ihr Patient erkennt neue Handlungsmöglichkeiten und kann seine Perspektivenübernahmefähigkeit für die Zukunft stärken.

Meine Herkunft, meine Ahnen, mein Stammbaum

K J

Hier hast du eine freie Seite, auf der du einmal ganz in Ruhe deine Familie unter die Lupe nehmen kannst. Versuche einmal, deinen Stammbaum aufzumalen. Vielleicht können dir neben deinem Therapeuten bzw. deiner Therapeutin auch deine Eltern oder andere Menschen aus deiner Familie ein klein wenig helfen, wenn du nicht alle Personen kennst, die zu deiner Verwandtschaft dazu gehören. Fange bei deinen Eltern und Geschwistern und dir selbst an, dann kommen deine Großeltern, Tanten, Onkel, Cousins und Cousinen und wenn du magst, andere wichtige Personen dazu. Wenn du deinen Stammbaum so gut es geht erstellt hast, schau ihn dir mal ganz in Ruhe an. Gibt es Dinge, die dir auffallen? Gibt es vielleicht viel mehr Mädchen in deiner Generation, oder sind alle Männer geschieden, aber die Frauen alle noch verheiratet? Wen magst du besonders gern, wen nicht so? Gibt es zu bestimmten Personen schöne Geschichten oder Anekdoten? Was fällt dir ein? All diese Gedanken kannst du neben oder unter deinem Stammbaum aufschreiben oder du nimmst noch eine Extra-Seite dazu.

Meinungsverschiedenheit zwischen dir und einer anderen Person

K J

Stell dir einmal vor, du hättest mit einer Freundin oder einem Freund eine Meinungsverschiedenheit zu einem bestimmten Thema. Was ist euer Thema und wie könnte so ein Gespräch zwischen euch beiden verlaufen? Schreibe dies einmal in die Sprechblase.

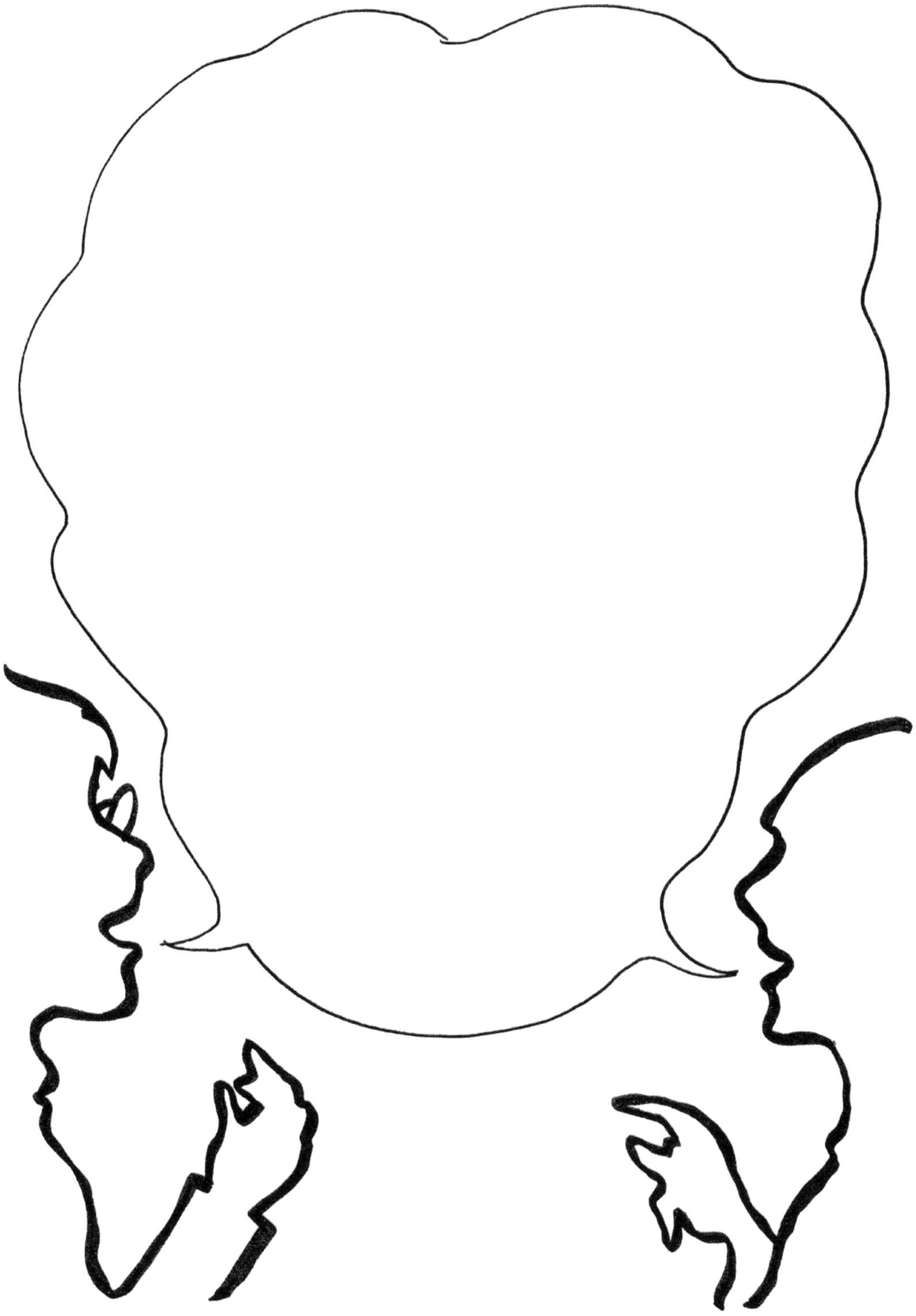

Stell dir einmal vor, du beobachtest zwei Menschen (vielleicht sogar zwei Freunde) bei einer Diskussion. Wie könnte so ein Gespräch aussehen und worüber sind die beiden unterschiedlicher Meinung? Was benutzen die beiden für Ausdrücke und verläuft die Diskussion / der Streit? Schreibe dies in die Sprechblase.

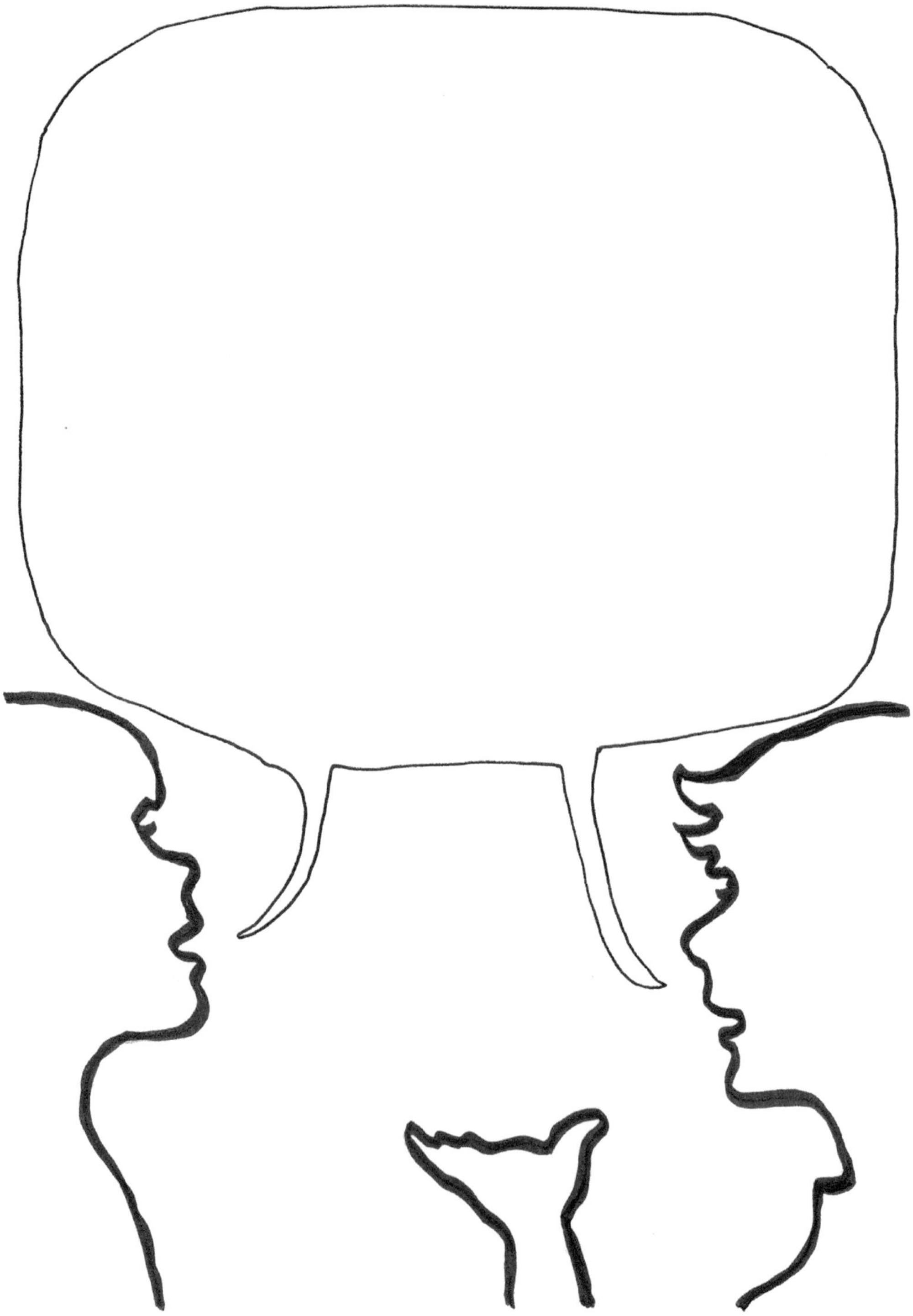

Stell dir nun einmal vor, dass du zwei Menschen (vielleicht sogar zwei Freunde) dabei beobachtest, wie sie über dich sprechen. Schreibe dieses Gespräch auf. Wie könnte es abgelaufen sein? Was sagen die beiden über dich? Ist einer für und einer gegen dich oder sind beide neutral? Nutze die beiden Sprechblasen.

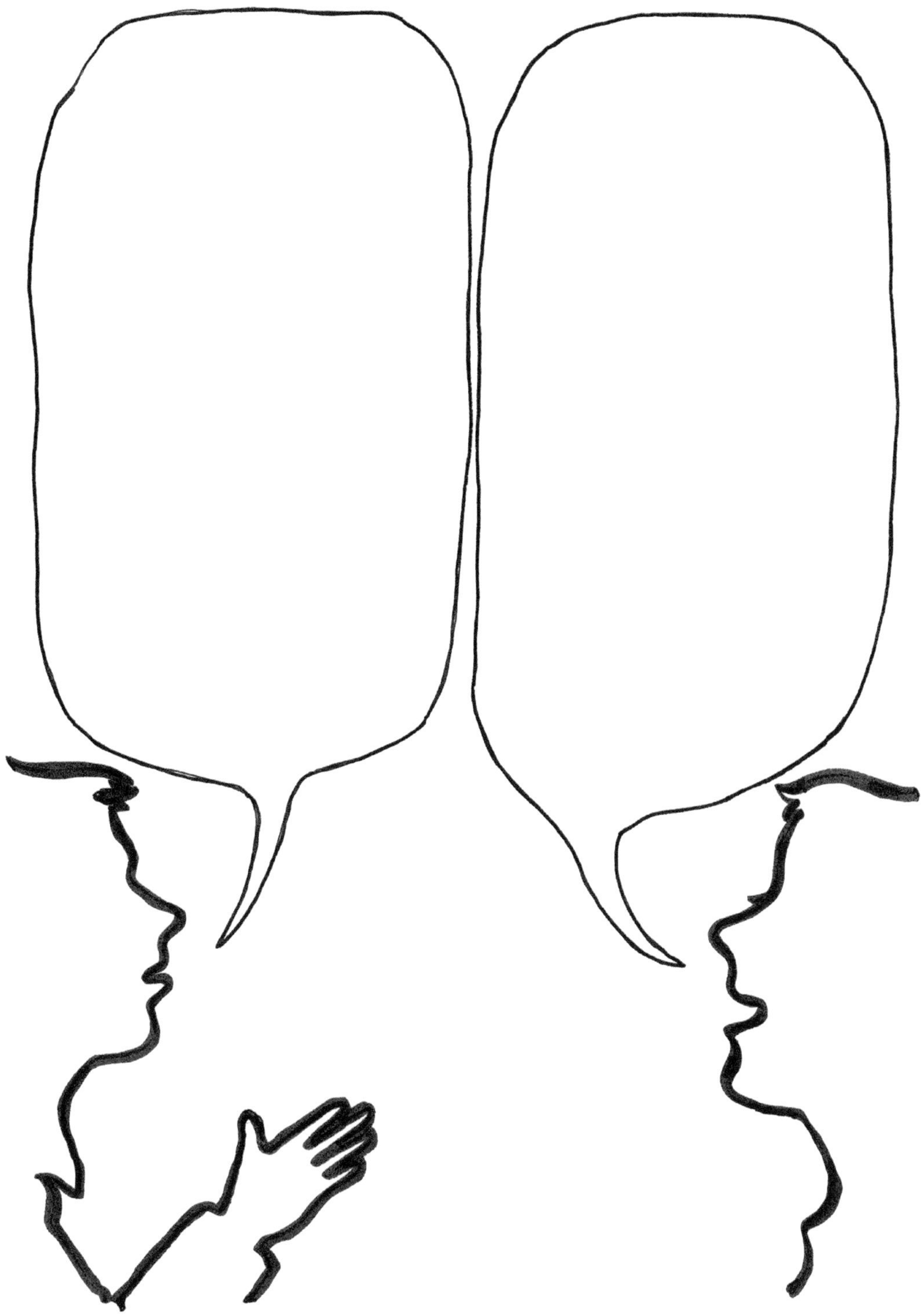

Stell dir nun einmal vor, dass du zwei Menschen (vielleicht sogar zwei Freunde) dabei beobachtest, wie sie über eine andere Person sprechen. Schreibe das Gespräch in die Sprechblase. Wie könnte es ablaufen?

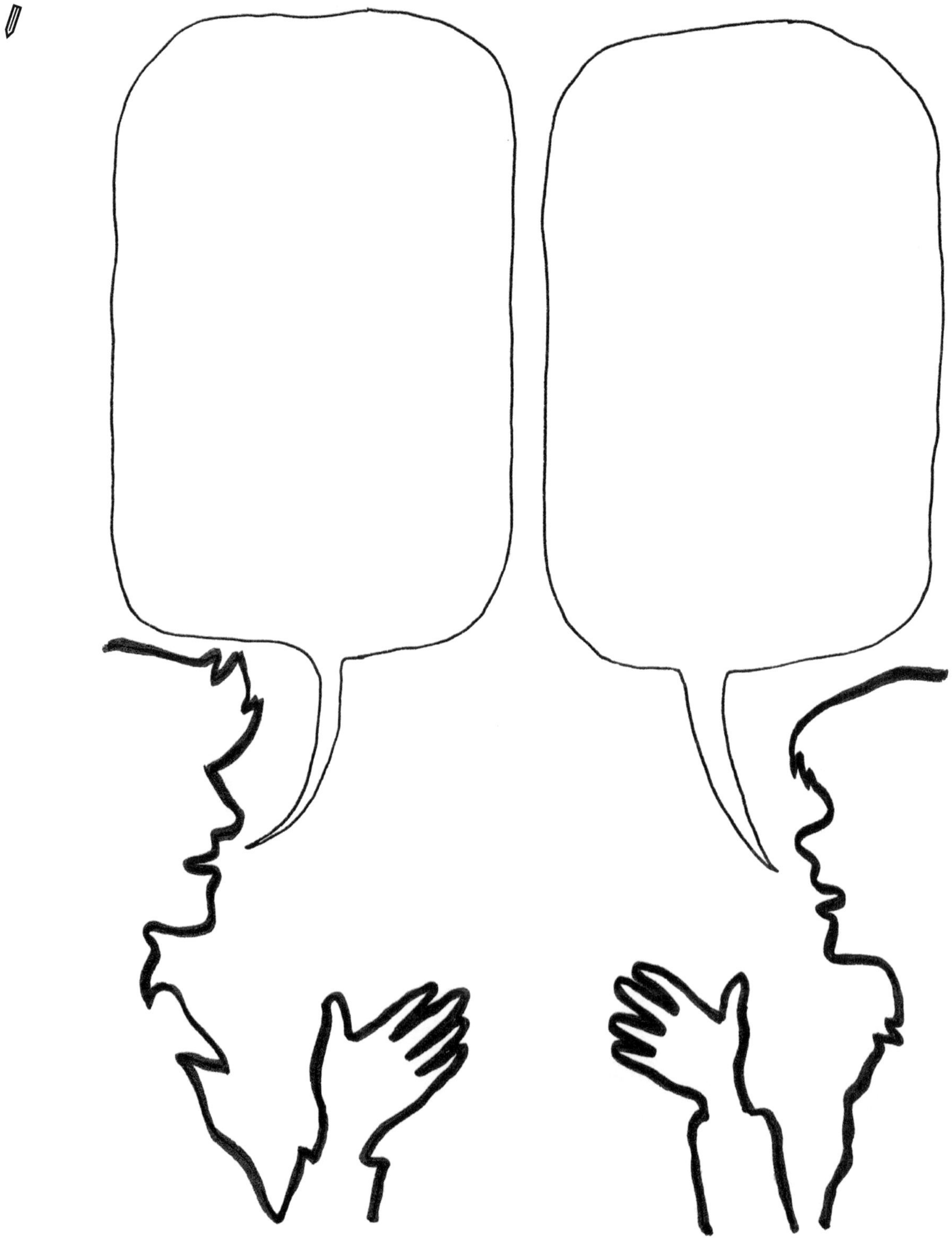

Perspektivwechsel: Der Schritt »aus mir heraus«

J E

Im Gebäude unserer Gedanken und Gefühle gibt es meist nur die Ich-Perspektive: »Ich weiß nicht, was ich machen soll« und »Mir geht es nicht gut« sind typische Beispiele für Formulierungen, die unser Kopf hervorbringt. Es gibt jedoch eine Methode, die Ihnen dabei hilft, eine wohltuende Distanz zu Ihrer eigenen Person herzustellen: Sie können einen Text verfassen, in dem Sie sich selbst aus der Er- oder Sie-Perspektive beschreiben.

Alles, was Sie dafür brauchen, sind Stift und Papier. Sie können damit beginnen, Ihren Tagesablauf festzuhalten: »Morgens kann er sich kaum wachhalten« oder »Wenn sie angesprochen wird, antwortet sie nicht« sind Beispiele für Formulierungen aus einer fremden Perspektive. In Ihrem Text können Sie Gedanken, Gefühle und typische Verhaltensweisen von außen betrachten.

Wenn Sie Ihre Worte später durchlesen, führen sie häufig zu neuen Erkenntnissen, die Ihnen bisher gar nicht klar waren. Sie beobachten uns selbst durch die Augen einer anderen Person und bekommen ein Gefühl dafür, wie Sie auf Ihre Mitmenschen wirken. Vielleicht merken Sie sogar, dass bestimmte Probleme und Gedankenschleifen eine ganz neue Bedeutung erhalten, die Sie in Zukunft berücksichtigen möchten.

....

....

....

....

....

....

....

....

....

....

....

....

....

....

....

AB 71 Die Perspektive anderer Personen übernehmen

E

Manchmal sind wir so sehr in unserer eigenen Denkweise gefangen, dass wir die Standpunkte anderer Personen nicht nachvollziehen können. Es kommt zu Konflikten und Kommunikationsproblemen, die uns das Gefühl geben, nicht verstanden zu werden. Vielleicht schaffen wir es nicht, einen Streit mit unseren Kindern oder Freunden aus der Welt zu räumen. Es kann auch sein, dass ein Kompromiss mit dem Chef oder einem Kollegen fehlschlägt.

In solchen Situationen hilft ein Perspektivwechsel dabei, die Verhaltensweisen anderer Personen besser zu verstehen. Wenn Sie sich in die Gedanken und Gefühle Ihrer Mitmenschen hineinversetzen, können Sie einander offen und wohlwollend begegnen und die Grundlage für eine verständnisvolle Kommunikation schaffen.

Zuerst müssen Sie sich eine Person aussuchen, deren Perspektive Sie übernehmen wollen, zum Beispiel Ihren Chef, den Partner oder einen Freund. Anschließend nehmen Sie sich Zeit, um über den Tagesablauf dieser Person nachzudenken: Wie steht dieser Mensch morgens auf? Welche Ängste und Probleme hat er? Worum sorgt er sich? Gibt es bestimmte Ziele, die ihm wichtig sind? Was denkt er, wenn er mit Ihnen spricht und streitet?

Wenn Sie Ihre Gedanken aufschreiben, stellen Sie vielleicht fest, dass andere Personen gar nicht die Absicht haben, Ihnen zu schaden. In Zukunft können Sie diese Erkenntnisse nutzen, um Ihr Verhalten in Konfliktsituationen neu auszurichten.

10 Briefe

Seit vielen Jahrhunderten schreiben Menschen Briefe, um anderen Personen ihre Gedanken und Gefühle mitzuteilen. Handschriftlich verfasste Briefe sind zeitlos und überbringen einzigartige Botschaften. Häufig werden sie jahrelang aufbewahrt. Wer einen Brief schreibt, kann Dinge zum Ausdruck zu bringen, die er in der direkten Interaktion gegebenenfalls gar nicht ansprechen würde.

Auch in der Therapie eignet sich das Schreiben von Briefen für ganz unterschiedliche Situationen. Es kann eingesetzt werden, wenn Ihre Patientin wichtigen Personen etwas mitteilen möchte, das sie schon lange beschäftigt. Eine andere Möglichkeit besteht darin, sich bei Familienmitgliedern oder Freunden für ihre Unterstützung zu bedanken. Selbstverständlich kann Ihre Patientin auch einen Dankesbrief an sich selbst verfassen, um vorhandene Ressourcen zu stärken.

Sie können Ihre Patientin auch bitten, einen Brief an die Person zu schreiben, die sie nach Ende der Therapie sein wird. Diesen können Sie aufbewahren und ihr zum Abschluss der Behandlung geben oder zuschicken.

Der Tod einer nahestehenden Person lässt einen Menschen nicht nur mit tiefer Trauer, sondern oftmals auch mit unausgesprochenen Worten oder offenen Fragen zurück. In einem Brief an eine verstorbene Person kann Ihre Patientin beschreiben, wie es ihr heute geht und letzte Worte festhalten, die sie womöglich noch sagen wollte. Auf diese Weise kann ein wichtiger Schritt für den Prozess der Trauerbewältigung getan werden.

Darüber hinaus erlauben Briefe, etwas zu sagen, was man schon immer loswerden wollte – das gilt auch für Abschiede, Anklagen oder Schuldzuweisungen. Gerade in der Therapie kommt diesem Bereich eine elementare Bedeutung zu: Durch das Schreiben eines Briefes können negative Erfahrungen verarbeitet werden. Ob Ihre Patientin den Brief nach dem Schreiben selbst behält oder ihn tatsächlich abgibt, hängt neben der Intention des Briefes auch von der Erreichbarkeit des Empfängers ab. Meist geht bereits das bloße Verfassen eines solchen Schriftstücks mit einer aufklärenden und befreienden Wirkung einher.

Praxistipp: Brieffreundschaften

Wenn Sie feststellen, dass Ihre Patientin besonders viel Spaß am Briefschreiben hat, können Sie ihr eine Brieffreundschaft empfehlen. Verschiedene Einrichtungen und zahlreiche Internetportale haben es sich zur Aufgabe gemacht, Brieffreunde auf der ganzen Welt miteinander zu verbinden.

Arbeitsmaterial

In diesem Kapitel finden Sie die folgenden Schreibvorlagen:

INFO 29 Helfende Einstiege für Patienten-Briefe. Diese Therapeuteninformation enthält Beispiel-Anleitungen zu den unterschiedlichsten Briefanlässen. Kurz und prägnant wird Ihrer Patientin erklärt, wie sie z.B. einen Motivations-Brief an sich selbst verfassen kann. Sie können die Anleitungen vorlesen oder auch ausdrucken, wenn Sie meinen, dass Ihre Patientin eine schriftliche Anweisung benötigt.

AB 72–AB 80 Briefvorlagen 1–9. Diese neun Arbeitsblätter sind eine bunte Sammlung von Briefvorlagen für alle Altersgruppen und Geschmäcker: Neben Illustrationen von Blumen und Teddybären sind auch schlichtere Designs mit Papierfliegern oder Briefkästen enthalten. Lassen Sie Ihre Patientin entscheiden, ob sie eine der Vorlagen nutzen möchte. Alternativ kann selbstverständlich auch eigenes Briefpapier oder einfach ein leeres DIN-A4-Blatt verwendet werden.

INFO 29 Helfende Einstiege für Patienten-Briefe T

1. Brief an eine andere Person, z.B. den besten Freund/die beste Freundin

An dieser Stelle können Sie einen Brief schreiben. Vielleicht gibt es eine Person, der Sie gerne einmal etwas sagen würden, was Ihnen aber persönlich etwas peinlich/unangenehm ist, es der Person direkt zu sagen. Vielleicht mögen Sie Ihrem besten Freund mal sagen, wie dankbar Sie sind, ihn als Freund zu haben, wie viel Spaß Sie immer zusammen mit ihm haben und dass Sie hoffen, dass Sie noch ganz lange befreundet sind. Fangen Sie vielleicht an mit: »Liebe/r …« und schreiben alles auf, was Sie dieser Person gerne einmal sagen möchten.

2. Brief nach einer Enttäuschung, z.B. an einen besten Freund/beste Freundin

Sicherlich warst du auch schon einmal von einem deiner Freunde total enttäuscht, hast dich nur nie getraut, das direkt anzusprechen. In so einer Situation kann es sehr gut helfen, dieser Person einen Brief zu schreiben. Vielleicht fängt dein Brief so an: »Lieber Tom, ich wollte dir schon lange sagen, dass ich total traurig darüber bin, dass du an deinem Geburtstag die ganze Zeit mit den anderen gespielt hast. Ich habe mich richtig ausgeschlossen gefühlt und war abends richtig fertig. Ich dachte immer, wir wären die besten Freunde …«

Lass in einem Brief einfach all deinen Frust und Kummer raus.

3. Motivations-Brief an mich selbst

Vielleicht magst du dir selber einmal einen Brief schreiben, in welchem du ein Ziel, das du erreichen möchtest, aufschreibst. Das könnte sein, dass du endlich in Mathe einmal eine Zwei schreiben möchtest oder endlich das schwierige Stück auf der Klarinette spielen kannst. Schreibe dir dazu einen Brief und bitte deine Eltern, dir diesen Brief nach einem bestimmten Zeitraum zu geben. Vielleicht ist der richtige Zeitpunkt vor den nächsten Ferien, wenn die nächste Mathearbeit ansteht oder vor der nächsten Aufführung von deiner Musikschule. Vielleicht ist der Brief an dich die entscheidende Motivation, dich nochmal richtig hinzusetzen und zu üben, damit du dein Ziel erreichst.

4. Motivations-Brief an Sie selbst

Schreiben Sie sich selbst einen Brief. Vielleicht stehen Sie gerade vor einer wichtigen Entscheidung in Ihrem Leben oder müssen einen Schicksalsschlag verarbeiten. In einem solchen Fall kann ein Brief an Ihr »Zukunfts-Ich« eine tolle Hilfe sein. In einem solchen Brief können Sie Ihre Wünsche, Hoffnungen und Ziele für die Zukunft aufschreiben, damit Sie, falls Sie diese dann noch nicht erreicht haben, noch einmal daran erinnert werden. Vielleicht steht so etwas in Ihrem Brief drin wie: »Liebes Ich, ich hoffe, dass du inzwischen deine neue Arbeitsstelle angetreten bist, die Arbeit dir viel Spaß macht und du viele nette Kollegen hast. Ich weiß, der Weg dorthin war steinig, aber er hat sich sicherlich gelohnt …«

Legen Sie Ihren Brief in einem Umschlag verschlossen zur Seite und markieren Sie in Ihrem Kalender ein Datum, an dem Sie diesen Brief lesen möchten. Oder Sie geben den Brief Ihrer Therapeutin oder Ihrem Therapeuten, die/der selbigen aufbewahrt und Ihnen vielleicht zu einem bestimmten Datum gibt oder zuschickt.

Mögliche weitere Briefthemen:

- Briefe an lebende Personen, denen Sie etwas schreiben möchten, ohne den Brief loszuschicken
- Briefe an verstorbene Personen
- Briefe an die eigenen Eltern
- Dankes-Briefe
- Entschuldigungsbriefe

AB 72 Briefvorlage 1 K J E

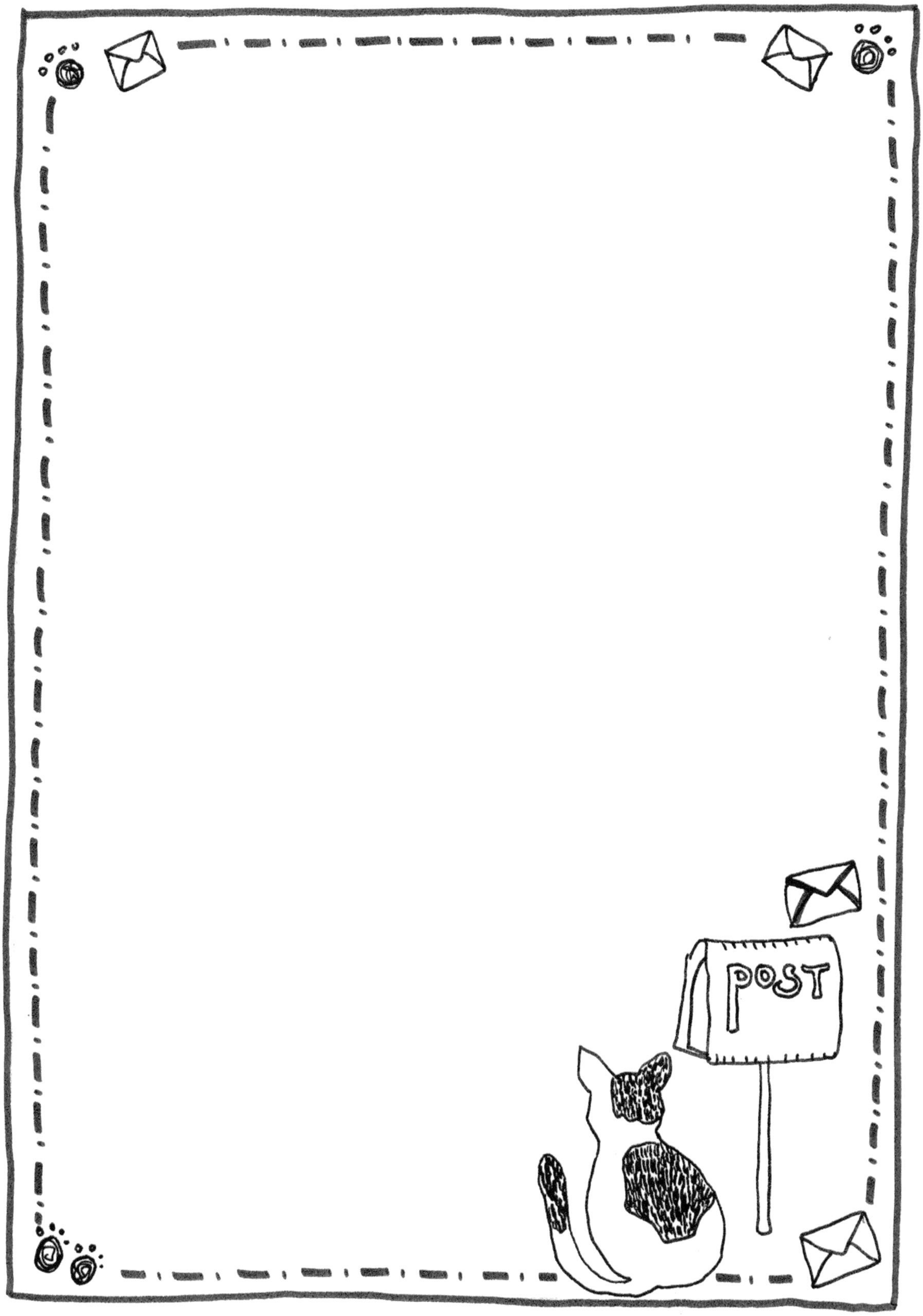

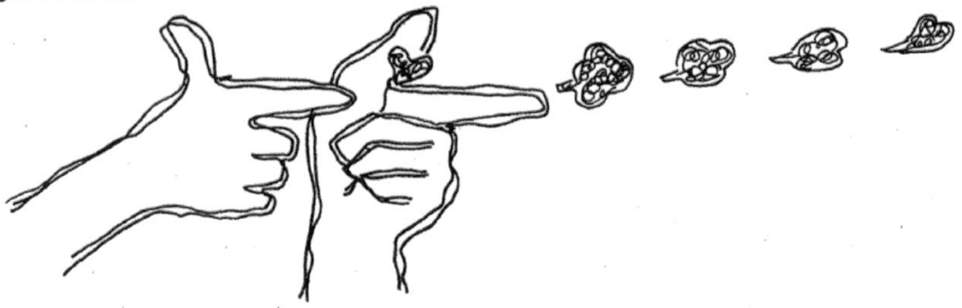

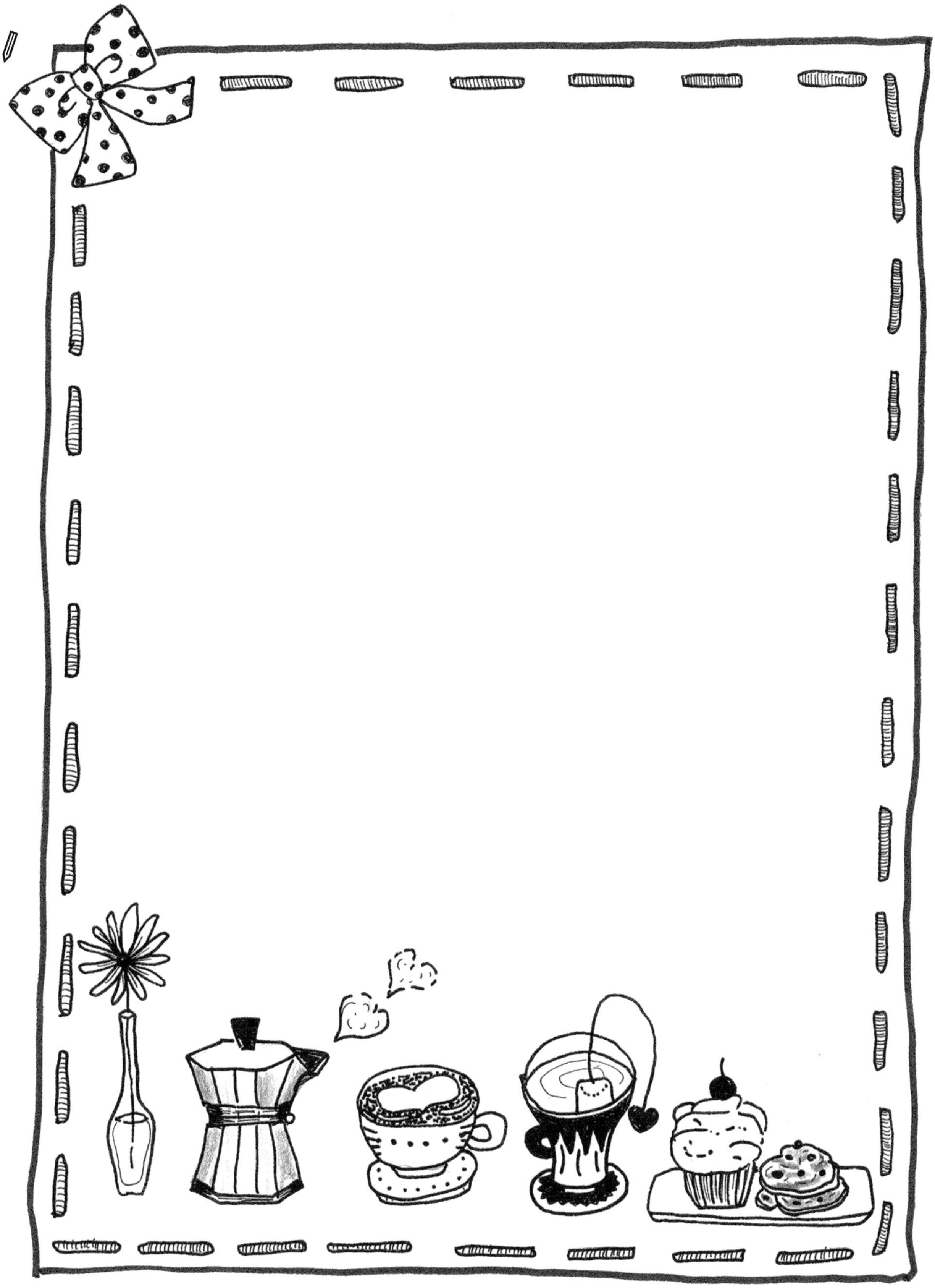

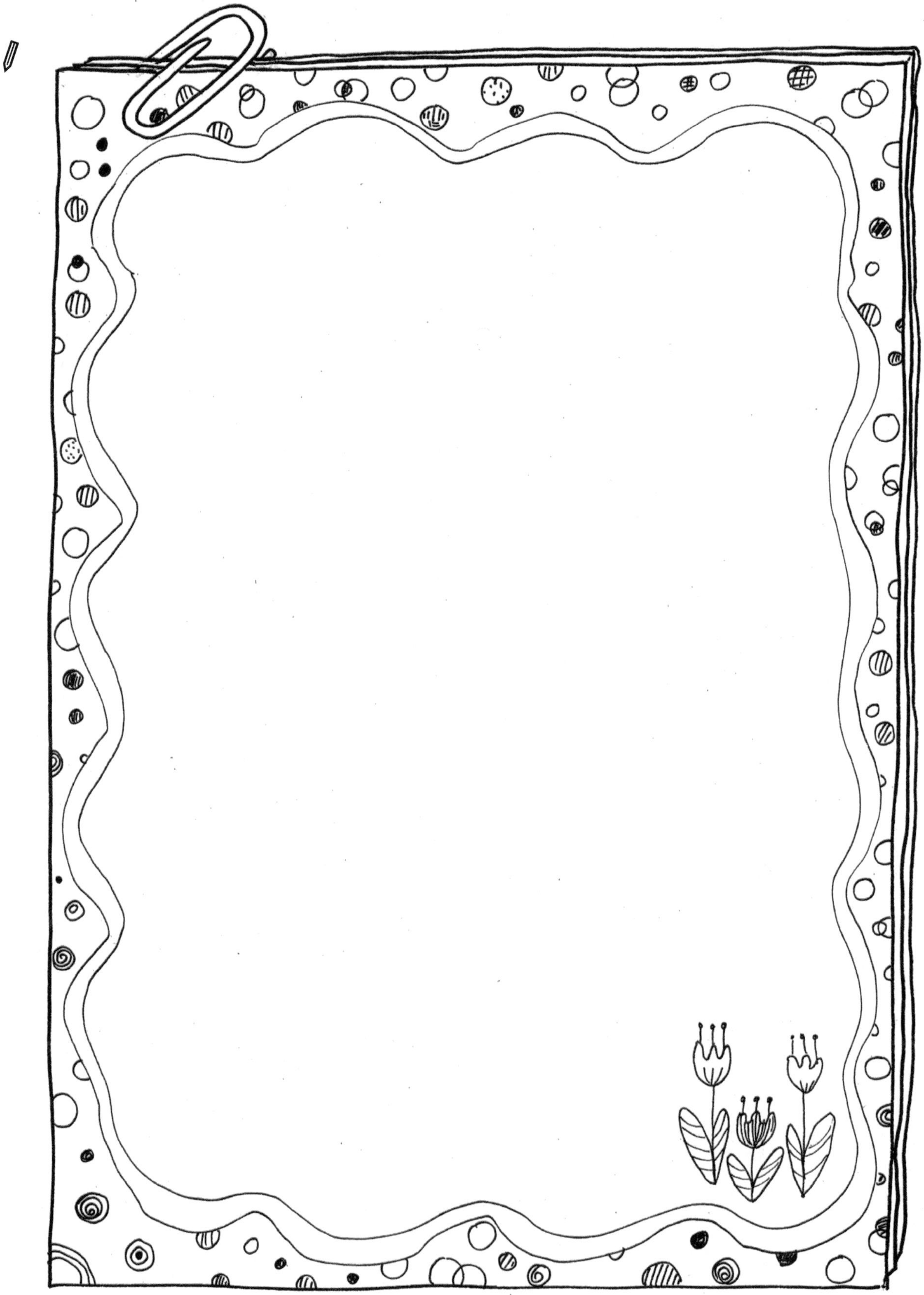

AB 76 **Briefvorlage 5** K J E

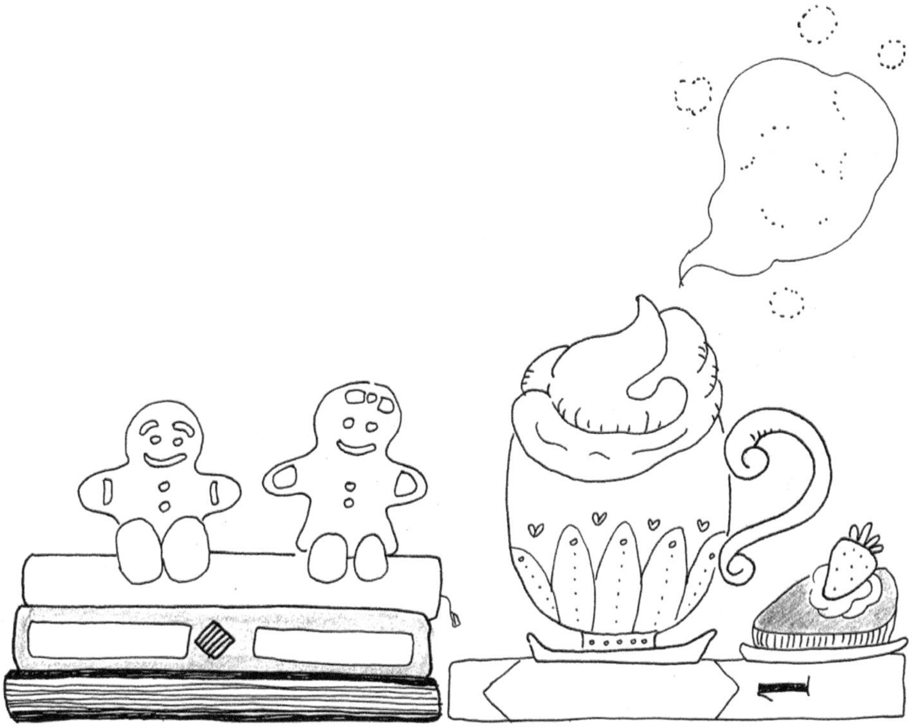

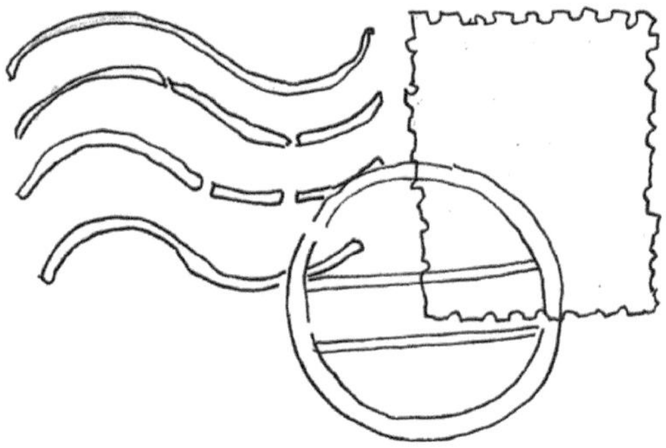

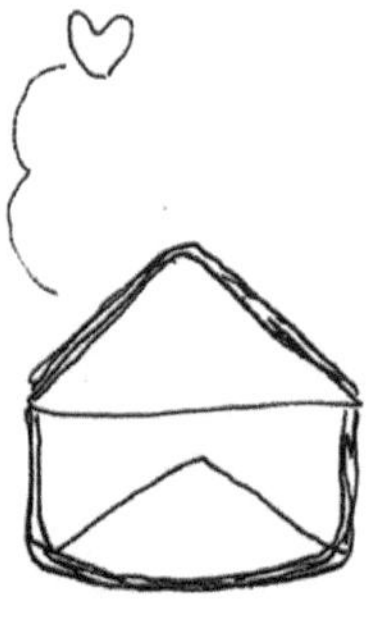

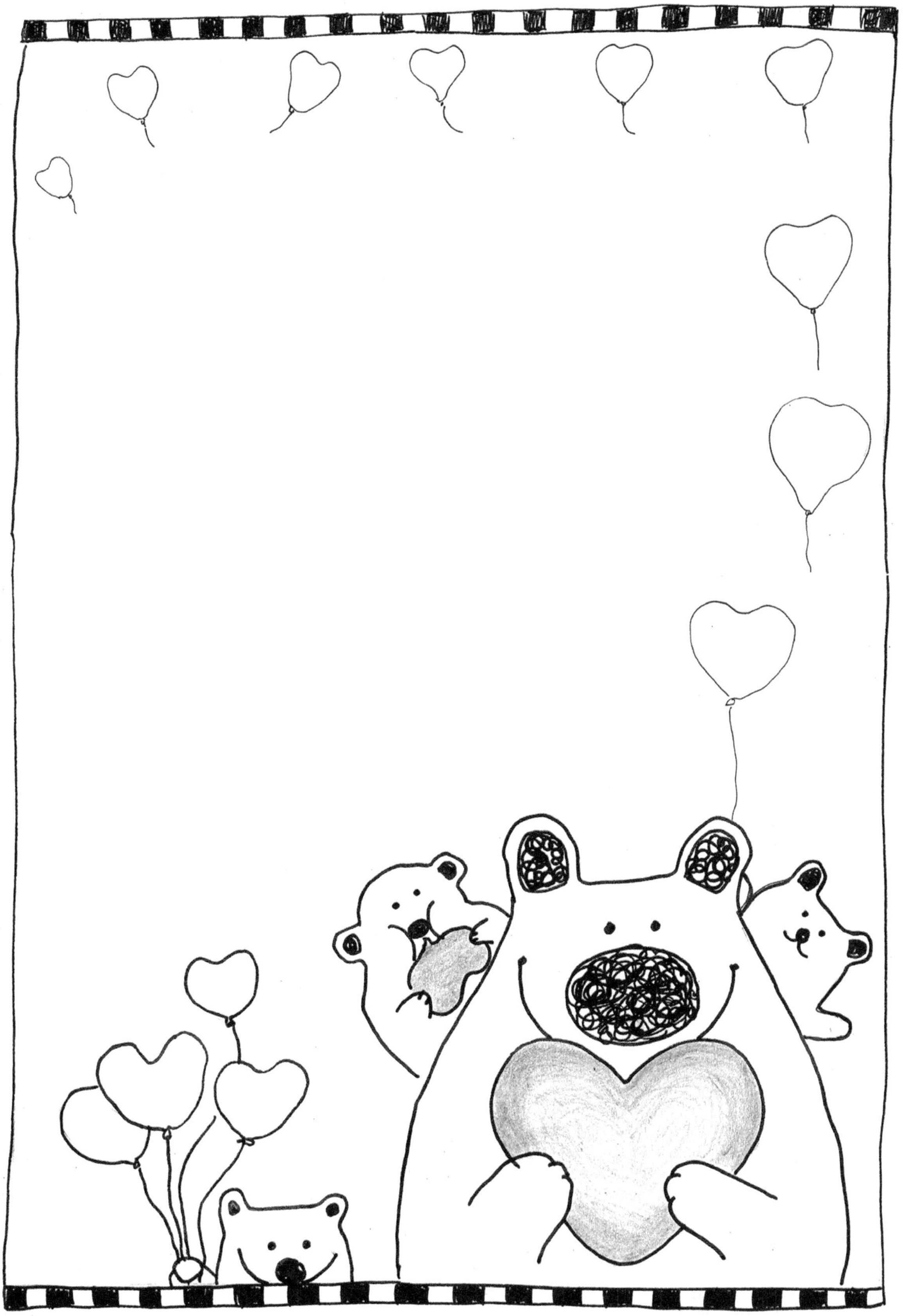

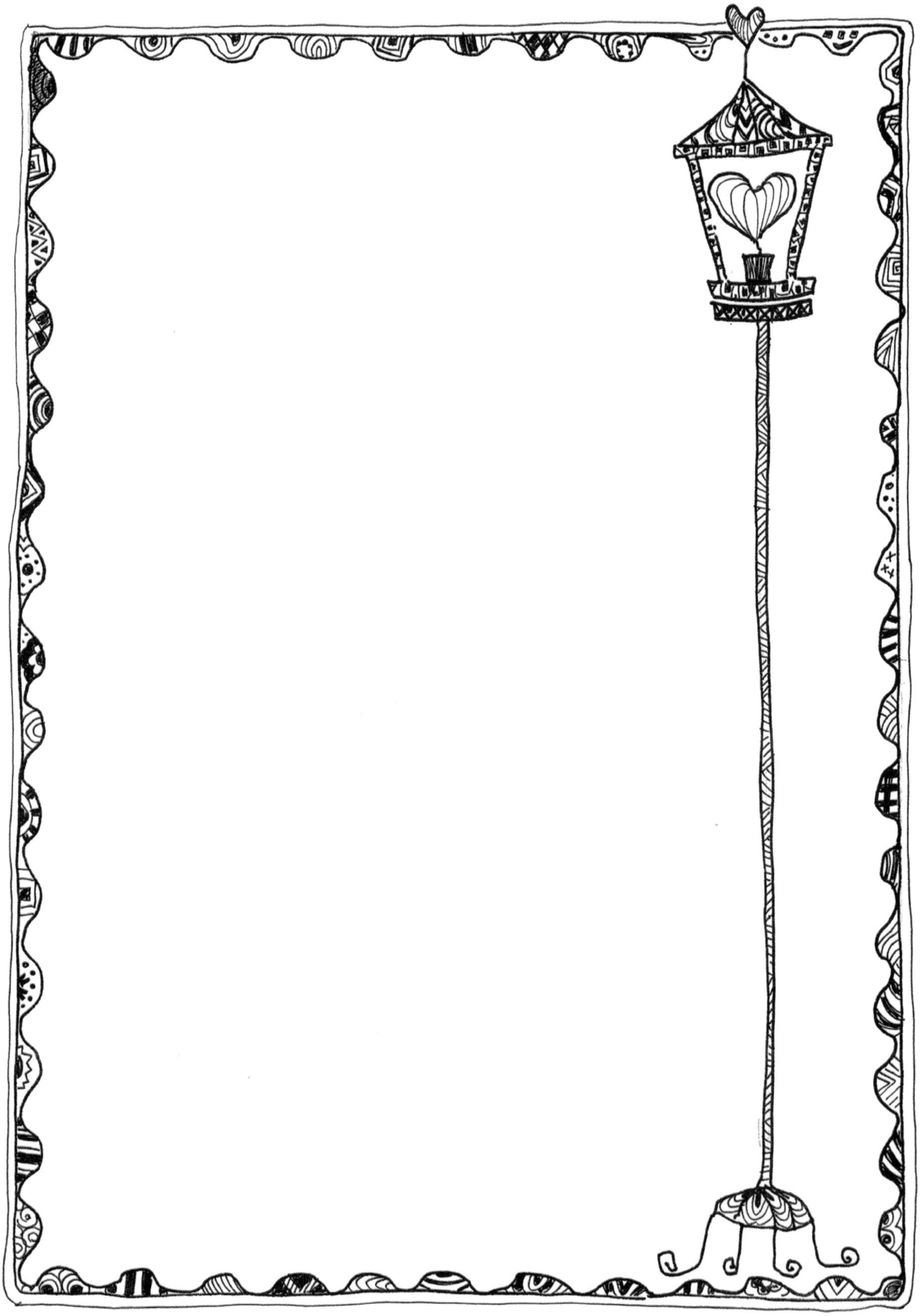

AB 80 **Briefvorlage 9** K J E

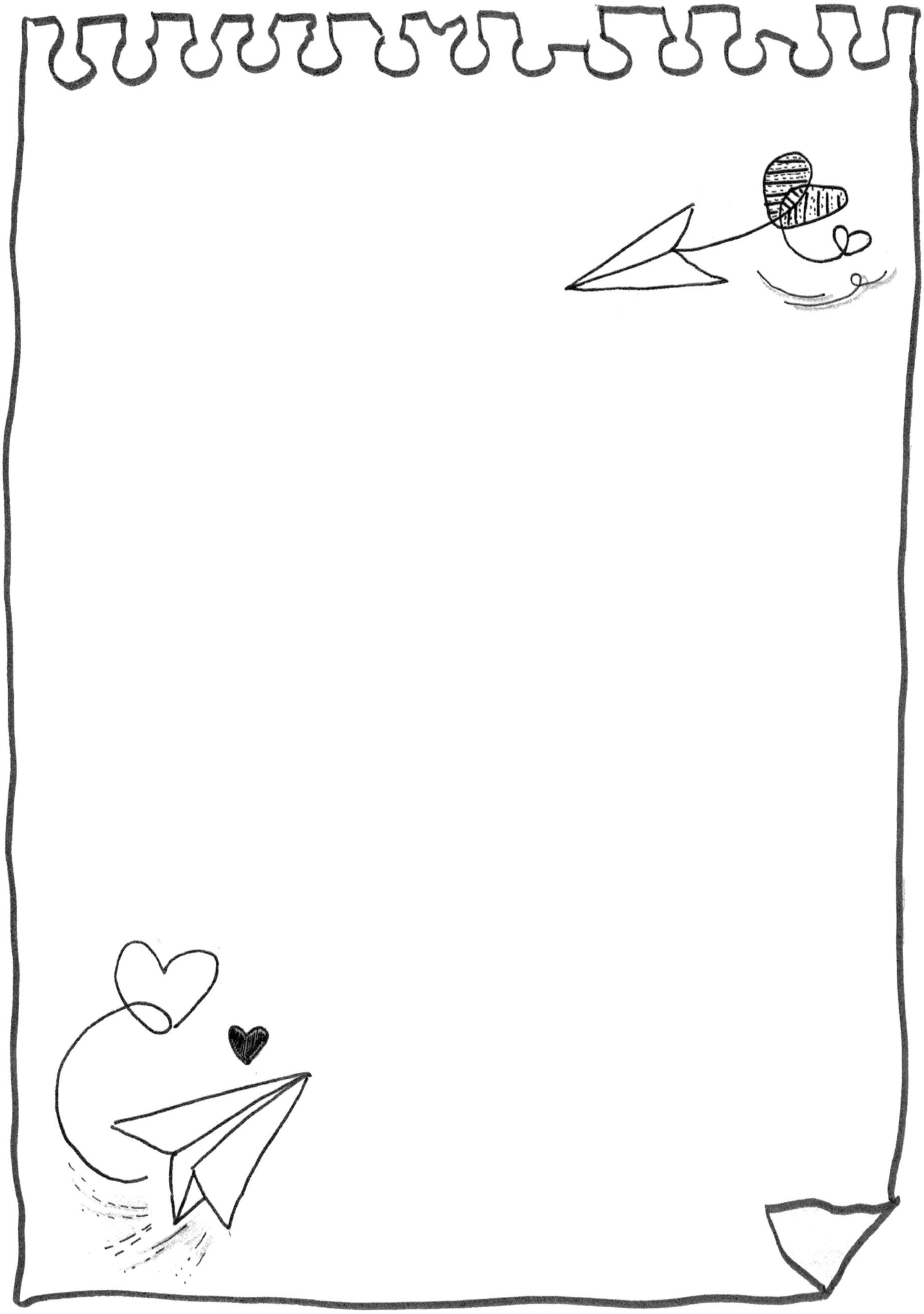

11 Die sozialen Medien nutzen

Soziale Medien haben in den letzten Jahren einen enormen Aufschwung erfahren. Facebook, WhatsApp und Instagram sind zu wichtigen Kommunikationsinstrumenten geworden, die Menschen auf der ganzen Welt miteinander vernetzen. Da die sozialen Medien auch für viele Patienten kaum noch aus dem Alltag wegzudenken sind, haben wir Ihnen eine Auswahl an Vorlagen zusammengestellt, die Sie in der psychotherapeutischen Arbeit nutzen können.

! Achtung:

Wenn Sie mit den Vorlagen dieses Kapitels arbeiten, kann Ihr Patient das Teilen von persönlichen Informationen und Bildern in einem geschützten Rahmen simulieren. Selbstverständlich ist es in Ordnung, wenn er seine Übungen auf die »echten« sozialen Medien übertragen möchte. Achten Sie in diesem Fall unbedingt darauf, Ihren Patienten über einen verantwortungsvollen Umgang mit den Medien aufzuklären.

Hilfreiche Informationen zur Mediensicherheit finden Sie beispielsweise auf der Internetseite www.schau-hin.info

Arbeitsmaterial
In diesem Kapitel finden Sie die folgenden Schreibvorlagen:
AB 81 Instagram. Bei Instagram handelt es sich um einen Onlinedienst, der das Teilen von Fotos und Videos ermöglicht. Ihr Patient kann die Vorlage auf diesem Arbeitsblatt nutzen, um ein Bild von einer besonders schönen Erfahrung aufzumalen oder einzukleben. Es ist auch möglich, die eigene Erkrankung zu thematisieren. In der Bildunterschrift kann Ihr Patient erklären, wie das Foto entstanden ist und warum er es mit anderen Menschen teilen möchte.
AB 82 Facebook. Diese Vorlage erlaubt es Ihrem Patienten, eine imaginative Statusmeldung auf Facebook zu verfassen. Darin kann Ihr Patient beispielsweise von seiner aktuellen Stimmung oder außergewöhnlichen Ereignissen berichten und festlegen, ob er seine Statusmeldung nur in einer geschlossenen Gruppe veröffentlichen möchte, in der sich Mitglieder mit gleichen Interessen befinden.
AB 83 WhatsApp. Auf diesem Arbeitsblatt ist ein WhatsApp-Chat abgebildet, der sich mit Textbeiträgen füllen lässt. Vielleicht möchte Ihr Patient diesen Rahmen nutzen, um etwas Wichtiges zu sagen oder ein Problem anzusprechen. Selbstverständlich können auch Gruppenchats oder Unterhaltungen zwischen anderen Personen simuliert werden.
AB 84 Bloggen: Vorlage 1. Wenn Ihr Patient seine Erfahrungen mit einer bestimmten Thematik teilen möchte, kann er dies in Form eines Blog-Eintrags tun. Die Zeichnung auf diesem Arbeitsblatt zeigt einen leeren Tablet-Bildschirm, auf dem Ihr Patient seinen eigenen Blog gestalten kann. Durch regelmäßige Beiträge über eigene Interessen oder ein besonderes Hobby können Ressourcen aktiviert werden. Es ist auch möglich, auf die eigene Erkrankung und die Überwindung unterschiedlicher Probleme einzugehen.
AB 85 Bloggen: Vorlage 2. Diese Übung verfolgt das gleiche Ziel wie das vorangehende Arbeitsblatt, weist jedoch eine andere Illustration auf: Die Abbildung zeigt einen Laptop mit leerem Bildschirm.

Instagram

K J

Bei Instagram kannst du deine Freunde oder andere Menschen an deinem Leben teilhaben lassen. Dafür postest du Bilder aus deinem Leben, zum Beispiel von deinem selbstgebackenen Kuchen oder einem Ausflug. Unter das Bild kannst du noch einen kurzen Text schreiben oder z.B. Freunde, mit denen du den Kuchen zusammen gebacken hast, markieren. Was würdest du heute bei Instagram posten? Würdest du z.B. Bilder von einem Waldspaziergang posten, ein Bild von deiner süßen Katze oder von deiner Erkrankung (vielleicht in Form eines lustigen Comics)? Was würdest du zu deinem Bild schreiben? Möchtest du, dass das Bild bestimmte Freunde von dir sehen? Dann markiere auch diese, damit du sicher bist, dass sie sich dein Bild anschauen. Gibt es auch Personen, die das nicht sehen sollen?

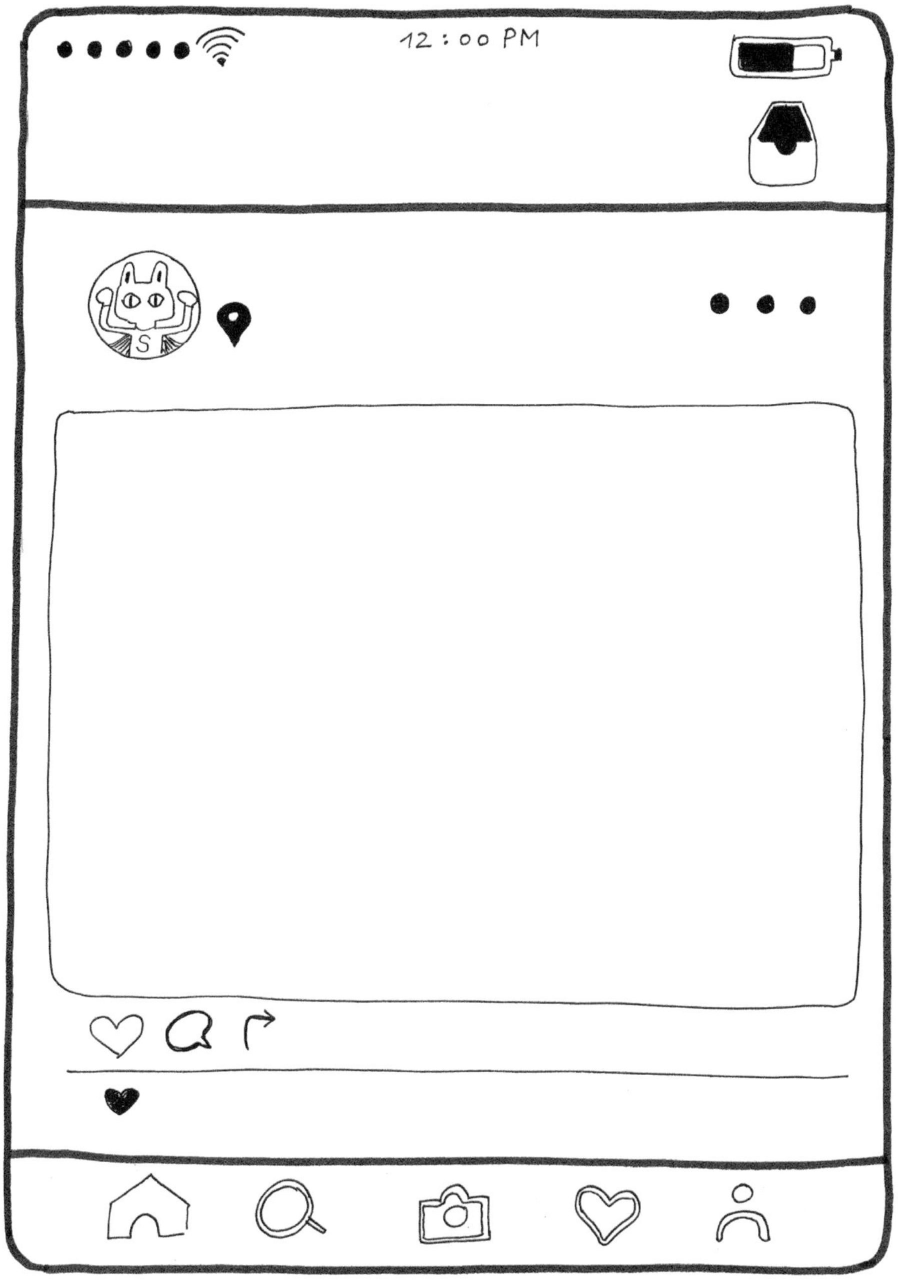

Bei Facebook kannst du deine Freunde und andere Menschen an deinem Leben teilhaben lassen. Hier hast du die Möglichkeit, Fotos oder andere lustige Bilder zu posten, damit sie sich jeder anschauen kann. Du kannst aber auch in unterschiedlichen Gruppen etwas schreiben, z.B. in einer Gruppe in eurer Stadt einen Spendenaufruf für euren Förderverein der Schule starten oder auf den Seiten deiner Freunde Geburtstagsgrüße hinterlassen. Was würdest du heute bei Facebook posten? Würdest du eher etwas Lustiges, etwas Trauriges, etwas, das dich wütend gemacht hat, oder etwas ganz anderes posten? Würdest du eher mehr Text schreiben oder lieber nur ein Foto posten oder etwas anderes kommentieren?

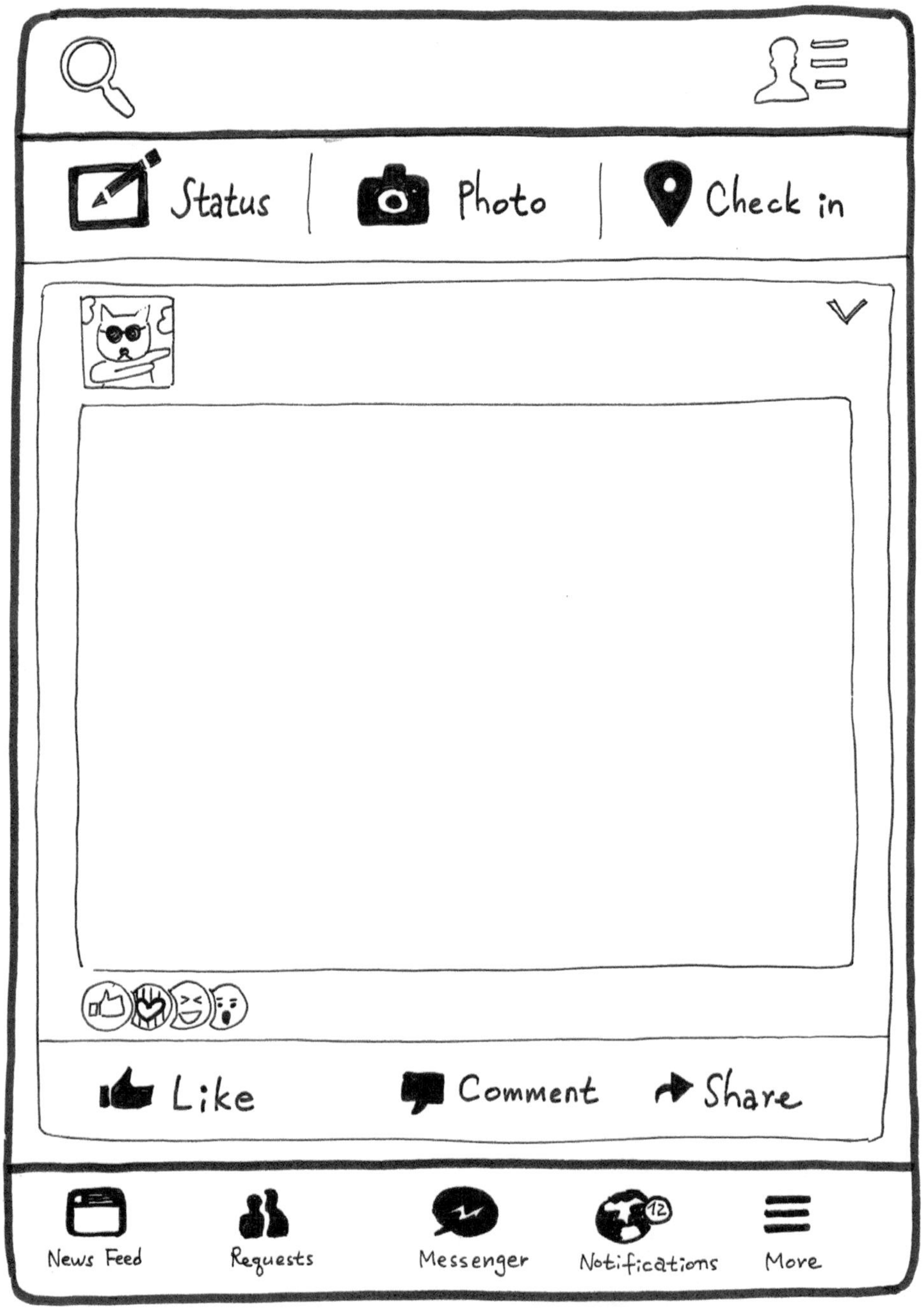

AB 83 WhatsApp

K J

Über WhatsApp kannst du dich mit deinen Freunden schnell und unkompliziert austauschen. Du kannst kurz ein Bild in einen Gruppenchat stellen oder in eurer Klassengruppe nach den Hausaufgaben fragen. Gibt es irgendetwas, was du heute unbedingt per WhatsApp teilen möchtest? Würdest du z.B. deiner Freundin erzählen, dass du im Park gesehen hast, wie ein Junge von der Schaukel gefallen ist und sogar der Krankenwagen kommen musste? Oder würdest du in dem Gruppenchat mit deinen Freunden eine Verabredung für das Kino morgen besprechen? Gibt es auch Dinge, die du gar nicht posten würdest?

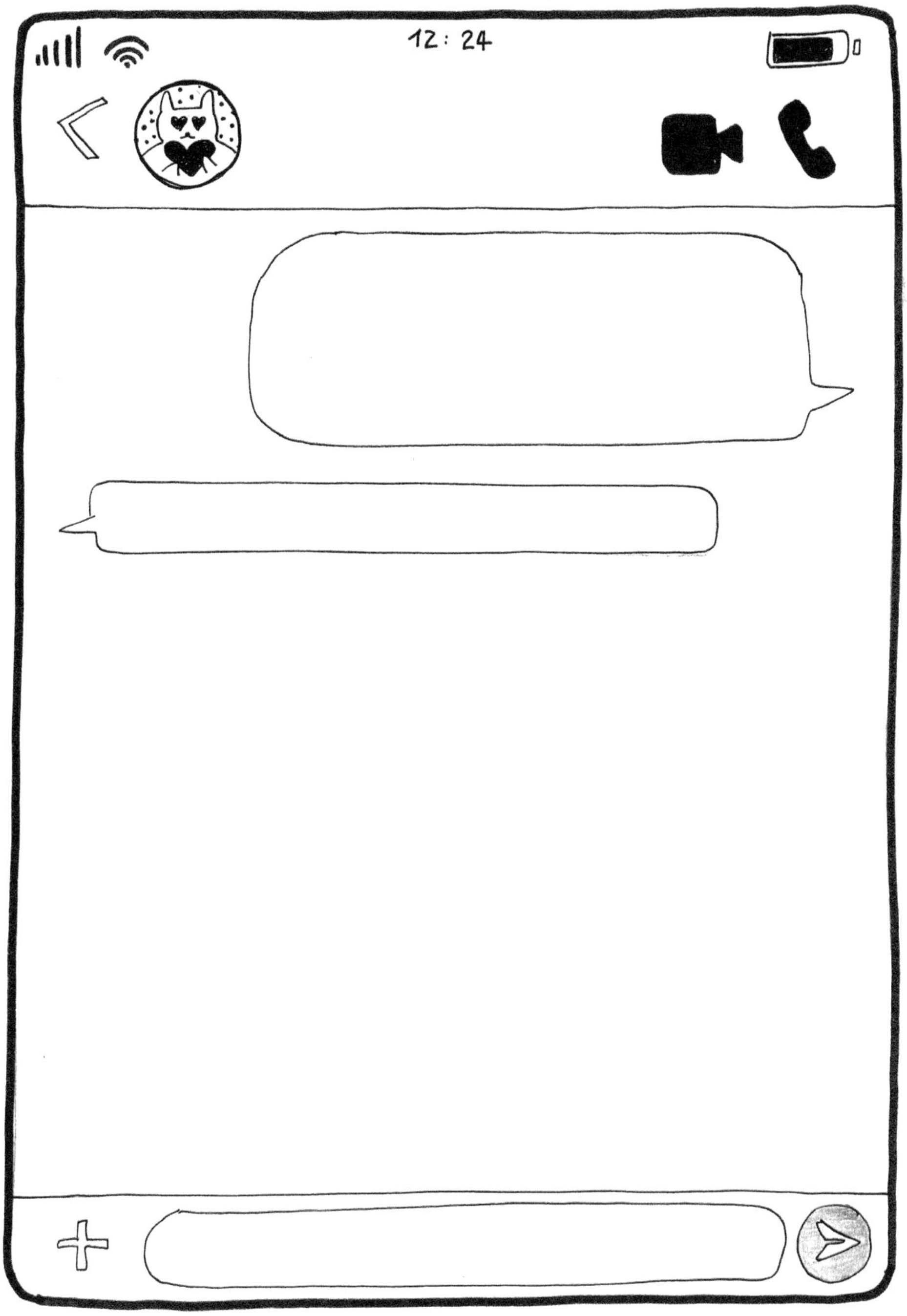

AB 84 Bloggen: Vorlage 1

K J

Vielleicht hast du ja Lust, einen eigenen Blog zu führen. Das ist ein klein wenig wie ein Tagebuch, nur eben online – theoretisch könnte jeder lesen, was du dort schreibst. Vielleicht hast du ja ein Hobby, das so spannend ist, dass du gerne jedem etwas dazu erzählen und zeigen möchtest? Viele Blogger suchen sich ein bestimmtes Thema raus, von dem ihr Blog handelt. Das kann z.B. eine Edelsteinsammlung oder auch Mode sein. Regelmäßig erzählst du dann in deinem Blog, was dir gerade zu deinem Thema einfällt. Es gibt auch Blogger, die von ihrer Erkrankung schreiben und berichten, wie es ihnen damit so geht. Vielleicht hast du auch Lust, mal zu schauen, was es alles für Blogs gibt? Zu welchem Thema würdest du gerne einen Blog schreiben und was wäre dein heutiger Eintrag? Wie würdest du deine Seite gestalten?

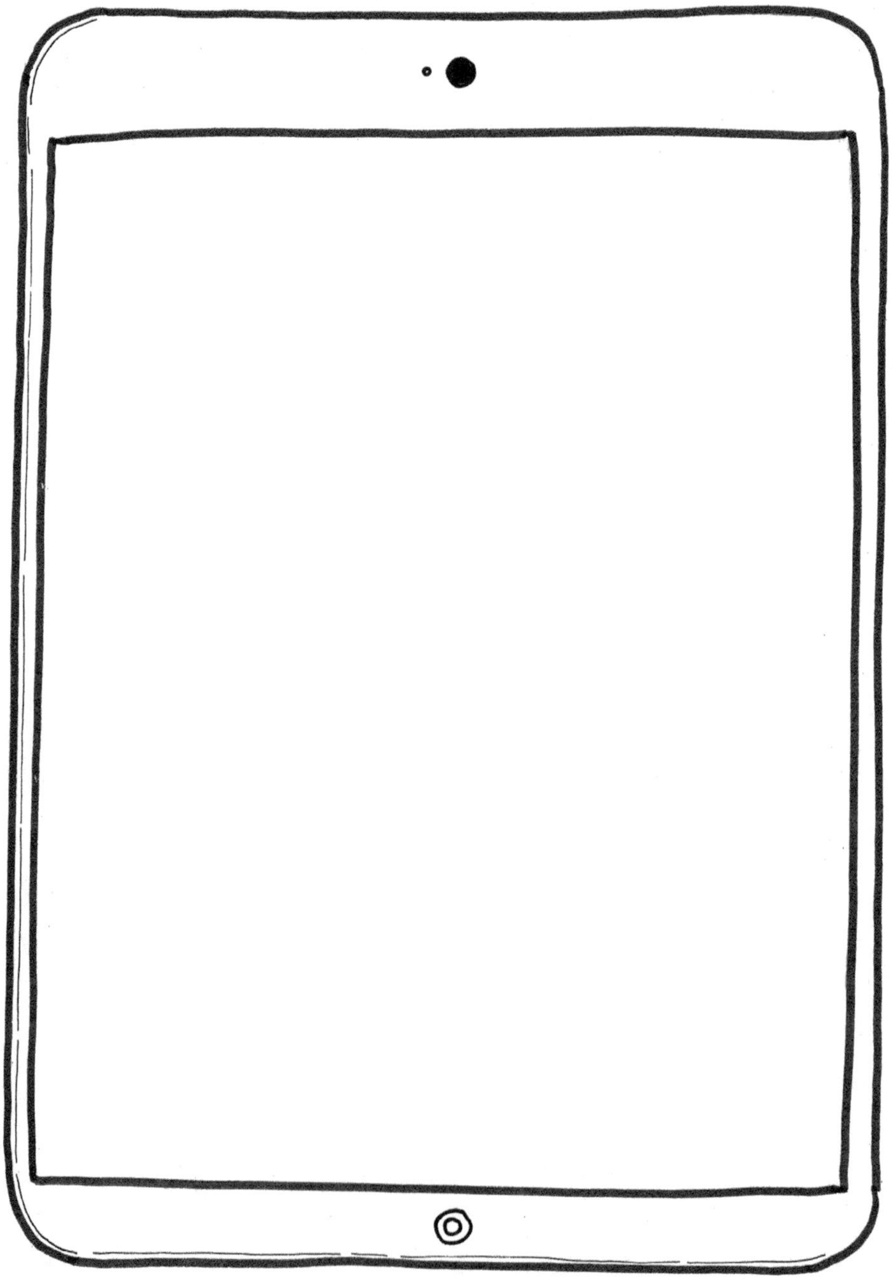

Vielleicht hast du ja Lust, einen eigenen Blog zu führen. Das ist ein klein wenig wie ein Tagebuch, nur eben online – theoretisch könnte jeder lesen, was du dort schreibst. Vielleicht hast du ja ein Hobby, das so spannend ist, dass du gerne jedem etwas dazu erzählen und zeigen möchtest? Viele Blogger suchen sich ein bestimmtes Thema raus, von dem ihr Blog handelt. Das kann z.B. eine Edelsteinsammlung oder auch Mode sein. Regelmäßig erzählst du dann in deinem Blog, was dir gerade zu deinem Thema einfällt. Es gibt auch Blogger, die von ihrer Erkrankung schreiben und berichten, wie es ihnen damit so geht. Vielleicht hast du auch Lust, mal zu schauen, was es alles für Blogs gibt? Zu welchem Thema würdest du gerne einen Blog schreiben und was wäre dein heutiger Eintrag? Wie würdest du deine Seite gestalten?

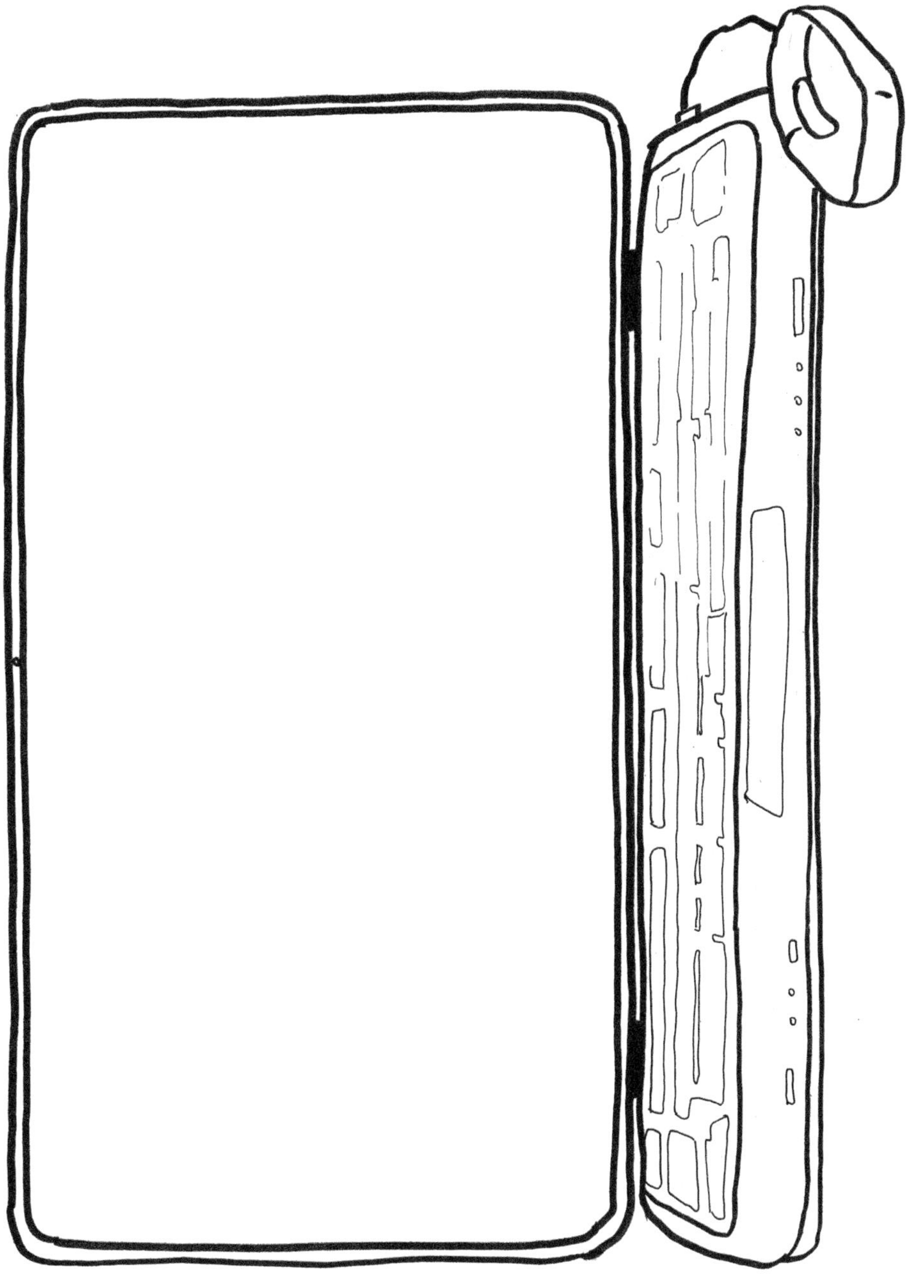

12 Schriftlich Ressourcen aktivieren

Bei der psychotherapeutischen Arbeit ist die Aktivierung von Ressourcen genauso wichtig wie die Auseinandersetzung mit Schwierigkeiten und Problemen. Positive Gedanken und stärkende Beziehungen setzen schmerzhaften Erinnerungen und negativen Ereignissen etwas entgegen. Wenn der Zugang zu den eigenen Ressourcen verschüttet ist, können Sie Ihre Patientin dabei unterstützen, diese Steine aus dem Weg zu räumen. Das vorliegende Kapitel enthält eine Zusammenstellung verschiedener Übungen, die sich der Entdeckung und Aktivierung von Ressourcen widmen.

Arbeitsmaterial

In diesem Kapitel finden Sie die folgenden Schreibvorlagen:

INFO 30 Positives Feedback als Ressource sammeln. Um Ihrer Patientin das Erleben einer positiven Bestätigung zu ermöglichen, können Sie ihr empfehlen, Komplimente und Lob in einer Tabelle festzuhalten. Dabei wird zu jeder Aussage auch der Name der Person notiert, welche die Worte geäußert hat.

AB 86 Schöne Worte. Auf diesem Arbeitsblatt findet Ihre Patientin eine leere Tabelle, die sie zum Eintragen der beschriebenen positiven Worte nutzen kann. Durch die Visualisierung wird das Lob greifbarer und gerät nicht in Vergessenheit.

INFO 31 Anleitung: Reise an meinen inneren geborgenen Ort. Wenn Sie mit Ihrer Patientin eine kurze Imaginationsübung durchführen wollen, bietet sich die Reise zum inneren geborgenen Ort an. Hier besucht Ihre Patientin einen Platz in ihrem Inneren, an den sie sich jederzeit zurückziehen kann, um eine Pause zu machen und neue Kraft zu tanken. Die Therapeuteninformation enthält eine kurze Anleitung zur Durchführung der Fantasiereise und einen beispielhaften Patiententext.

AB 87 Reise an meinen inneren geborgenen Ort (für Erwachsene). Dieses Arbeitsblatt enthält den Text der Fantasiereise für erwachsene Patientinnen. Sie können den Text vorlesen und Ihre Patientin anschließend darum bitten, den Ort aus ihrer Imagination auf dem Arbeitsblatt zu beschreiben.

AB 88 Reise an meinen inneren geborgenen Ort (für Kinder und Jugendliche). Auf diesem Arbeitsblatt finden Sie eine verkürzte Version der Fantasiereise für Kinder und Jugendliche. Zusätzlich ist eine Zeichnung enthalten, die Ihre Patientin zur fantasievollen Imagination anregt.

AB 89 Mein Ressourcenhaus. Um stärkende Fähigkeiten, Aktivitäten und Beziehungen sichtbar zu machen, können die Ressourcen Ihrer Patientin in ein Haus eingetragen werden. Dabei bilden die größten Stärken das Fundament des Hauses, auf dem weitere Ressourcen aufbauen.

AB 90 Mein Ressourcenbaum. Es ist auch möglich, die Ressourcen als Baum darzustellen. Wichtige Charaktereigenschaften und Fähigkeiten bilden dabei die Wurzeln. Der Stamm setzt sich aus all den Dingen zusammen, die im Laufe der Jahre gelernt wurden. Äste und Blätter bieten Platz für Lieblingsaktivitäten und die Menschen, die Ihrer Patientin nahestehen.

AB 91 Mein Ressourcen-Blumenstrauß. Die Abbildung auf diesem Arbeitsblatt zeigt eine bunte Sammlung unterschiedlicher Blumen. Ihre Patientin soll sich vorstellen, dass jede Blume für eine positive Eigenschaft, eine Stärke oder ein Talent steht, die sie auf dem Arbeitsblatt notieren kann.

AB 92 Meine Ressourcen-Sonne. Ihre Patientin kann die Abbildung einer großen Sonne nutzen, um an jeden Strahl individuelle Eigenschaften und Stärken zu schreiben. Auf diese Weise wird ihr vor Augen geführt, dass viele positive Aspekte sie zu einem ganz besonderen Menschen machen.

AB 93 Sterne sammeln. Im Rahmen dieser Übung stellt Ihre Patientin sich vor, dass sie Sterne sammelt, die vom Himmel fallen. Jeder Stern schenkt Ihrer Patientin etwas, das sie brauchen könnte. Dabei kann es sich z.B. um Mut, Gelassenheit oder das Verständnis für die neue Matheaufgabe handeln. Ihre Patientin schreibt ihre Wünsche in den großen abgebildeten Stern oder an die kleinen abgebildeten Sterne hinein. Sie kann natürlich auch noch weitere eigene Sterne ergänzen.

AB 94 An meinen fünf Fingern. Mit diesem Arbeitsblatt wird Ihre Patientin dazu angeleitet, die Umrisse der eigenen Hand auf einem Blatt Papier nachzuzeichnen. In jeden Finger soll mindestens eine positive Eigenschaft hineingeschrieben werden. Wenn Ihrer Patientin noch mehr Dinge einfallen, die sie gut kann, darf natürlich auch die ganze Hand mit Worten gefüllt werden.

AB 95 Meine Gefühle-Hüte. Bei dieser Übung stellt Ihre Patientin sich vor, dass alle Gefühle Hüte wären. Sie soll darüber nachdenken, welche Hüte es gibt und ihre Namen auf dem Arbeitsblatt notieren. Anschließend hält Ihre Patientin fest, wie es ihr geht, wenn sie bestimmte Hüte – z.B. den »Wut-Hut« oder den »Gute-Laune-Hut« – aufsetzt.

AB 96 Positive Affirmationen. Auf diesem Arbeitsblatt notiert Ihre Patientin stärkende Leitsätze, mit denen sie ihr Denken und Handeln positiv beeinflussen möchte. Bitten Sie Ihre Patientin darum, die Liste gut aufzuheben, damit sie im Laufe der Therapie erweitert werden kann.

AB 97 Mantras. Wenn Ihre Patientin ein eigenes Mantra entwickelt, kann sie es nutzen, um sich in spezifischen Situationen an wichtige Grundsätze zu erinnern oder ein bestimmtes Gefühl hervorzurufen. Damit die Mantras nicht in Vergessenheit geraten, können diese gut sichtbar aufgehängt werden.

Positives Feedback als Ressource sammeln

T

Worte, Lob und auch positives »Hörensagen« über einen selbst kann positive Bestätigung und Ressource zugleich sein. Bitten Sie doch einmal Ihre Patientin, eine Liste zu erstellen, an welche positiven Aussagen sie sich erinnern kann.

Diese Liste können Sie Ihrer Patientin auch als Hausaufgabe mitgeben, mit der sie alle positiven mündlichen und schriftlichen Bestätigungen erfassen kann.

Hier ein Beispiel aus der therapeutischen Praxis:

Schöne Worte	**Wer hat's gesagt?**
Der Kuchen war super.	Sohn Ludwig
Tolles Kleid hast du an.	Kollegin Susanne bei der Arbeit
Das haben Sie aber echt gut hinbekommen!	Chef
Wow, den Fleck hätte sonst keiner aus dem Hemd bekommen.	Nachbar Heinz

AB 86 Schöne Worte

Notieren Sie in dieser Tabelle alle Worte, Sätze usw., die Ihnen jemand direkt gesagt hat oder die Sie von jemand anderem über sich erzählt bekommen haben. Es fällt Ihnen schwer, sich zu erinnern? Dann fragen Sie ruhig nach, starten Sie bei Ihrem Therapeuten bzw. Ihrer Therapeutin …

Schöne Worte	Wer hat's gesagt?

Anleitung: Reise an meinen inneren geborgenen Ort

Im Rahmen der Therapie ist es oftmals hilfreich, die eigenen Ressourcen Ihrer Patientin (wieder) zu entdecken und sie zu stärken, damit sie in überfordernden oder schwierigen Situationen die Möglichkeit hat, sich an etwas festzuhalten. Die Übung »Reise an meinen inneren Ort« hilft dabei, sich die eigenen Ressourcen aktiv bewusst zu machen.

Ihre Patientin stellt sich dabei vor, an einen Ort zu reisen, der sich in ihr selbst befindet: ein schöner, sicherer Lieblingsplatz, der nur ihr gehört. Bevor die Patientin dort ankommt, konzentriert sie sich besonders auf den Weg, der sie zu diesem Ort führt. Auf diese Weise wird die Ressource des inneren Ortes auch für zukünftige Situationen leicht zugänglich: Wann immer es für Ihre Patientin schwierig oder stressig wird, hat sie die Möglichkeit, dem bekannten Weg zu ihrem inneren Ort zu folgen und dort neue Kraft zu sammeln.

Die erste Reise zum inneren Ort kann Ihre Patientin allein zu Hause antreten. Sie kann aber auch eine besonders intensive und entspannende Wirkung entfalten, wenn Sie Ihre Patientin während einer Therapiesitzung bitten, die Augen zu schließen und ihr den Einführungstext auf dem nachfolgenden Arbeitsblatt langsam vorlesen. So erhält Ihre Patientin die Chance, ihre Reise zum inneren Ort mit allen Sinnen zu erleben und die Bilder, die sie sieht, später in Worte zu fassen. Wenn Sie möchten, können Sie im Hintergrund auch leise Musik laufen lassen.

Selbstverständlich sieht der innere Ort für jede Person anders aus: Es kann sich dabei um einen Ort aus der Kindheit handeln, den man mit positiven Erinnerungen verbindet, oder um einen frei erfundenen Ort. Möglicherweise befinden sich auch bestimmte Personen an diesem Platz. Sollte Ihre Patientin Schwierigkeiten dabei haben, sich einen inneren Ort vorzustellen, so können Sie den Ort auch gemeinsam entwerfen oder ihr zunächst von Ihrem eigenen inneren Ort erzählen.

Die Beschreibung der Reise an den inneren Ort könnte beispielsweise so aussehen:

Der Weg an meinen inneren Ort …

… führt durch einen dichten, dunklen Wald. Ich folge einem schmalen Pfad, der sich zwischen hohen Eichen und alten Buchen hindurchschlängelt. Das Stimmengewirr in meinem Rücken wird leiser, mit jedem Schritt entferne ich mich weiter von den Menschen, die am Waldrand stehen und mir nachschauen. Ich weiß, dass sie mir hierher nicht folgen können.

Der Weg ist uneben, dicke Wurzeln durchziehen den Erdboden. Nach wenigen Minuten wird es heller zwischen den Bäumen, und ich trete auf eine kleine Lichtung hinaus. Eine mächtige, alte Buche markiert ihren Mittelpunkt. Der Ort erinnert mich ein wenig an das kleine Waldstück, in dem ich früher mit meinen Geschwistern gespielt habe.

Ich ziehe meine Schuhe aus und genieße das Gefühl von weichem Moos unter meinen Füßen, während ich zur Buche laufe. Dort setze ich mich hin und lehne meinen Rücken gegen ihren breiten Stamm. Wärmende Sonnenstrahlen fallen durch die Baumkronen, die sich im sanften Wind bewegen und tanzende Lichtmuster auf den Waldboden malen. Alles, was ich höre, ist das Zwitschern der Vögel und das leise Plätschern eines Bachlaufs in der Nähe. Niemand spricht mit mir, niemand will etwas von mir – dieser Ort gehört mir ganz allein. Die Gedanken, die sonst Grimassen schneiden und in meinem Kopf herumspuken, habe ich zurückgelassen. Es fühlt sich an, als würde die Ruhe der kleinen Lichtung auf mich übergehen. Das Gewicht auf meinen Schultern wird leichter, mit jedem Ausatmen verlässt ein Teil der Anspannung meinen Körper. Ich bleibe noch eine Weile, bevor ich beschließe, mich auf den Rückweg zu machen. Ich weiß: Wenn ich diesen Ort wieder verlasse, bin ich stärker als zuvor. Und ich weiß, dass ich jederzeit hierher zurückkommen kann, wenn ich eine Auszeit brauche.

Reise an meinen inneren geborgenen Ort

J E

Es gibt einen Ort, den Sie besuchen können, ohne sich dafür bewegen oder in ein Auto steigen zu müssen – einen Ort in Ihrem Inneren, der nur für Sie geöffnet ist. Wenn Sie das Gefühl haben, überfordert zu sein, wenn Ihnen alles zu viel wird und Sie einen Moment der Ruhe brauchen, dann können Sie an diesen Ort reisen, um neue Kraft zu sammeln. Alles, was Sie für die Reise an Ihren inneren Ort brauchen, haben Sie bereits dabei. Nehmen Sie sich einfach ein paar Minuten Zeit, machen Sie es sich gemütlich und schließen Sie die Augen.

Der Lärm der Außenwelt wird allmählich immer leiser und das Karussell Ihrer Gedanken verlangsamt sich. In der Dunkelheit hinter Ihren geschlossenen Lidern verschmelzen bunte Farben zu Formen, und vor Ihrem inneren Auge entsteht langsam ein Bild. Es ist der Anfang des Weges, der Sie an Ihren inneren Ort führen wird. Sie beginnen, sich ihm zu nähern. Wie sieht Ihr Weg aus? Ist es ein Weg, den Sie kennen, oder einer, den Sie noch nie gesehen haben? Egal, wie Sie sich nun fortbewegen möchten – ob Sie laufen, fliegen oder sich fallen lassen – Sie folgen Ihrem Weg und treten die Reise an Ihren inneren Ort an. Sie entfernen sich von der Hektik des Alltags, lassen alles, was Sie belastet, hinter sich und ziehen sich immer weiter in Ihr Inneres zurück. Je weiter Sie kommen, desto tiefer werden Ihre Atemzüge und Ihr Herzschlag beruhigt sich. Eine kleine, warme Vorfreude breitet sich in Ihrem Körper aus. Noch ein paar Meter, dann ist es so weit: Sie haben Ihr Ziel erreicht! Das Bild, das sich Ihnen jetzt bietet, gehört nur Ihnen allein. Sie haben das befreiende Gefühl, angekommen zu sein, fühlen sich geborgen und ruhig. Nehmen Sie sich Zeit, um sich ein wenig umzuschauen. Wie sieht Ihr innerer Ort aus? Kommt er Ihnen bekannt vor? Sind Sie allein hier oder warten Personen aus Ihrem Freundeskreis oder Ihrer Familie auf Sie? Welche Gerüche nehmen Sie wahr und welche Geräusche hören Sie? Gehen Sie einer bestimmten Beschäftigung nach oder genießen Sie einfach die Auszeit vom Alltag?

An Ihrem inneren Ort sind Sie immer in Sicherheit, er gehört Ihnen allein. Sie können ihn als eine Quelle für neue Energie betrachten, als Zeichen für die Stärke, die Sie in sich tragen. Bleiben Sie so lange an Ihrem inneren Ort, bis Sie das Gefühl haben, genug Kraft getankt zu haben – dann können Sie sich langsam auf den Rückweg machen und in den Alltag zurückkehren. Vergessen Sie nicht: Da Sie jetzt den Weg kennen, der Sie an Ihren inneren Ort führt, können Sie ihn jederzeit besuchen.

Die folgenden Zeilen bieten Ihnen die Möglichkeit, die Reise zu Ihrem Inneren Ort aufzuschreiben. So können Sie sich immer an sie erinnern und sie jederzeit wiederholen, wenn Ihnen danach ist.

Der Weg an meinen inneren geborgenen Ort ...

....

....

....

....

....

....

....

....

Reise an meinen inneren geborgenen Ort

K J

Stell dir einmal vor, du hast in deinem Kopf einen Rückzugsort, an dem negative Dinge nicht hingelangen können und du kannst dich in Gedanken jederzeit dort hinbegeben, um ein wenig zur Ruhe zu kommen, dich vor blöden Gedanken oder Bildern oder Schmerzen zu schützen, mal abzuschalten oder um es dir einfach gut gehen zu lassen. Wie würde dein innerer geborgener Ort aussehen, an dem du dich so richtig wohlfühlst? Wäre es eher eine grüne Wiese mit vielen großen Bäumen, die Schatten spenden, oder wäre dein innerer Ort ein sonniger Strand, an dem du dem Meeresrauschen lauschen kannst? Beschreibe einmal in dem Bild ganz genau, wie DEIN innerer geborgener Ort aussieht.

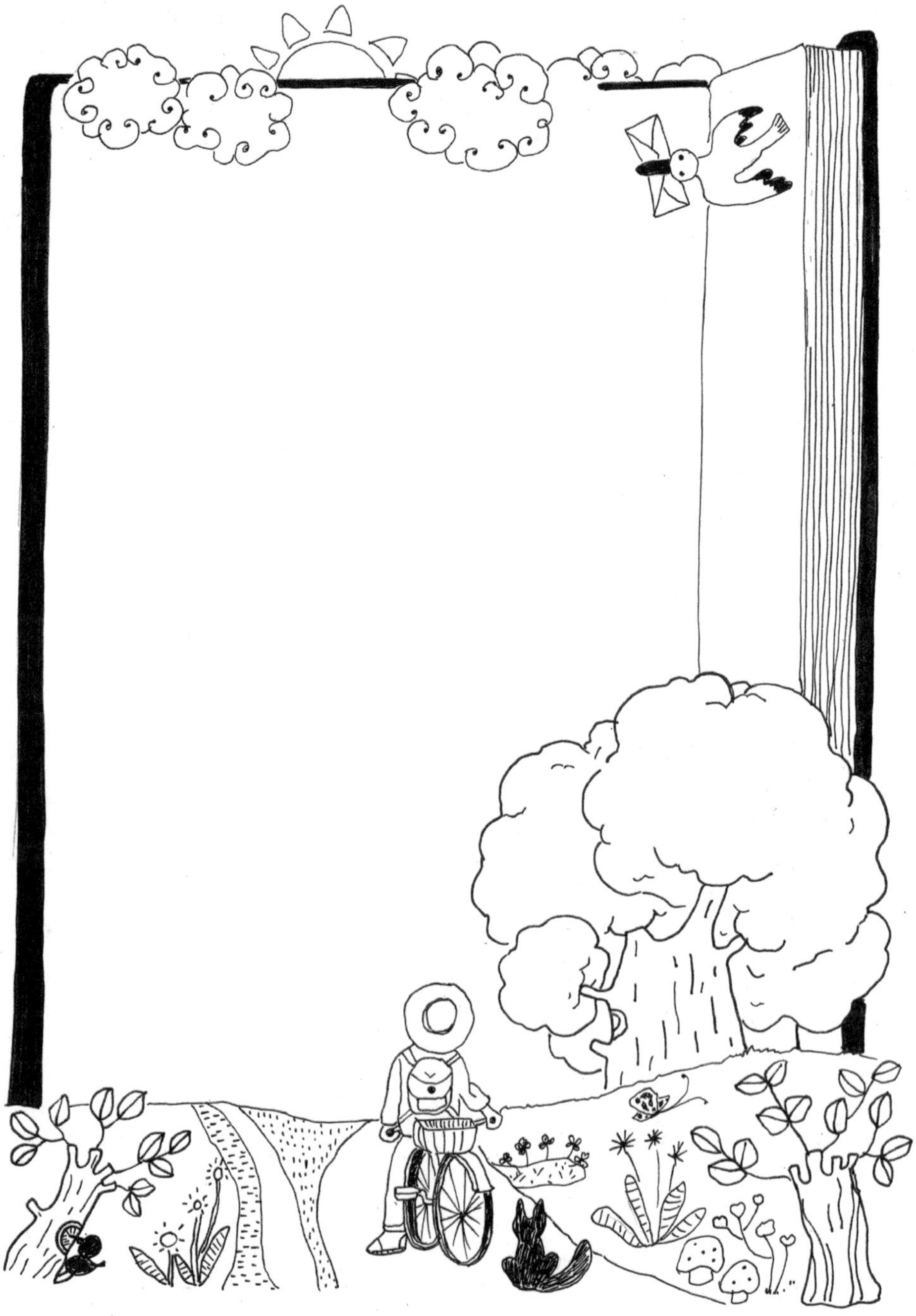

Mein Ressourcenhaus

Hier ist ein Bild von einem Haus abgebildet. Dieses Haus steht für dich und all deine Fähigkeiten. Das Haus hat ein Fundament, das alles trägt, das ist die größte Stärke des Hauses. Was sind deine größten Stärken – also dein Fundament? Ist dein Fundament vielleicht deine Freundlichkeit und Offenheit, mit denen du schnell Freundschaften schließen kannst und du deshalb wenig Streit hast? Oder ist dein Fundament deine Willensstärke und dein Durchhaltevermögen, mit denen du alles schaffst, was du dir auch vornimmst, egal wie schwierig es auch ist? Schreibe unten in dein Fundament deine Stärken. Was macht dein Haus noch alles aus? Vielleicht magst du deine Unterstützer mit aufschreiben, denn diese helfen dir, dein Leben angenehmer zu machen. Das können gute Freunde, deine Familie oder auch dein Sporttrainer sein. Oder du kannst noch mehr Sachen aufschreiben, die dein Haus ausmachen. Was kommt aus deinem Schornstein heraus? Sitzt da eine Katze auf deinem Dach? Wenn du Lust hast, kannst du es natürlich auch verschönern und ausmalen.

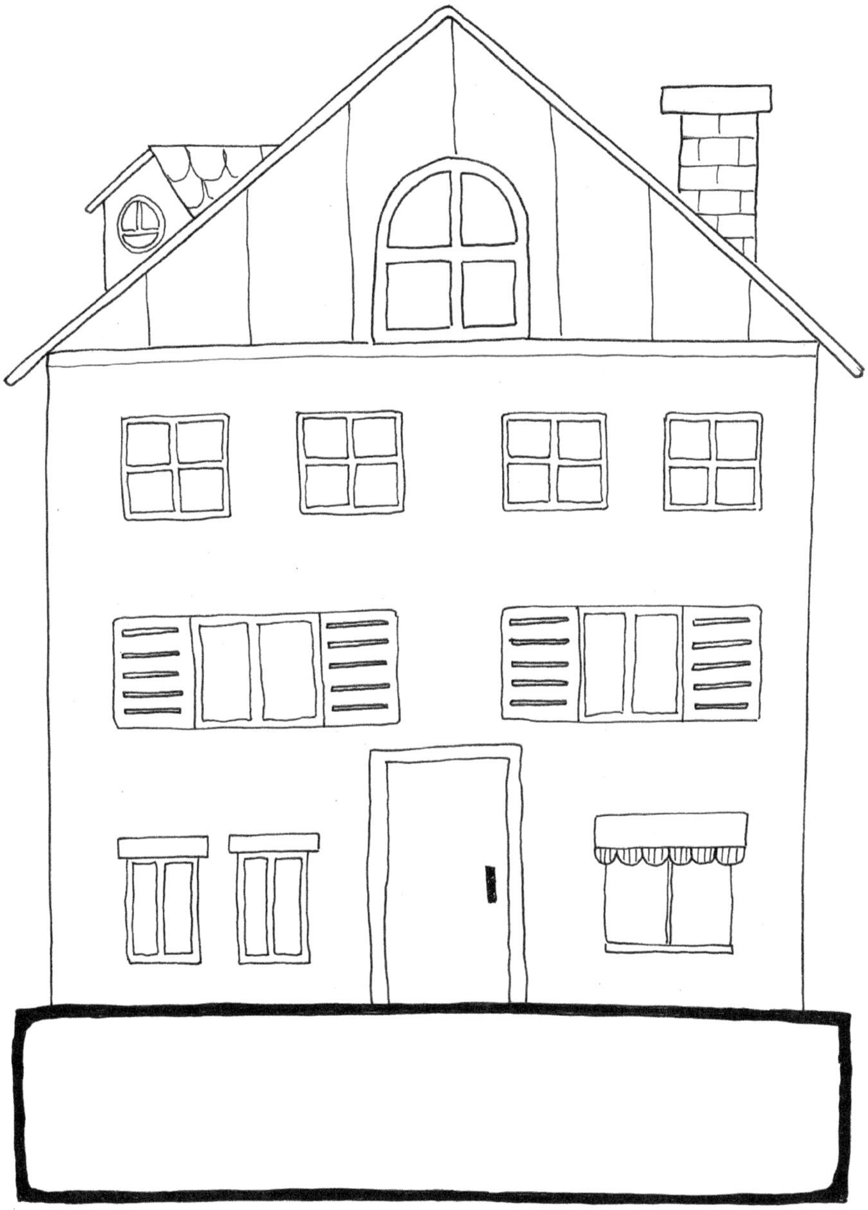

Mein Ressourcenbaum

Hier ist ein Bild von einem Baum. Der Baum hat starke Wurzeln, einen kräftigen Stamm und viele Äste. Die Wurzeln stehen für tiefsitzende Fähigkeiten, die einem die meiste Kraft geben. Das sind die Fähigkeiten, die deinen Charakter ausmachen. Trage deine Charaktereigenschaften ein: Bist du freundlich und hilfsbereit oder eher neugierig und mutig? Der Stamm ist über die Jahre hinweg immer mehr gewachsen, er steht für die dazugewonnenen Fähigkeiten. In den Stamm schreibst du all die Dinge, die du im Laufe der Jahre gelernt hast. Sicherlich kannst du Fahrrad fahren, lesen und schreiben, aber vielleicht hast du auch entdeckt, dass du ziemlich ausdauernd geworden bist oder gut Streit schlichten kannst, wenn andere Schwierigkeiten haben. Nun sind die Äste mit ihren Blättern dran, die für die Dinge stehen, die du gerne machst und vielleicht auch für die Menschen, die dir guttun. Vielleicht spielst du gerne Fußball oder tanzt, hörst gerne Musik oder bastelst. Auch für die wichtigen Menschen in deinem Leben ist hier Platz. Vielleicht trägt dein Baum auch Früchte. Schau einfach, was dir alles einfällt und gestalte deinen Baum so, wie er dir am besten gefällt.

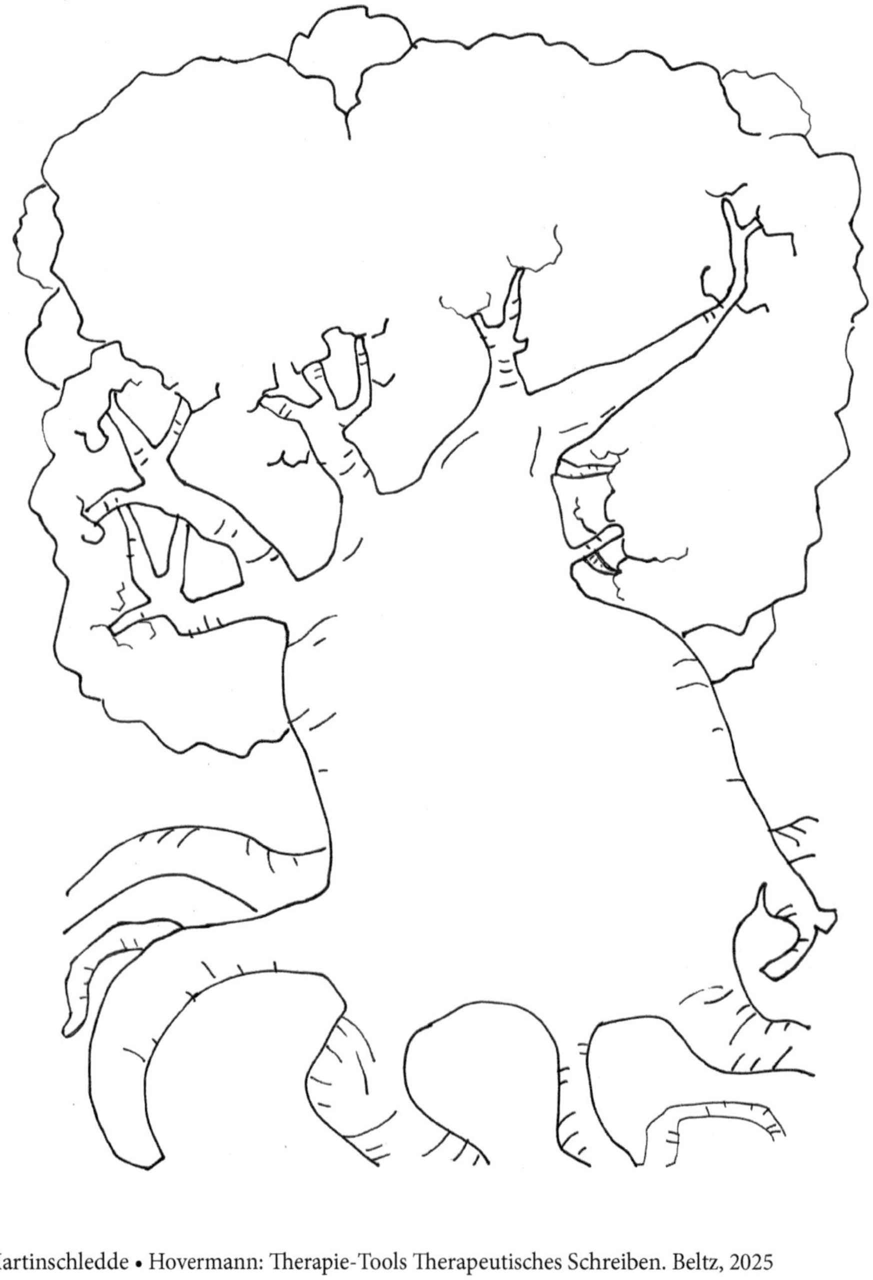

Mein Ressourcen-Blumenstrauß

Mit Sicherheit hast du richtig viele tolle Eigenschaften. Vielleicht bist du unheimlich mutig und stark oder du bist sehr ehrlich und deine Freunde fragen dich um Rat, wenn sie Hilfe brauchen. Und bestimmt kannst du auch verschiedene Dinge gut, vielleicht bist du gut in einer bestimmten Sportart, spielst ein Instrument richtig schön oder bist ein totales Mathe-Ass. Auf diesem Bild siehst du viele schöne ganz unterschiedliche Blumen, schreibe an jede dieser Blumen eine deiner Eigenschaften oder eines der Dinge, die du besonders gut kannst. Du kannst auch mit Verbindungslinien arbeiten. Wenn du magst, kannst du zusätzlich deinen ganz eigenen Ressourcen-Blumenstrauß aus den Blumen zusammenstellen oder einen neuen zeichnen, der zeigt, wie klasse du bist.

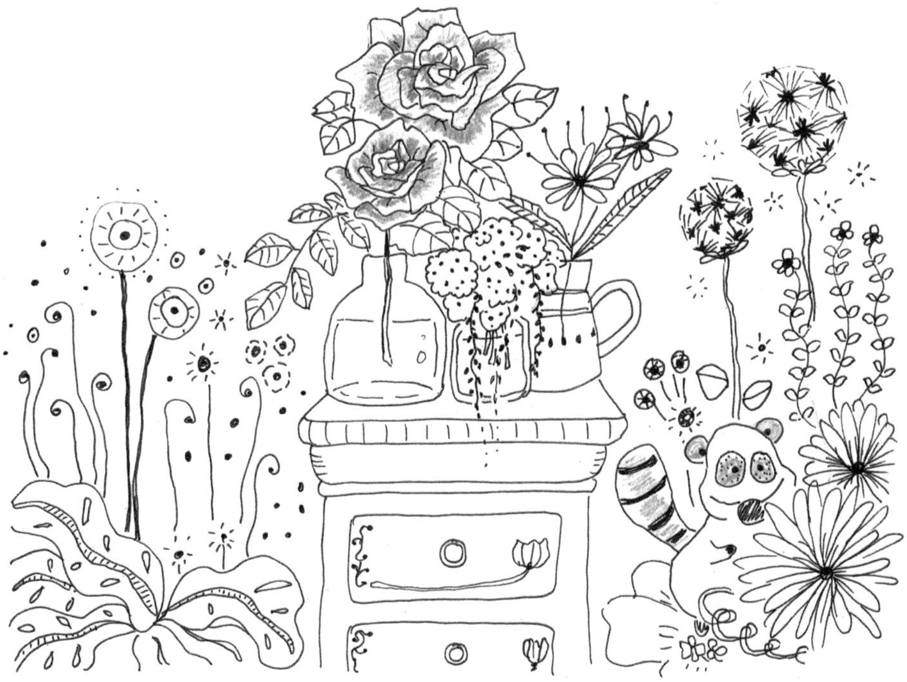

Auf diesem Blatt siehst du eine Sonne mit vielen leuchtenden Strahlen. Schreibe an jeden der Sonnenstrahlen eine Sache, die du besonders gut kannst, oder eine deiner positiven Eigenschaften. Bist du sehr ehrgeizig und strengst dich besonders gut in der Schule an? Hast du viele tolle Ideen, kannst du wunderschön singen oder spielst gut Basketball? Was kannst du besonders gut? Was sind deine positiven Eigenschaften? Schreibe alles auf, dann leuchtet deine ganz eigene Sonne für dich! Wenn die Sonnenstrahlen nicht ausreichen, kannst du auch noch welche dazu malen.

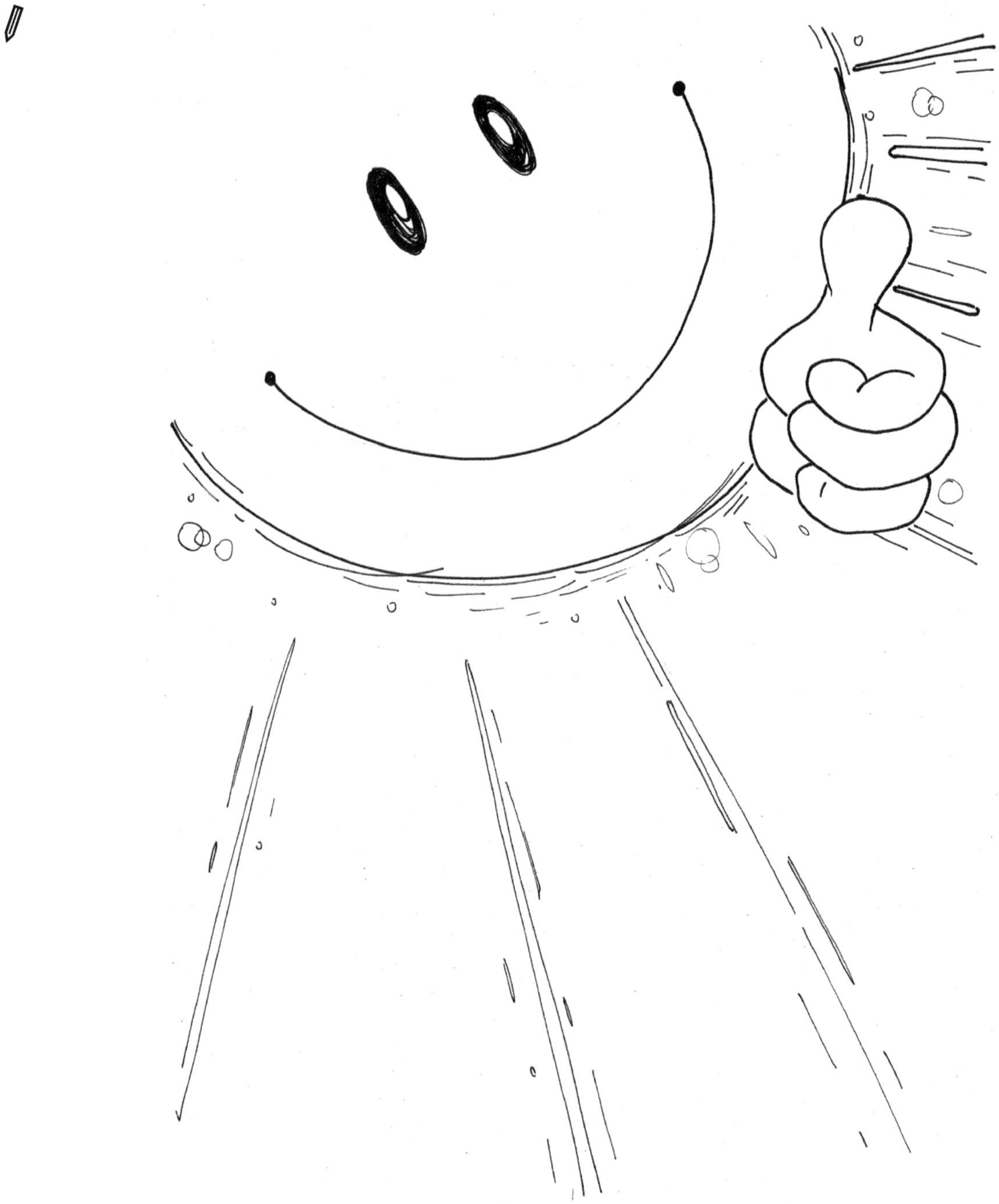

AB 93 **Sterne sammeln** K J

Kennst du das Märchen von Sterntaler? Diese Übung ist ähnlich. Stell dir vor, du sammelst ganz viele Sterne, die vom Himmel fallen und jeder davon tut dir etwas Gutes, hat etwas, was du brauchen könntest. Überlege einmal, welche Sterne du gerne sammeln würdest. Was müssten diese Sterne können? Würdest du gerne manchmal etwas mutiger sein oder fändest du es toll, wenn du den Schulstoff manchmal schneller verstehen würdest? Würdest du gerne singen können oder der Star der Fußballmannschaft sein? Schreibe hier auf, welche Sterne du sammeln möchtest, damit sie dir vielleicht dein Leben etwas leichter machen können.

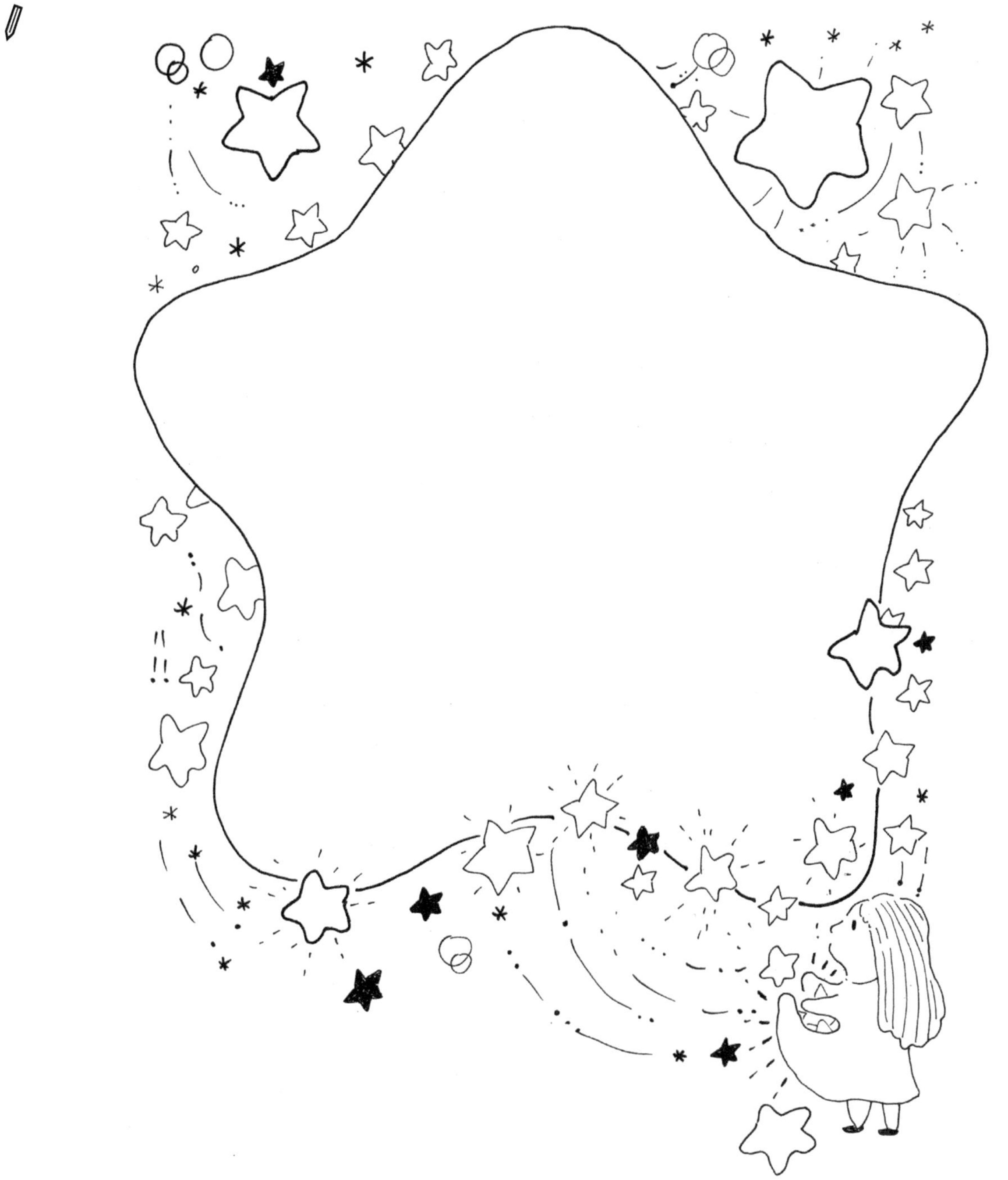

AB 94 An meinen fünf Fingern

K J

Lege einmal deine Hand auf dieses Blatt, spreize ein wenig die Finger auseinander und male den Umriss deiner Hand nach. Wenn du das nicht so gut alleine kannst, lass dir dabei von jemandem helfen. Wenn du nun deinen Hand-Umriss auf dem Papier hast, schreibe in jeden deiner aufgezeichneten Finger mindestens eine deiner positiven Eigenschaften und Dinge, die du gut kannst. Vielleicht bist du besonders hilfsbereit oder man kann sich absolut auf dich verlassen. Vielleicht spielst du auch toll Klavier oder kannst gut mit Werkzeug umgehen. Super, wenn dir sogar mehr als fünf Sachen einfallen – schreibe diese einfach in deine Handinnenfläche.

Meine Gefühle-Hüte

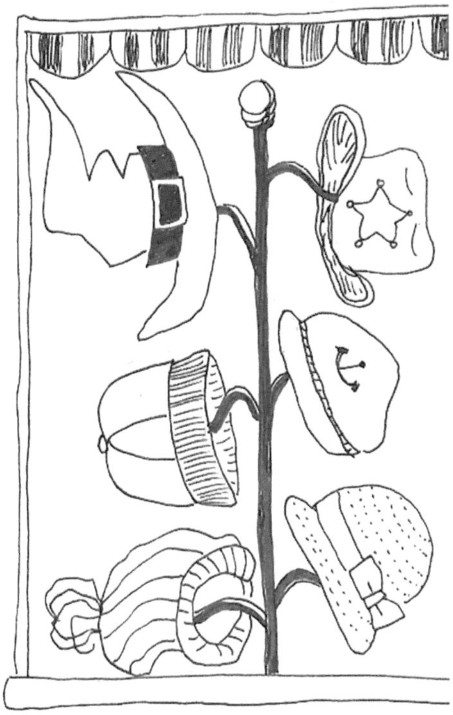

Stell dir einmal vor, alle deine Gefühle wären einzelne Hüte. Du hättest also immer einen anderen Hut auf, wenn du z.B. fröhlich, traurig oder wütend bist.

Überlege nun einmal, welche Hüte es alles gibt, z.B. einen Gut-drauf-Hut, einen Wut-Hut, einen Schlecht-drauf-Hut, einen Gute-Laune-Hut, einen Schmerz-Hut, einen Müdigkeitshut, einen Mut-Hut, einen Langeweile-Hut … Wenn du deine ganzen Hüte gefunden hast, dann male sie doch einfach mal unten auf und schreib den Hut-Namen daneben.

Überlege dann, wie es dir genau geht, wenn du den ein oder anderen Hut aufsetzt. Vielleicht fühlst du dich richtig toll, wenn du deinen »Gute-Laune-Hut« aufhast, du stehst schon mit einem Lächeln auf und nichts und niemand kann dir deine Laune vermiesen. Die Blume draußen sehen gleich viel bunter aus und alles, selbst die Hausaufgaben, machen etwas mehr Spaß. Nutze, wenn du magst, von jetzt an deine Hüte, um deine Gefühle besser zu erkennen, benennen und zu zeigen.

Hut tut gut ;-)

Positive Affirmationen

Kennst du das, wenn du dir immer wieder sagst: »Ich schaffe das nicht«, dass es kaum möglich ist, etwas auch wirklich zu schaffen? Und genau nach diesem Prinzip kannst du dein eigenes Denken und Handeln auch in eine positive Richtung beeinflussen. Dazu musst du dir einen oder mehrere positive Leitsätze immer und immer wieder sagen, bis diese sich fest in deinem Kopf verankert haben. Das kann z.B. ein Satz wie: »Ich kann alles schaffen, was ich nur will«. Wenn du dir diesen Satz immer wieder sagst, wirst du feststellen, dass du viel optimistischer an Dinge herangehst und die Wahrscheinlichkeit, dass diese dir auch gelingen, ist plötzlich viel größer. Welcher Satz würde dir in verschiedenen Lebenslagen helfen? Schreibe hier einen oder mehrere Sätze auf und probiere aus, ob du mit diesen Sätzen etwas verändern kannst.

1. ....

....

2. ....

....

3. ....

....

4. ....

....

5. ....

....

Weißt du, was ein Mantra ist? Das Wort kommt aus Indien und bedeutet, dass das Gemüt von Gedanken befreit wird. Ein Mantra ist ein Spruch, positiver Satz oder nur ein einzelnes Wort, das du laut oder leise in deinen Gedanken ständig wiederholst. »Om« ist das berühmteste Mantra, es wird seit Jahrtausenden von Buddhisten und Hinduisten als Symbol für das Göttliche verwendet. Es hat eine ganz besondere Schwingung, die deinen Körper vom Bauch bis zum Kopf durchdringt und so innere Ruhe und Harmonie herstellt. Mantras sind sehr machtvoll und können dir helfen, glücklicher, entspannter, mutiger und selbstbewusster zu werden. Du kannst, wenn du möchtest, das Om-Mantra regelmäßig nutzen. Du kannst aber auch dein ganz eigenes Mantra entwickeln. Das geht ganz einfach. Ein Mantra setzt sich oft aus zwei Silben zusammen, es können aber auch zwei Wörter, wie z.B.: »ganz ruhig« oder »ganz mutig« oder »stay cool« sein. Oder sogar ganze Sätze, wie z.B.: »Ich bin glücklich, ich bin gut« oder »Alles wird gut«. Wenn du dein ganz eigenes Mantra gefunden hast, ist wichtig, dass du es auch regelmäßig anwendest. Du kannst dir auch mehrere überlegen und je nachdem, welches du gerade brauchst, ein anderes anwenden. Vielleicht überlegst du dir eins für den Alltag und eins für besondere Situationen, wie z.B. eine Klassenarbeit in der Schule. Aber keine Sorge, du musst jetzt nicht jeden Tag stundenlang meditieren und dabei dein Mantra singen. Mantras kannst du ganz nebenbei in deinem Alltag nutzen, z.B. auf dem Schulweg, beim Zimmeraufräumen usw. Vielleicht hast du auch Lust, dein Mantra aufzuschreiben oder zu malen, dann kannst du es dir in dein Zimmer hängen und hast es immer vor Augen, um dich jederzeit wieder daran zu erinnern.

In welchen Situationen können dir Mantras helfen? Und welches Mantra kann dir Kraft geben? Versuche hier, ein oder mehrere passende Mantras aufzuschreiben.

1. ....

....

2. ....

....

3. ....

....

4. ....

....

5. ....

....

13 Fantasiereisen und -welten

Um im Kindesalter große Abenteuer zu erleben, braucht man nur ein einziges Hilfsmittel: die eigene Fantasie. Sie verwandelt knorrige Äste in Zauberstäbe und ermöglicht das Austesten verschiedener Rollen. Obwohl der Realitätsbezug im Laufe der Entwicklung die Überhand gewinnt, geht das positive Potenzial der Fantasie nicht verloren. Mit etwas Geduld lässt es sich auch im Erwachsenenalter wiedererwecken. Im Rahmen der psychotherapeutischen Arbeit können Sie Fantasiereisen einsetzen, um einen Zustand der inneren Ruhe mit dem Aufdecken neuer Perspektiven zu verknüpfen. Die positive Wirkung von Imaginationsübungen ist vielfach belegt und erforscht (vgl. Singer & Pope, 1999).

Das vorliegende Kapitel stellt Ihnen eine Sammlung von Fantasiereisen zur Verfügung, die Sie für ganz unterschiedliche therapeutische Zielsetzungen nutzen können. Wenn Sie mit Ihrem Patienten eine Fantasiereise durchführen möchten, beginnen Sie am besten mit einer kurzen Entspannungsphase. Im Hintergrund können Sie leise Musik laufen lassen. Nachdem Sie den Text der Fantasiereise vorgelesen haben, leiten Sie Ihren Patienten dazu an, langsam ins Hier und Jetzt zurückzukehren. Bieten Sie ihm eine der Vorlagen an, damit er seine Reiseerlebnisse schriftlich festhalten kann. Der Text bildet die Grundlage für ein Gespräch über die Erfahrungen und öffnet gleichzeitig die Tür für eine zukünftige Wiederholung der Reise.

Anwendungshinweise zu den Fantasiereisen

Lassen Sie Ihren Patienten eine gemütliche Sitzposition finden, lassen Sie ihn sich zunächst auf seine Atmung konzentrieren und ein- und ausatmen. Starten Sie dann mit der jeweiligen Fantasiereise.

> **!** **Achtung:**
>
> Bei allen Fantasiereisen gilt, dass Ihr Patient seine Augen schließen kann, wenn er möchte. Wenn er dies nicht möchte, vereinbaren Sie, dass er sich einen Punkt im Raum sucht, auf den er sich konzentrieren kann. Wenn Ihr Patient stark zu Dissoziation neigt, dann sollten Sie vereinbaren, dass er die Augen geöffnet lässt. Es kann auch hilfreich sein, wenn Sie Ihrem Patienten einen Igelball, einen Knetball, therapeutische Knete oder ähnliches in die Hand geben.

Es ist hilfreich, das Vorlesen der Fantasiereise vorher einmal auszuprobieren. So finden Sie heraus, an welchen Stellen Sie Pausen machen möchten und wie viel Zeit Sie insgesamt einplanen müssen. Selbstverständlich ist es auch möglich, den Text an die individuelle Situation Ihres Patienten anzupassen: Sie können einzelne Passagen weglassen, neue Details hinzufügen und Sie-Formulierungen gegen Du-Formulierungen austauschen.

> **Tipp: Fantasiereisen im Gruppensetting**
>
> Fantasiereisen eignen sich gut, um die Arbeit mit Gruppen abwechslungsreicher zu gestalten und aufzulockern. Besonders spannend ist es, über die individuellen Imaginationen ins Gespräch zu kommen: Obwohl alle Teilnehmer denselben Text gehört haben, entstehen in den Köpfen der Reisenden unterschiedliche Bilder und einzigartige Vorstellungen.

Arbeitsmaterial

In diesem Kapitel finden Sie die folgenden Schreibvorlagen:

INFO 32 Anleitung zur Fantasiereise: Wenn ich unsichtbar wäre. Diese Therapeuteninformation enthält neben einer kurzen Einleitung den Text für eine Fantasiereise, bei der Ihr Patient sich vorstellt, unsichtbar zu sein. Der Umgang mit dieser »Superkraft« kann viel über Ihren Patienten verraten: Nutzt er sie, um Abenteuer zu erleben und Streiche zu spielen? Oder geht es vielmehr darum, bestimmten Personen und Interaktionen aus dem Weg zu gehen?

AB 98 Fantasiereise: Wenn ich unsichtbar wäre. Dieses Arbeitsblatt richtet sich an Kinder und Jugendliche. Es enthält eine kurze Zusammenfassung der Fantasiereise und ermutigt Ihren Patienten dazu, seine Erfahrungen in die Vorlage hineinzuschreiben.

INFO 33 Anleitung zur Fantasiereise: Die Zeitmaschine. Im Rahmen dieser Fantasiereise wird Ihr Patient dazu eingeladen, mithilfe einer Zeitmaschine Reisen zu ausgewählten Zeitpunkten zu unternehmen. Dabei sind sowohl große als auch kleine Zeitsprünge möglich. Ihr Patient kann selbst entscheiden, ob er lieber in die Zukunft oder in die Vergangenheit reisen möchte. Die Therapeuteninformation beinhaltet den Text der Fantasiereise.

AB 99 Fantasiereise: Die Zeitmaschine. Hier haben erwachsene Patienten die Gelegenheit, die Erlebnisse ihrer Zeitreise festzuhalten. Neben einer kurzen Erinnerung an die Inhalte der Fantasiereise ist die Zeichnung einer Zeitmaschine abgebildet.

INFO 34 Anleitung zur Fantasiereise: Das Zauber-Duschgel. Diese Fantasiereise stattet Ihren Patienten mit einem magischen Duschgel aus. Es hilft ihm dabei, sich von negativen Gedanken zu reinigen und versorgt ihn mit den Dingen, die er gerade benötigt, z.B. mit Mut oder Zuversicht.

AB 100 Fantasiereise: Das Zauber-Duschgel. Dieses Arbeitsblatt richtet sich an Kinder und Jugendliche und lädt sie dazu ein, ihre Erfahrungen mit dem Zauber-Duschgel aufzuschreiben.

INFO 35 Anleitung zur Fantasiereise: Eine Suppe, die Probleme löst. Das Lösen eines Problems lässt sich manchmal mit dem Prozess des Kochens vergleichen: Wenn man die richtigen Zutaten auswählt, sind die Grundvoraussetzungen für ein Gelingen des Gerichts erfüllt. Im Rahmen dieser Fantasiereise stellt Ihr Patient sich vor, aus den einzelnen Bestandteilen seiner Problemlösung eine Suppe zu kochen. Auf diese Weise regen Sie Ihren Patienten zu einer vertiefenden Auseinandersetzung mit für ihn relevanten Inhalten an.

AB 101 Fantasiereise: Eine Suppe, die Probleme löst. Auf diesem Arbeitsblatt ist ein großer Kochtopf abgebildet, in den Kinder und Jugendliche die Zutaten für ihre »Problemlösesuppe« hineinschreiben können.

INFO 36 Anleitung zur Fantasiereise: Mein Wetterbericht. Mit dieser Fantasiereise wird Ihr Patient dazu angeregt, einen Wetterbericht für seine aktuelle Stimmungslage zu schreiben. Regenschauer und Gewitter können beispielsweise begrüßt werden, bevor Ihr Patient sie fortschickt. Er formuliert seinen Wetterbericht um und sorgt so dafür, dass die Wolken sich zurückziehen, um neue Sonnenstrahlen durchzulassen.

AB 102 Fantasiereise: Mein Wetterbericht. Hier können Kinder und Jugendliche ihren ganz persönlichen Wetterbericht festhalten und beschreiben, wie er sich verändern soll, damit es ihnen besser geht.

INFO 37 Anleitung zur Fantasiereise: Mein Zauberparfum. Wäre es nicht praktisch, wenn wir Selbstsicherheit oder Motivation in kleine Flaschen füllen könnten, um sie stets dabeizuhaben? Im Rahmen dieser Fantasiereise stellt Ihr Patient sich vor, ein Zauberparfum zu besitzen, das ihn nach dem Auftragen mit neuer Kraft versorgt. Er kann es z.B. einsetzen, um Mut für das Ausführen neuer Verhaltensweisen zu sammeln.

AB 103 Fantasiereise: Mein Zauberparfum. Auf diesem Arbeitsblatt können erwachsene Patienten festhalten, wie ihr Zauberparfum aussieht und riecht und wofür sie es in Zukunft benutzen möchten.

INFO 38 Anleitung zur Fantasiereise: Mein Zauberhut. Diese Fantasiereise lädt Ihren Patienten dazu ein, die Werkstatt eines Hutmachers zu besuchen. Nachdem Ihr Patient dem Hutmacher erklärt hat, welche Ziele er verfolgt und was er verändern möchte, wird ein individueller Zauberhut für ihn angefertigt. Wann immer Ihr Patient diesen Hut aufsetzt, wird er mit neuer Stärke und Zuversicht für die Erreichung seines Ziels erfüllt.

AB 104 Fantasiereise: Mein Zauberhut. Auf dieser Vorlage ist ein Regal mit unterschiedlichen Hüten abgebildet. Kinder und Jugendliche können das Arbeitsblatt nutzen, um ihren individuellen Zauberhut zu beschreiben.

INFO 39 Anleitung zur Fantasiereise: Vom Tunnel ins Licht. Für viele Patienten fühlt es sich manchmal so an, als würden sie aufgrund ihres Problems in einem dunklen Tunnel festsitzen, der sie von der Außenwelt abschirmt. In dieser Fantasiereise wird Ihr Patient dazu angeregt, sich auf das Licht am Ende dieses Tunnels zu konzentrieren. Er stellt sich vor, wie es sich anfühlen wird, dieses Licht zu erreichen und beginnt, erste Schritte in Richtung des Ausgangs zu machen.

AB 105 Fantasiereise: Vom Tunnel ins Licht. Auf diesem Arbeitsblatt ist die Zeichnung eines Tunnels abgebildet, an dessen Ende ein Licht zu erkennen ist. Erwachsene Patienten können hier ihren Weg aus dem Tunnel beschreiben.

INFO 40 Anleitung zur Fantasiereise: Ein Hindernis überwinden. Manche Herausforderungen sind so groß, dass sie zunächst unüberwindbar scheinen. Im Rahmen dieser Fantasiereise wird Ihr Patient darum gebeten, sich das Hindernis auf seinem Weg ganz genau vorzustellen. Er unternimmt einen kleinen Ausflug zu einer Waldlichtung, auf der er seiner persönlichen Kraftquelle begegnet. Wenn er mit neuer Stärke zurückkehrt, sieht das Hindernis schon viel kleiner aus.

AB 106 Fantasiereise: Ein Hindernis überwinden. Hier können Kinder und Jugendliche notieren, wie ihr Hindernis aussieht und welche Kraftquelle sie besuchen, um sich für das Bestehen der Herausforderung zu wappnen.

INFO 41 Anleitung zur Fantasiereise: Ein Glas voller Gefühle und Erinnerungen. Im Rahmen dieser Fantasiereise unternimmt Ihr Patient einen Strandspaziergang, bei dem er ein leeres Glasgefäß findet. Er hat nun zwei Möglichkeiten: Einerseits ist es denkbar, das Glas mit schönen Erinnerungen oder Ressourcen zu füllen und es mit nach Hause zu nehmen. Auf der anderen Seite können negative Gedanken und Belastungen in das Glas gesperrt werden, bevor es verschlossen und im Meer versenkt wird.

AB 107 Fantasiereise: Ein Glas voller Gefühle und Erinnerungen (für Kinder und Jugendliche). Auf diesem Arbeitsblatt finden Sie eine kindgerechte Version der Fantasiereise.

AB 108 Fantasiereise: Ein Glas voller Gefühle und Erinnerungen (für Erwachsene). Dieses Arbeitsblatt kann von erwachsenen Patienten genutzt werden, um den Inhalt des Glases zu beschreiben.

INFO 42 Anleitung zur Fantasiereise: Eine Reise zur inneren Weisheit. Wenn wichtige Entscheidungen bevorstehen, wünschen sich viele Menschen eine Person herbei, die ihnen den Weg weisen kann. Hier tritt Ihr Patient eine Reise in sein Inneres an, die ihn zu seiner inneren Weisheit führen kann. Sie hilft Ihrem Patienten dabei, Klarheit zu gewinnen und seine Augen für die richtige Entscheidung zu öffnen.

AB 109 Fantasiereise: Eine Reise zur inneren Weisheit. Hier kann Ihr Patient die Erfahrungen seiner Fantasiereise festhalten und erläutern, wie sie ihm weitergeholfen haben.

INFO 43 Anleitung zur Fantasiereise: Mein fliegender Teppich. Mit einem fliegenden Teppich reist Ihr Patient an einen Ort, an dem er symptomfrei ist. Je höher er steigt, desto kleiner werden alle Belastungen und Probleme. Bei dem Ziel Ihres Patienten kann es sich um einen Platz handeln, den er aus seinem Alltag kennt, oder um einen fiktiven Ort.

AB 110 Fantasiereise: Mein fliegender Teppich. Diese Vorlage lädt Kinder und Jugendliche dazu ein, ihre Reise auf dem fliegenden Teppich zu beschreiben.

INFO 44 Anleitung zur Fantasiereise: Die Wunderlampe. Als Ihr Patient eine alte Wunderlampe findet und daran reibt, erscheint ihm ein Dschinn (freundlicher Geist). Ihr Patient wird nun dazu angeleitet, gut darüber nachzudenken, was er sich wünschen möchte. Damit der Dschinn seine Bitte erfüllen kann, muss er ihm ein Bild davon vermitteln, wie es sich anfühlen wird, wenn der Wunsch in Erfüllung gegangen ist.

AB 111 Fantasiereise: Die Wunderlampe. Hier können Kinder und Jugendliche dem Dschinn erklären, was sie sich wünschen und wie es sich anfühlen wird, wenn ihr Wunsch sich erfüllt hat.

INFO 45 Anleitung zur Fantasiereise: Das Orakel. Auf einem Jahrmarkt trifft Ihr Patient eine Wahrsagerin, die ihm anbietet, ihrem Orakel eine wohlüberlegte Frage zu stellen. In einer Zauberkugel kann Ihr Patient einen Ausschnitt seiner Zukunft sehen, der ihn mit neuer Motivation für den weiteren Weg erfüllt und das Ziel konkretisiert.

AB 112 Fantasiereise: Das Orakel. Auf diesem Arbeitsblatt können Kinder und Jugendliche festhalten, welche Frage sie dem Orakel gestellt haben und wie der Blick in ihre Zukunft aussieht.

AB 113 Anleitung zum Tagträumen. Dieses Arbeitsblatt erklärt Ihrem Patienten, wie er sich mithilfe seiner Fantasie eine kleine Pause vom Alltagsstress nehmen kann. Er wird dazu angeregt, sich schreibend einer interessanten Frage zu widmen und kann z.B. überlegen, wie es wäre, ein Tier zu sein oder eine Superkraft zu besitzen.

INFO 32 Anleitung zur Fantasiereise: Wenn ich unsichtbar wäre … T

Die Vorstellung von Unsichtbarkeit ist für Kinder und Jugendliche mit einer besonderen Magie verbunden. Figuren aus Büchern und Filmen, die sich der visuellen Wahrnehmung anderer Lebewesen entziehen können, werden als Superhelden betrachtet. Sie sind dazu in der Lage, unbemerkt an unterschiedliche Orte zu reisen und geheime Missionen zu erfüllen. Aus diesem Grund wird Unsichtbarkeit nicht selten als Schlüsseleigenschaft für das Erleben von Abenteuern angesehen.

In der Psychotherapie ist die Vorstellung von Unsichtbarkeit häufig mit einer anderen Bedeutung assoziiert. Sie repräsentiert unter anderem einen Schutzmechanismus: Wer unsichtbar ist, kann sich vor den Quellen negativer Erfahrungen verstecken. Gleichzeitig ermöglicht Unsichtbarkeit eine unbemerkte Erprobung von Tätigkeiten, die aufgrund von Verboten oder Angst nicht ausgeübt werden.

Im Rahmen der folgenden Fantasiereise stellt Ihr Patient sich vor, einen Tag lang unsichtbar zu sein. Das Ende der Reise ist bewusst etwas offener gehalten, um die Vorstellungen der Kinder und Jugendlichen nicht in eine bestimmte Richtung zu lenken. So kann Ihr Patient selbst entscheiden, ob er sich lieber mit seiner Alltagsroutine oder einem außergewöhnlichen Abenteuer beschäftigen möchte. Sie erhalten Hinweise darauf, welchen Nutzen die Unsichtbarkeit für Ihren Patienten hat: Betrachtet er sie als Superkraft, mit der er sich einen Wunsch erfüllt? Setzt er seine neue Fähigkeit ein, um der Interaktion mit Familienmitgliedern oder Gleichaltrigen aus dem Weg zu gehen? Oder gibt es keine großen Veränderungen, weil Ihr Patient sich im Alltag schon seit längerer Zeit unsichtbar fühlt?

Nach dem Aufschreiben der Reiseerfahrungen können Sie gemeinsam überlegen, ob sich besondere Erkenntnisse oder Wünsche aus den Notizen ableiten lassen, mit denen Sie in Zukunft weiterarbeiten möchten.

Wenn ich unsichtbar wäre

Es ist noch früh am Morgen, als die ersten Sonnenstrahlen durch das Fenster fallen und dich an der Nase kitzeln. Du gähnst laut und streckst dich ausgiebig, bevor du die Augen öffnest. Als du deinen schläfrigen Blick durch das Zimmer wandern lässt, bemerkst du auf deinem Schreibtisch einen ungewöhnlichen Gegenstand. Plötzlich bist du hellwach und springst aus dem Bett, um deine Entdeckung genauer unter die Lupe zu nehmen. Es ist ein kleines, rotes Päckchen, an dem eine Notiz befestigt ist. In verschnörkelten Buchstaben steht dort geschrieben: »Wenn du diesen Armreif anlegst, wirst du unsichtbar. Nutze ihn weise, denn um Mitternacht musst du ihn wieder abgeben.«

Ungläubig reibst du dir die Augen. Kann das wirklich sein? Als du das Päckchen öffnest, fällt dir ein dünner, goldener Armreif in die Hände. Er ist mit kleinen roten Edelsteinen besetzt und übt eine besondere Anziehungskraft auf dich aus, die du nicht recht erklären kannst. Du hast dich schon oft gefragt, wie es wäre, unsichtbar zu sein – jetzt bietet sich dir die Möglichkeit, es auszuprobieren. Sollst du es wirklich wagen? Nach einem kurzen Moment des Zögerns siegt die Neugier und du streifst den Armreif vorsichtig über dein Handgelenk. Ein Kribbeln läuft über deinen Körper, und in der nächsten Sekunde sind deine Gliedmaßen verschwunden. Du reißt die Augen auf und schaust an dir hinunter. Da ist nur der Teppich – kein Bauch, keine Beine, keine Füße und keine Arme mehr. Ein Blick in den Spiegel offenbart, dass tatsächlich nichts mehr von dir zu sehen ist. Der Armreif scheint zu funktionieren – du bist wirklich unsichtbar!

Lass dich in den nächsten Minuten von deiner Fantasie durch den Tag tragen. Was erlebst du heute? Welche Ausnahmen werden dir durch das Tragen des Armreifs ermöglicht? Wie fühlt es sich an, von niemandem bemerkt zu werden? Welche Gedanken gehen dir durch den Kopf?

Nimm dir die Zeit, die du brauchst, um die Erfahrungen auf dich wirken zu lassen, bevor du den Armreif ablegst und die Rückreise antrittst.

So könnte ein Text zu der Fantasiereise beginnen:

Weil ich heute unsichtbar bin, muss ich nicht darauf achten, welche Klamotten ich zur Schule anziehe. In Jogginghose und Schlabberpullover laufe ich in die Küche. Meinem Vater fällt wahrscheinlich gar nicht auf, dass ich nicht da bin. Wie jeden Morgen ist er in seine Zeitung vertieft. Er merkt auch nicht, dass ich meine Fußballschuhe zu Hause gelassen habe. Heute will ich meine Chance nutzen und nach der Schule zu dem Tanzkurs gehen, den mein Vater so albern findet …

AB 98 **Fantasiereise: Wenn ich unsichtbar wäre …** K J

Hast du schon einmal davon geträumt, unsichtbar sein? In deiner Fantasie geht dieser Traum in Erfüllung: Du hast einen magischen Armreif gefunden, mit dem du einen Tag lang unsichtbar sein kannst. Wie nutzt du diese Fähigkeit? Welche Erfahrungen machst du? Hier kannst du alles aufschreiben, was du an diesem Tag erlebst.

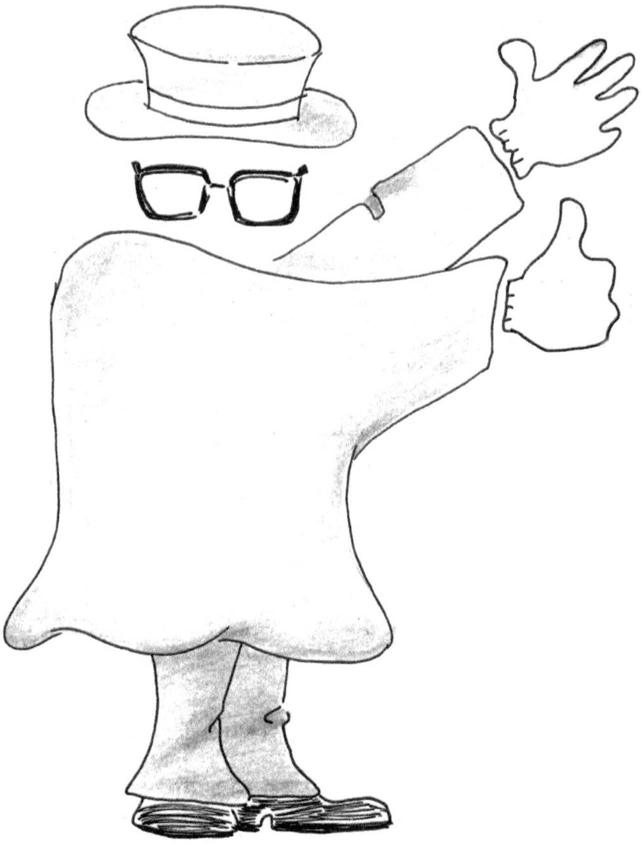

INFO 33 Anleitung zur Fantasiereise: Die Zeitmaschine

T

Im Rahmen der folgenden Fantasiereise stellt Ihr Patient sich vor, eine Zeitmaschine zu entdecken. Er hat die Möglichkeit, kleinere Sprünge von wenigen Jahren zu machen oder ganze Jahrhunderte hinter sich zu lassen, bevor er nach seinem Aufenthalt am Zielort in die Gegenwart zurückreist. Sie können die Imagination nutzen, um die Auseinandersetzung mit der Vergangenheit zu vertiefen und ihrer Bedeutung für die Gegenwart nachzuspüren. Vielleicht geht es auch darum, einen besonders schönen Moment noch einmal zu erleben oder etwas zu unternehmen, um den Lauf der Zukunft zu verändern. Alternativ ist es möglich, den Blick nach vorne zu richten und eine Zeit zu fokussieren, die Ihr Patient gerne einmal erleben möchte.

Die Zeitmaschine

Sie befinden sich in einem Uhrenmuseum und haben sich auf dem Rückweg von der Toilette verlaufen. Das Geräusch Ihrer Schritte hallt im leeren Treppenhaus wider, während Sie die Stufen emporsteigen. Welches Stockwerk war bloß das richtige? Als Sie an einem Treppenabsatz eine große Tür entdecken, halten Sie inne. Da die Tür nicht abgeschlossen ist, versuchen Sie Ihr Glück. Nach ein paar Schritten finden Sie sich auf einem breiten, fensterlosen Flur wieder. Auf der Suche nach einer Ansprechperson werfen Sie einen Blick in die Räume, die links und rechts vom Flur abzweigen. Es sieht aus, als hätten Sie ein Lager mit alten Ausstellungsstücken entdeckt. An der Tür eines großen Zimmers bleiben Sie stehen. Ein eigenartiges Objekt in der Mitte des Raumes zieht Ihre Aufmerksamkeit auf sich: Es handelt sich um eine Maschine, die aus einem anderen Jahrhundert zu stammen scheint. Den Mittelpunkt bildet ein gepolsterter Sitz, der mit rotem Samt bezogen ist. Von hier aus lässt sich die Steuerung erreichen: Eine altmodische Anzeigetafel mit acht Feldern, auf denen Zahlen von 0 bis 9 eingestellt werden können. Auf einem kleinen Schild steht in verschnörkelter Schrift eine kurze Anweisung geschrieben: »Zeitmaschine. Maximal eine Hin- und Rückreise pro Person mit 24 Stunden Aufenthalt am Ziel.« Neugierig treten Sie näher heran. Ob diese Maschine wirklich eine Reise durch die Zeit ermöglichen kann?

Sie betrachten das Ausstellungsstück und überlegen, wofür Sie die Zeitmaschine benutzen würden. Es wäre denkbar, kleine Sprünge zu machen und einen Moment aus Ihrer Vergangenheit noch einmal zu erleben. Vielleicht möchten Sie herausfinden, wie Ihre Zukunft in ein paar Jahren aussehen könnte. Die Maschine erlaubt auch größere Sprünge: Sie können mehrere Jahrhunderte in die Vergangenheit reisen oder zukünftigen Epochen einen Besuch abstatten. Denken Sie ganz in Ruhe darüber nach, wie Sie diese einmalige Chance für sich nutzen möchten.

Als Sie sich für eine Verwendungsmöglichkeit entschieden haben, beschließen Sie, die Zeitmaschine auszuprobieren. Sie klettern auf das Podest und nehmen auf dem gepolsterten Sitz Platz. Anschließend strecken Sie die Hand aus, um das richtige Datum auf den Feldern der Anzeigetafel einzustellen. Im letzten Schritt betätigen Sie den goldenen Hebel, der neben der Anzeigetafel befestigt ist. Augenblicklich kommt Bewegung in die Maschine: Der Sitz vibriert und die Anzeigetafel beginnt zu leuchten. Ein feines Zittern läuft durch Ihren Körper und für den Bruchteil einer Sekunde haben Sie das Gefühl, sich im freien Fall zu befinden. Sie kneifen die Augen zusammen und spüren im nächsten Moment einen leichten Ruck. Als Sie die Augen öffnen und sich umsehen, stellen Sie fest, dass die Zeitmaschine Ihren Dienst erfüllt hat: Sie sind an Ihrem Ziel angekommen.

Nutzen Sie die nächsten Minuten, um Ihre Sinne für diese außergewöhnliche Erfahrung zu öffnen. Was können Sie sehen und hören? Wie sieht es an dem Ort aus, zu dem Sie gereist sind? Waren Sie hier schon einmal oder ist es ein Ort, den Sie noch besuchen werden? Sind Sie vielleicht sogar mehrere Jahrhunderte in die Vergangenheit oder Zukunft gereist? Für welches Datum haben Sie sich entschieden? Achten Sie auf die Gedanken und Gefühle, die Sie während Ihrer Erlebnisse begleiten, bevor Sie mit der Maschine in die Gegenwart zurückreisen.

AB 99 Fantasiereise: Die Zeitmaschine J E

Als Sie sich in einem Uhrenmuseum verlaufen, entdecken Sie eine alte Zeitmaschine. Sie ergreifen die Chance und planen eine Reise zu einem ganz bestimmten Zeitpunkt. Möchten Sie in die Zukunft oder in die Vergangenheit reisen? Welches Datum stellen Sie ein? Was möchten Sie zu diesem Zeitpunkt erleben? Welche Gedanken und Gefühle nehmen Sie wahr? Hat die Zeitreise eine bestimmte Bedeutung für Ihre gegenwärtige Situation?

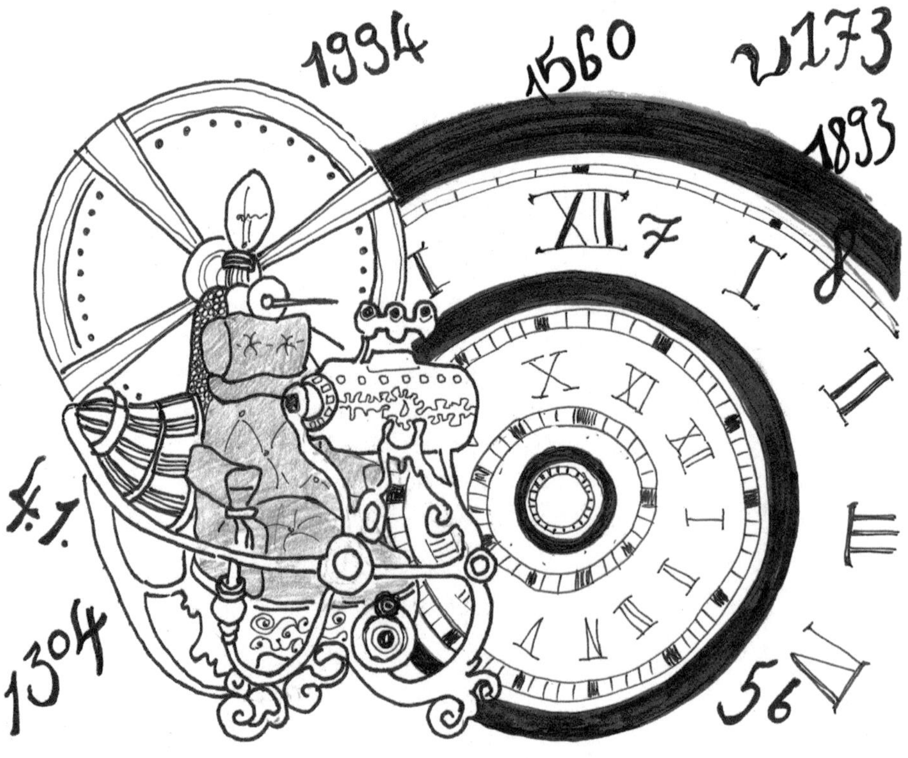

Anleitung zur Fantasiereise: Das Zauber-Duschgel

T

In der vorliegenden Fantasiereise wird mithilfe eines Zauber-Duschgels eine symbolische Reinigung durchgeführt. Müdigkeit, negative Gedanken, Ängste und weitere Belastungen werden »abgewaschen«, um Platz für Kraftquellen wie Zuversicht, Mut und Selbstvertrauen zu schaffen. Die Übung eignet sich nicht nur für die therapeutische Arbeit mit Kindern und Jugendlichen, sondern auch für Erwachsene.

Nachdem Ihr Patient im Rahmen der Fantasiereise erfahren hat, wie das Zauber-Duschgel anzuwenden ist, kann er das Reinigungsritual in seinen Alltag integrieren. Häufig verstärkt sich die Wirkung der Imagination, wenn die Übung mit den eigenen Händen ausgeführt wird. Dabei lässt sich der Einsatz der Technik an unterschiedliche Tageszeiten anpassen: Morgens kann das Zauber-Duschgel zur mentalen Vorbereitung auf bestimmte Aufgaben und Anforderungen genutzt werden. Abends kann es dabei helfen, die Spuren negativer Gedanken und Gefühle abzuwaschen und den Prozess des Einschlafens zu erleichtern. Gemeinsam mit Ihrem Patienten können Sie überlegen, ob und wie er das Zauber-Duschgel zukünftig anwenden möchte.

Das Zauber-Duschgel

Es ist noch dunkel, als dein Wecker klingelt. Nachdem du fünfmal auf die Schlummertaste gedrückt hast, schleppst du dich müde und kraftlos aus dem Bett. Das Gedankenkarussell hat dich gestern Abend nicht einschlafen lassen und in der Nacht bist du schweißgebadet aufgewacht. Du fühlst dich nicht besonders erholt, die Energiereserven sind leer. Auf dem Weg ins Badezimmer denkst du darüber nach, wie praktisch es wäre, wenn du jetzt einfach in die Dusche steigen und als anderer Mensch wieder herauskommen könntest. Dann würdest du ausgeschlafen und zuversichtlich in den Tag starten und dich für jede Herausforderung gewappnet fühlen.

Im Bad angekommen schnappst du dir gähnend ein Handtuch. Als du dich unter die Dusche stellen willst, fällt dir etwas auf: In der Ecke steht nicht dein gewöhnliches Duschgel, sondern eine unbekannte Flasche, die mit dem Wort »Zauber-Duschgel« beschriftet ist. Erstaunt suchst die Packung nach weiteren Hinweisen oder Inhaltsstoffen ab, wirst aber nicht fündig. Wäre es möglich, dass dein Wunsch in Erfüllung gegangen ist? Du beschließt, dass es nicht schaden kann, wenn du das neue Zauber-Duschgel ausprobierst.

Während du das Wasser anstellst, schaust du dir die Flasche ganz genau an. Welche Form hat sie? Wie sieht das Etikett aus? Ist es schlicht gehalten oder mit besonderen Verzierungen ausgestattet? Als nächstes öffnest du die Flasche und gibst etwas Duschgel in deine Handflächen. Welche Farbe hat die Flüssigkeit? Riecht sie vielleicht sogar nach deinem Lieblingsduft? Nimm dir Zeit und achte auf die Empfindungen, die das Duschgel in dir auslöst.

Du beginnst nun damit, deinen Körper einzuseifen. Zuerst sind die Schultern dran, dann die Arme, deine Brust, der Bauch und der Rücken, bevor du mit den Beinen weitermachst und bei den Füßen endest. Während du das Duschgel auf deiner Haut verteilst, stellst du dir vor, wie es all die belastenden Dinge von dir löst: Du wirst von Müdigkeit, Albträumen, Ängsten und negativen Gedanken befreit. Gleichzeitig versorgt dich das Zauber-Duschgel mit den Helfern, die du gerade brauchst: Mut, Selbstvertrauen, Motivation und Zuversicht ziehen in deinen Körper ein. Du spürst, wie sich die neugewonnene Kraft in dir ausbreitet und deine Energiereserven auffüllt.

Als du die Dusche verlässt, fühlst du dich so stark wie seit langem nicht mehr. Du weißt, dass du jetzt gut vorbereitet in den neuen Tag starten kannst. Bevor du aufbrichst, verstaust du dein Zauber-Duschgel an einem sicheren Ort. Von nun an kannst du es immer dann verwenden, wenn du negative Einflüsse abwaschen und neue Energie tanken möchtest.

So könnte ein Text zu der Fantasiereise beginnen:

Die Flasche meines Zauberduschgels ist kugelförmig und hat eine hellblaue Farbe. Auf dem violetten Etikett sind Blumen abgebildet, die den silbernen Schriftzug einrahmen. Als ich die Flasche öffne, strömt mir der Duft von Lavendel entgegen. Dieser Geruch erinnert mich an meine Oma – wenn ich die Augen schließe, kann ich ihren Garten mit der alten Schaukel vor mir sehen. Ich fange an, das Duschgel zu verteilen. Es ist ebenfalls violett und enthält kleine Blütenblätter, die sich weich anfühlen. Das Duschgel soll mir heute dabei helfen, meine Angst vor der mündlichen Prüfung zu vertreiben, damit ich nicht wieder einen Blackout bekomme …

Fantasiereise: Das Zauber-Duschgel

Im Badezimmer hast du ein Zauber-Duschgel gefunden, das du heute zum ersten Mal benutzen möchtest. Es hilft dir dabei, negative und belastende Dinge abzuwaschen und sorgt gleichzeitig dafür, dass du mit neuer Energie versorgt wirst. Auf diesem Arbeitsblatt kannst du beschreiben, wie dein Zauber-Duschgel aussieht und erklären, wofür du es brauchst. Von welchen Dingen möchtest du dich befreien? Wie möchtest du dich fühlen, wenn du die Dusche verlässt?

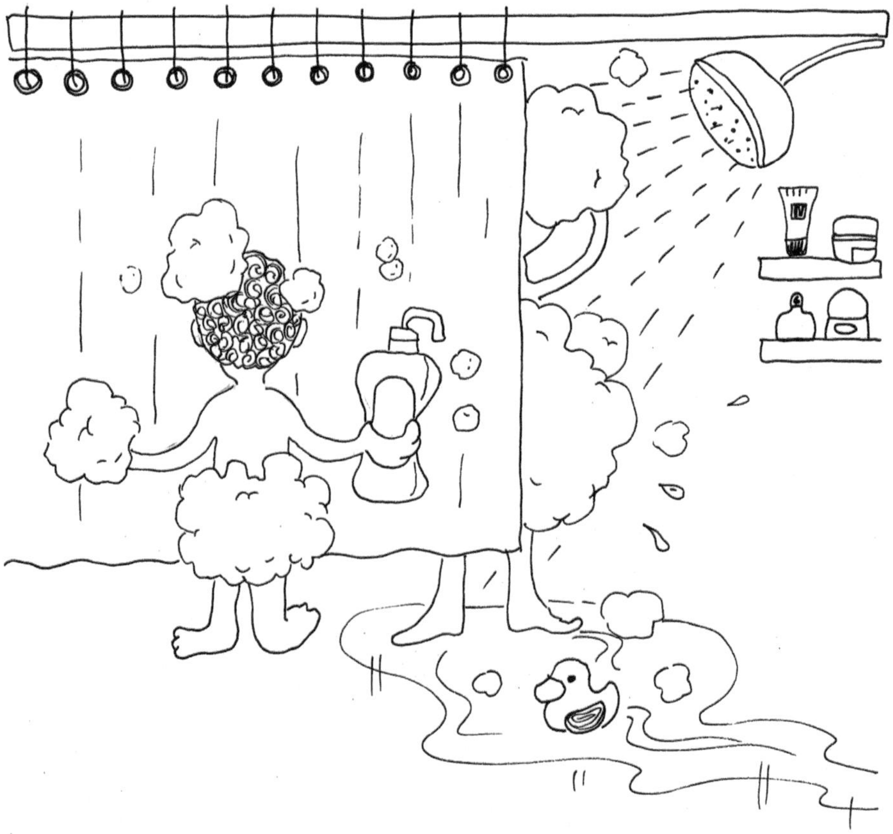

Sowohl beim Kochen als auch beim Problemlösen hängt die Qualität des Ergebnisses von den richtigen Zutaten ab. Die vorliegende Fantasiereise vergleicht den Prozess des Problemlösens mit der Zubereitung einer Suppe: Nach der Beschreibung des Problems und der Definition des Zielzustands sucht ihr Patient nach Mitteln und Werkzeugen, die zum Erreichen seines Ziels nötig sind. Er stellt sich vor, wie er die Zutaten nacheinander in den Kochtopf wirft. Ob Ihr Patient einzelne Wörter, ganze Sätze oder kleine Zeichnungen verwendet, bleibt ihm selbst überlassen. Häufig ist es hilfreich, wenn die Zutaten konkrete Handlungsanweisungen für die Zukunft vorgeben. Unterstützen Sie Ihren Patienten dabei, die Liste der Bestandteile zu vervollständigen, damit alle wichtigen Aspekte abgedeckt sind. Nachdem das Problem erfolgreich gelöst wurde, können Sie noch einmal auf die vorliegende Übung zurückkommen und gemeinsam mit Ihrem Patienten eine Suppe kochen, die den erreichten Zielzustand aufrechterhält.

Eine Suppe, die Probleme löst

Manchmal vergessen wir, dass Probleme, die uns im Laufe des Lebens begegnen, nicht unlösbar sind. Ganz egal, wie groß und unüberwindbar sie aussehen mögen – mit der richtigen Strategie und ausreichend Geduld kann man sie an der Wurzel packen und erfolgreich bekämpfen. Wir müssen uns nur Gedanken darüber machen, welche Werkzeuge wir brauchen, um unser Ziel zu erreichen. Dieser Vorgang ähnelt dem Prozess des Kochens: Wer eine Suppe zubereiten möchte, muss die richtigen Zutaten verwenden. Erst wenn alle Bestandteile im Topf enthalten sind und sich geschmacklich perfekt ergänzen, kann ein leckeres Gericht entstehen.

In den nächsten Minuten stellst du dir die Lösung deines Problems wie das Kochen einer Suppe vor. Zuerst legst du fest, warum du die Suppe zubereiten möchtest: Mit welchem Problem hast du gerade zu kämpfen? Welche Beeinträchtigungen löst es aus und warum möchtest du es loswerden?

Danach überlegst du, wie die Suppe schmecken soll, wenn sie fertig ist. Welches Ziel möchtest du erreichen? Was soll sich in deinem Leben verändern, wenn du das Problem erfolgreich bekämpft hast?

Jetzt befasst du dich mit den Zutaten, die du für die Suppe brauchst. Mit welchen Mitteln kannst du dein Ziel erreichen? Stell dir einen großen, schweren Kochtopf vor, der in der Küche auf dem Herd steht. Er bietet viel Platz für all die Elemente, die du hinzufügen möchtest. Eine wichtige Zutat, die zum Lösen eines Problems benötigt wird, ist die Motivation: Sie hilft dir dabei, kleine und große Hindernisse zu überwinden. Du legst den gläsernen Deckel zur Seite und wirfst ein Stück Motivation in das kochende Wasser. Als nächstes ist Mut an der Reihe: Du teilst ihn in der Mitte und lässt die beiden Hälften vorsichtig in den Topf fallen. Auf diese Weise gibst du nacheinander alle notwendigen Zutaten hinzu. Wenn du möchtest, kannst du auch Aussagen wie »Ich glaube an mich«, »Ich werde wieder zum Fußballtraining gehen« oder »Ich entschuldige mich für meinen Fehler« einfließen lassen. So hast du konkrete Handlungsanweisungen, die du für die Lösung deines Problems nutzen kannst.

Der Topf wird langsam immer voller und dir steigt schon ein angenehmer Geruch in die Nase. Beim letzten Rühren gibst du noch eine Prise Geduld hinzu, bevor du den Deckel aufsetzt. Innerlich freust du dich bereits auf den Moment, in dem die Suppe fertig sein wird. Während du dem Blubbern der kochenden Flüssigkeit lauschst, merkst du, dass dein Problem plötzlich gar nicht mehr so bedrohlich aussieht: Du weißt jetzt, welche Werkzeuge du für die Lösung brauchst und kannst die Herausforderung erfolgreich bestehen. Mit der Liste deiner Zutaten fühlst du dich viel stärker als zuvor und trittst motiviert die Rückreise an.

So könnte ein Text zu der Fantasiereise beginnen:

Seit meinem Schulwechsel fällt es mir schwer, vor meinen neuen Mitschülern zu reden. Wenn ich an die Tafel gerufen werde, kommt plötzlich kein Wort mehr heraus. Das soll sich ändern: Ich wünsche mir, dass ich schnell ein paar neue Freunde finde, bei denen ich mich wohlfühle. Wenn ich meine Mitschüler besser kennenlerne, bin ich an der Tafel bestimmt nicht mehr so nervös. Damit ich es schaffe, das Problem zu lösen, werfe ich zuerst Selbstvertrauen in den Kochtopf: Ich darf nicht vergessen, dass ich genauso gut bin wie die anderen. Als nächstes ist Mut dran: Ich will mich trauen, meine Mitschüler in der Pause zu fragen, ob ich mitspielen darf …

Manchmal ist Problemlösen wie Kochen: Mit den richtigen Zutaten gelingt fast jedes Gericht. Welches Problem möchtest du bekämpfen? Wie sieht das Ziel aus, das du am Ende erreichen willst? Welche Werkzeuge brauchst du, um die Herausforderung zu meistern? In den Kochtopf kannst du alle Zutaten hineinschreiben, die dir bei der Lösung deines Problems helfen werden.

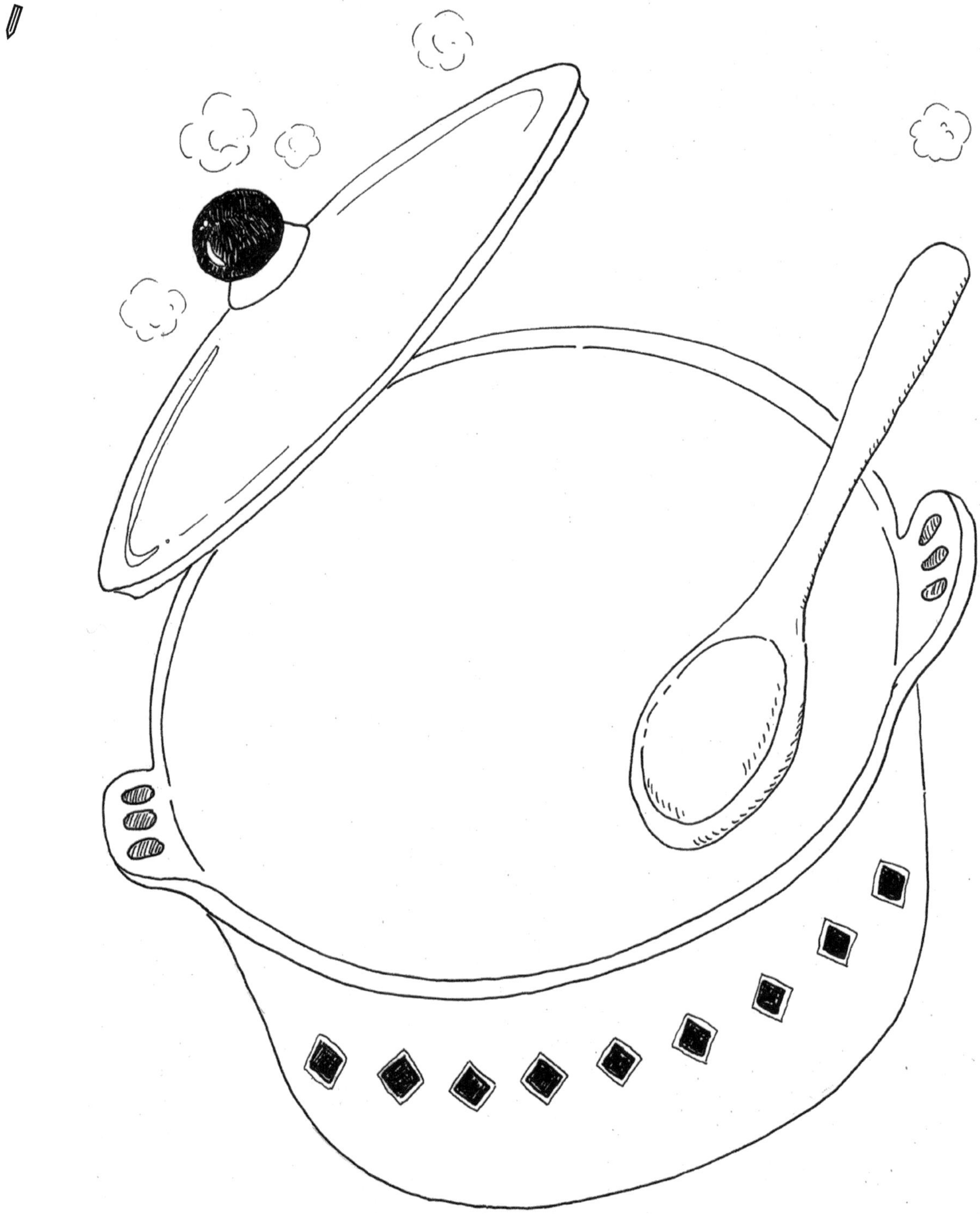

Anleitung zur Fantasiereise: Mein Wetterbericht

T

Häufig fällt es schwer, das innere Gefühlschaos aus dem Stegreif in die richtigen Worte zu übersetzen. Wenn Sie Ihrem Patienten ein anschauliches Mittel zur Beschreibung seiner Gemütslage an die Hand geben möchten, können Sie die vorliegende Fantasiereise nutzen. Sie regt den Reisenden dazu an, einen Wetterbericht für seine aktuelle Stimmungslage zu entwerfen. Ihr Patient stellt sich die Witterungsverhältnisse in seinem Inneren genau vor und begrüßt die dunklen Wolken, bevor er sie fortschickt. Statt die schlechte Laune auszusitzen, formuliert er seinen Wetterbericht um. Wer die Übung regelmäßig wiederholt, kann die eigenen Stimmungsverläufe besser nachvollziehen und wird für die Erkennung von zentralen Einflussfaktoren sensibilisiert. Es ist auch möglich, abends eine Wettervorhersage für den nächsten Tag zu schreiben, um positive Grundvoraussetzungen zu schaffen.

Mein Wetterbericht

Wenn wir gefragt werden, wie es uns geht, ist die Suche nach einer ehrlichen Antwort manchmal gar nicht so leicht. Hinter einer schlechten Laune verbergen sich viele verschiedene Faktoren, die wir meist gar nicht alle benennen können. An schlechten Tagen reicht schon ein winziges Hindernis aus, um unsere Stimmung kippen zu lassen. An guten Tagen schaffen wir es oft, über kleine Probleme hinwegzusehen und unseren Optimismus aufrechtzuerhalten. Es ist wie mit dem Wetter: Vor einem strahlend blauen Himmel wirkt eine einzelne Wolke weniger bedrohlich als an der Spitze einer Gewitterfront.

Die Beschreibung unserer Stimmungen fällt häufig leichter, wenn wir Begriffe aus der Meteorologie zu Hilfe nehmen. Sie sorgen dafür, dass in unserem Kopf sofort Bilder zu den einzelnen Gefühlslagen entstehen. Mit dem Wort »Sonne« verbinden wir beispielsweise gute Laune, »Regen« steht dagegen für Niedergeschlagenheit und ein »Sturm« weist auf eine besonders unruhige und angespannte Situation hin. Schließe nun deine Augen und nimm dir ein paar Minuten Zeit, um deiner heutigen Stimmung auf die Spur zu kommen. Stelle einen eigenen Wetterbericht zusammen: Wie viele Sonnenstunden gibt es heute? Wie groß ist die Niederschlagsmenge? Du kannst auch auf die Temperatur eingehen. Schneit es? Ist es nebelig? Wie stark ist der Wind? Lass in deiner Vorstellung ein Bild von der momentanen Wetterlage entstehen.

Wenn du feststellst, dass der Himmel heute stark bewölkt ist, zauberst du dir einen Regenschirm herbei und schaust dir die Wolken näher an. Kannst du erkennen, welche Gedanken dort oben vorbeiziehen? Gibt es Aufgaben oder Probleme, die dich gerade belasten? Versuche nicht, dich vor den Regentropfen zu verstecken. Stell dir stattdessen vor, wie du dem schlechten Wetter sagst, dass es in Ordnung ist, wenn es manchmal für eine kurze Zeit vorbeikommt. Ohne den Regen könntest du niemals die Magie eines Regenbogens erleben, der sich nach einem Schauer am Himmel zeigt.

Für heute hat es aber genug geregnet – du bist nun bereit für die Sonne. Daher nimmst du all deine Kraft zusammen und beginnst, den Wetterbericht umzuformulieren. Beschreibe, wie der Sturm sich legt und schau dabei zu, wie die Lücken in der Wolkendecke immer größer werden. Deine negativen Gedanken ziehen langsam mit ihnen davon. Die Dunkelheit weicht, es wird zunehmend heller und nach kurzer Zeit kannst du die Wärme der Sonne auf deiner Haut spüren. Achte auf das Gefühl, das sich in dir ausbreitet: Die dicken Wolken haben deinen Kopf verlassen und bieten nun Platz für mehr Leichtigkeit, für Zuversicht und ein kleines Lächeln.

In Zukunft kannst du jederzeit auf den Wetterbericht zurückkommen, wenn du den Vorgängen in deinem Inneren einen Namen geben möchtest. Mit der Zeit entwickelst du ein Gefühl für den typischen Verlauf deiner Stimmungen und kannst besser einschätzen, durch welche Faktoren sie beeinflusst werden. Du weißt jetzt, wie du deinen Wetterbericht umformulieren und graue Gedankenwolken verabschieden kannst. Mit dieser Erkenntnis trittst du gestärkt die Rückreise an.

So könnte ein Text zu der Fantasiereise beginnen:

Mein Himmel ist dunkel und voller schwerer Wolken. Ein kräftiger Wind treibt sie voran und sorgt dafür, dass meine Gedanken von einer Frage zur nächsten rasen. Die schwüle Luft kündigt ein Gewitter an und in der Ferne kann ich schon den Donner hören. Ich fühle mich unruhig und gleichzeitig ziellos. Wäre es nicht so nebelig, könnte ich vielleicht erkennen, wo das Problem liegt und in Richtung des Ziels laufen …

AB 102 **Fantasiereise: Mein Wetterbericht** K J

Bei dieser Aufgabe geht es darum, einen Wetterbericht über deine aktuelle Stimmung zu schreiben. Wie sieht es gerade in deinem Inneren aus? Scheint die Sonne? Regnet es? Oder passiert vielleicht beides gleichzeitig? Richte deine Aufmerksamkeit nach innen und halte deine Beobachtungen auf diesem Arbeitsblatt fest. Anschließend kannst überlegen, wie du den Wetterbericht verändern möchtest, um deine Stimmung zu verbessern.

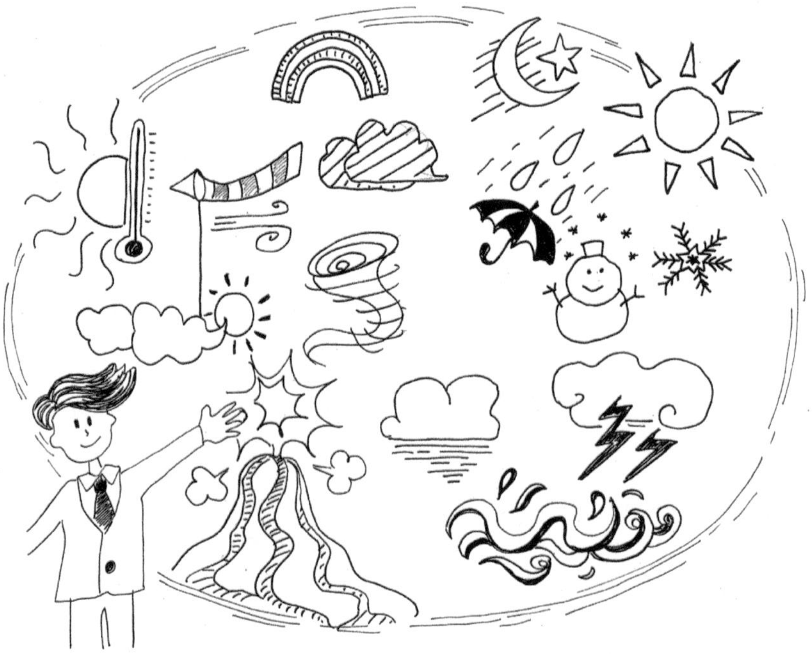

INFO 37 Anleitung zur Fantasiereise: Mein Zauberparfum

T

Im Rahmen der folgenden Fantasiereise kreiert Ihr Patient ein Zauberparfum, das ihm dabei hilft, neue Verhaltensweisen in seinen Alltag zu integrieren. Wann immer er das Parfum aufträgt, erhält er neue Kraft für die Umsetzung der angestrebten Veränderungen. Der erste Schritt der Fantasiereise besteht darin, das Wunschverhalten konkret zu benennen. Im zweiten Schritt wird Ihr Patient dazu aufgefordert, das Aussehen und den Duft seines Zauberparfums näher zu beschreiben. Anschließend stellt er sich die Zielerreichung mit den begleitenden Gefühlen und Gedanken genau vor, um die Essenz seiner Empfindungen als letzte Zutat für das Parfum zu nutzen. Sie können gemeinsam mit Ihrem Patienten erarbeiten, für welche Veränderungen und Wünsche die unterstützende Nutzung eines Zauberparfums infrage kommt. Es ist auch möglich, echte Flakons und verschiedene Düfte einzusetzen, um die Wirkung der Imagination zu verstärken.

Mein Zauberparfum

Bestimmt haben Sie schon einmal eine Situation erlebt, in der Sie sich gerne anders verhalten hätten. Vielleicht haben Sie sich nicht getraut, »Nein« zu sagen, als Ihr Chef Ihnen eine unangenehme Aufgabe übertragen wollte. Oder Sie sind unnötig laut geworden, als Ihr Partner zu spät nach Hause kam. In solchen Augenblicken wünschen wir uns häufig, eine bestimmte Fähigkeit oder Charaktereigenschaft zu besitzen, die uns fehlt. Es wäre unheimlich praktisch, wenn wir Mut, Selbstsicherheit oder Sensibilität in kleine Flaschen füllen könnten, um sie in wichtigen Momenten stets dabeizuhaben. Ihre Fantasie wird Ihnen heute genau das ermöglichen: Sie entwerfen ein eigenes Zauberparfum, das Ihnen die Kraft für eine lang ersehnte Veränderung gibt.

Denken Sie zuerst darüber nach, wofür Sie das Parfum benötigen. Welche Veränderung möchten Sie erreichen? In welchen Situationen brauchen Sie die neue Fähigkeit? Nehmen Sie sich ein paar Minuten Zeit, um über Ihren Wunsch nachzudenken. Wollen Sie geduldiger sein? Fehlt Ihnen der Mut für einen wichtigen Schritt in Ihrem Berufsleben? Oder geht es vielleicht darum, mehr Gelassenheit zu zeigen? Finden Sie eine konkrete Formulierung für das Ziel, auf das Sie hinarbeiten möchten.

Sobald Sie Ihren Wunsch in Worte gefasst haben, kommt das Zauberparfum ins Spiel. Stellen Sie sich vor, wie Ihr magisches Hilfsmittel aussehen soll: Wie ist der Flakon geformt? Welche Farben haben Glas und Flüssigkeit? Gibt es besondere Details, Beschriftungen oder Verzierungen? Überlegen Sie sich auch, wonach Ihr Parfum riechen soll. Ist es ein blumiger, würziger oder orientalischer Duft? Verbinden Sie ihn mit einer bestimmten Erinnerung, die Sie sich vor Augen halten möchten? Verändern Sie den Duft so lange, bis er Ihnen gefällt.

Für die Fertigstellung Ihres Zauberparfums fehlt jetzt noch ein wichtiger Baustein: Sie müssen einen Teil Ihres Wunschzustandes in den Flakon fließen lassen, damit die Magie in die passende Richtung fließen kann. Aus diesem Grund sammeln Sie nun Ihre ganze Aufmerksamkeit und konzentrieren sich auf Ihre Aufgabe. Sie atmen tief ein und aus und merken, wie Ihr Kopf immer freier wird. Stellen Sie sich eine Situation vor, in der Sie sich zukünftig anders verhalten wollen. Möglicherweise ist es ein Gespräch mit Ihrem Chef, der Weg zum Sport oder ein Vortrag auf einer Versammlung. Egal, worum es geht – schauen Sie sich die Szene ganz genau an. Achten Sie darauf, was Sie fühlen und denken, und nehmen Sie möglichst viele Einzelheiten wahr.

Nun ist der Moment gekommen, in dem Ihr Wunsch in Erfüllung geht. Ganz selbstverständlich verhalten Sie sich so, wie Sie es schon lange wollten. Beobachten Sie Ihre Handlungen und hören Sie Ihren eigenen Worten genau zu: Sie haben Ihr Ziel erreicht! Ein angenehmes Gefühl von Stolz fließt durch Ihren ganzen Körper und hinterlässt ein wohliges Kribbeln auf Ihrer Haut. Ihre Gedanken sind nicht mehr voll von Zweifeln und Vorwürfen, sondern leicht und frei. Diesen Eindruck möchten Sie für Ihr Zauberparfum festhalten. Mit Ihren Händen formen Sie eine Kugel, in der Sie all Ihre positiven Gedanken und Gefühle sammeln. Wie leuchtende Glühwürmchen strömen sie vor Ihrer Körpermitte zusammen. Dann legen Sie Ihre Hände über die Öffnung des Flakons und lassen Ihre Helfer hineinschweben. Nachdem Sie das Glas verschlossen haben, sieht es aus, als würde Ihr Zauberparfum von innen leuchten.

Sie lächeln zufrieden und stellen sich vor, das Fläschchen sicher in einem Schrank zu verstauen. Sie wissen nun, dass Sie Ihr Zauberparfum immer dann auftragen können, wenn Sie in einer bestimmten Situation Kraft für eine Verhaltensänderung brauchen. Mit dieser Gewissheit treten Sie zuversichtlich die Rückreise an.

Stellen Sie sich vor, Sie könnten ein eigenes Zauberparfum entwickeln, das Ihnen bei der Umsetzung neuer Verhaltensweisen hilft. Nutzen Sie dieses Arbeitsblatt, um den Prozess der Herstellung schriftlich festzuhalten: Für welches Ziel möchten Sie Ihr Zauberparfum verwenden? Wie sieht es aus? Wonach duftet es? Wie fühlen Sie sich, wenn Sie das Parfum aufgetragen haben?

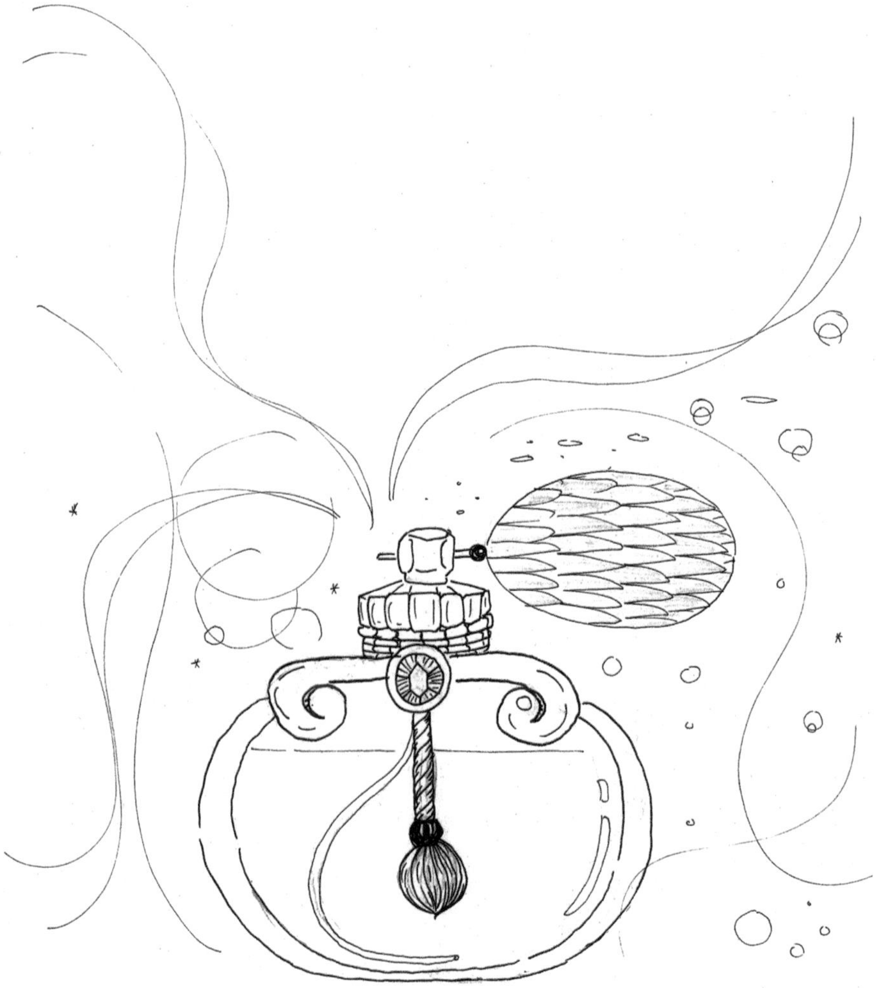

Im Rahmen der folgenden Fantasiereise lernt Ihr Patient einen Hutmacher kennen, der magische Kopfbedeckungen anfertigen kann. Die von ihm entworfenen Zauberhüte sind für andere Personen unsichtbar und versorgen den Träger mit der Kraft, die er gerade braucht. Ihr Patient erklärt dem Hutmacher, wofür er die Magie des Hutes künftig einsetzen möchte und stellt aus unterschiedlichen Modellen und Materialien das Aussehen seiner Kopfbedeckung zusammen. Nach dem Aufschreiben der Reiseerfahrungen können Sie die kreative Arbeit vertiefen und Ihrem Patienten vorschlagen, ein echtes Modell seines Zauberhutes zu basteln.

Mein Zauberhut

Stell dir vor, du würdest durch die Straßen einer kleinen Stadt spazieren. Die Nachmittagssonne malt lange Schatten auf die Pflastersteine und in den engen Gassen herrscht ein reges Treiben. Zwischen den Geschäften entdeckst du plötzlich eine kleine Hutmacherwerkstatt. Obwohl du keine neue Kopfbedeckung brauchst, scheint dich eine unsichtbare Magie in den Laden ziehen zu wollen. Als du die Werkstatt betrittst, kündigt eine altmodische Glocke deinen Besuch an. An den Wänden stehen hölzerne Regale, die bis oben hin mit Hüten, Stoffen und anderen bunten Materialien gefüllt sind. Du genießt, dass der Straßenlärm hier drin kaum zu hören ist und fühlst dich sofort wohl.

Hinter dem Empfangstresen steht ein älterer Herr mit einem rot-weiß gestreiften Zylinder, der dich freundlich begrüßt. Er legt den Kopf schief und betrachtet dich eine Weile lang, bevor seine Augen anfangen zu leuchten. »Ich sehe schon, wie ich dir helfen kann«, sagt er lächelnd. »Du brauchst einen Zauberhut! Die Magie hat dich heute zu mir geführt, weil du in deinem Leben etwas verändern möchtest. Wenn du in einer bestimmten Situation Kraft für die Umsetzung deiner Pläne brauchst, wird der Zauberhut dir dabei helfen, deine Ziele zu erreichen. Sag mir: Was ist es, das du verändern möchtest?«

Erstaunt überlegst du, wofür du die Magie eines solchen Zauberhutes einsetzen willst. Vielleicht hast du dir vorgenommen, dich im Unterricht häufiger zu melden oder negative Zukunftsgedanken zu unterbrechen, indem du dich auf das Hier und Jetzt konzentrierst. Nimm dir etwas Zeit für die Formulierung deines Ziels.

Als du dem Hutmacher von deinem Wunsch erzählst, nickt er verständnisvoll und führt dich zu einem großen Tisch, auf dem unterschiedliche Werkzeuge und Materialien liegen. »Wie soll dein Zauberhut aussehen?«, fragt er. »Ich werde ihn genauso anfertigen, wie du ihn dir vorstellst. Vergiss nicht: Für andere Menschen ist dein Zauberhut unsichtbar, deswegen kannst du deiner Fantasie freien Lauf lassen.« Der Hutmacher bittet dich zuerst darum, eine Form für deine Kopfbedeckung festzulegen. An den Modellen in den Regalen erkennst du, dass es kein klassischer Zylinder sein muss – auch Cowboyhüte, Kronen oder Baseballcaps stehen zur Auswahl. Anschließend darfst du aus einer großen Sammlung von bunten Stoffen, Federn, Knöpfen und Naturfundstücken deine Dekoration zusammenstellen. Du beobachtest den Hutmacher dabei, wie er die Materialien mit geübten Handgriffen an der Kopfbedeckung befestigt.

Als dein Hut fertig ist, setzt du ihn vorsichtig auf. »Ich werde deinen neuen Begleiter mit einem Zauber belegen, damit er seine Wirkung entfalten kann«, erklärt der Hutmacher und zwinkert verschwörerisch. »Wenn ich fertig bin, musst du ihn einmal im Kreis drehen, um den Zauber zu aktivieren.« Der alte Herr murmelt ein paar unverständliche Worte und malt leuchtende Zeichen in die Luft. Danach folgst du seiner Anweisung und drehst deinen Zauberhut im Kreis. Sofort spürst du, wie eine Welle der Magie durch deinen Körper fließt: Sie verscheucht die Zweifel und hinterlässt ein angenehmes Gefühl von Zuversicht und Stärke. Die Gewissheit, dass du dein Ziel erreichen kannst, erfüllt dich mit neuem Tatendrang. »Wenn du eines Tages eine Auffrischung des Zaubers brauchst, kannst du hierher zurückkehren«, sagt der Hutmacher und drückt dir zum Abschied die Hand. Du bedankst dich lächelnd und trittst mit deinem neuen Zauberhut auf die Straße hinaus, um dich auf den Heimweg zu machen. Von nun an hast du deinen magischen Helfer jederzeit dabei.

So könnte ein Text zu der Fantasiereise beginnen:

Ich möchte einen Zauberhut haben, der mir dabei hilft, nicht mehr so ängstlich zu sein. Wenn ich alleine mit dem Bus fahre und mich unsicher fühle, soll der Zauberhut meinen Mut zurückbringen. Ich stelle mir eine kleine Schiebermütze in blauer Farbe vor, an der bunte Korallen und fliegende Fische befestigt sind …

Deine Fantasie führt dich in die Werkstatt eines Hutmachers, der eine magische Kopfbedeckung für dich anfertigen möchte. Nutze dieses Arbeitsblatt, um deine Erlebnisse aufzuschreiben: Wie sieht es in der Werkstatt des Hutmachers aus? Wofür möchtest du deinen Zauberhut einsetzen? Für welche Art von Hut hast du dich entschieden und wie ist er dekoriert? Wie wird es sich in Zukunft anfühlen, wenn du den Zauberhut im Kreis drehst und seine Magie aktivierst?

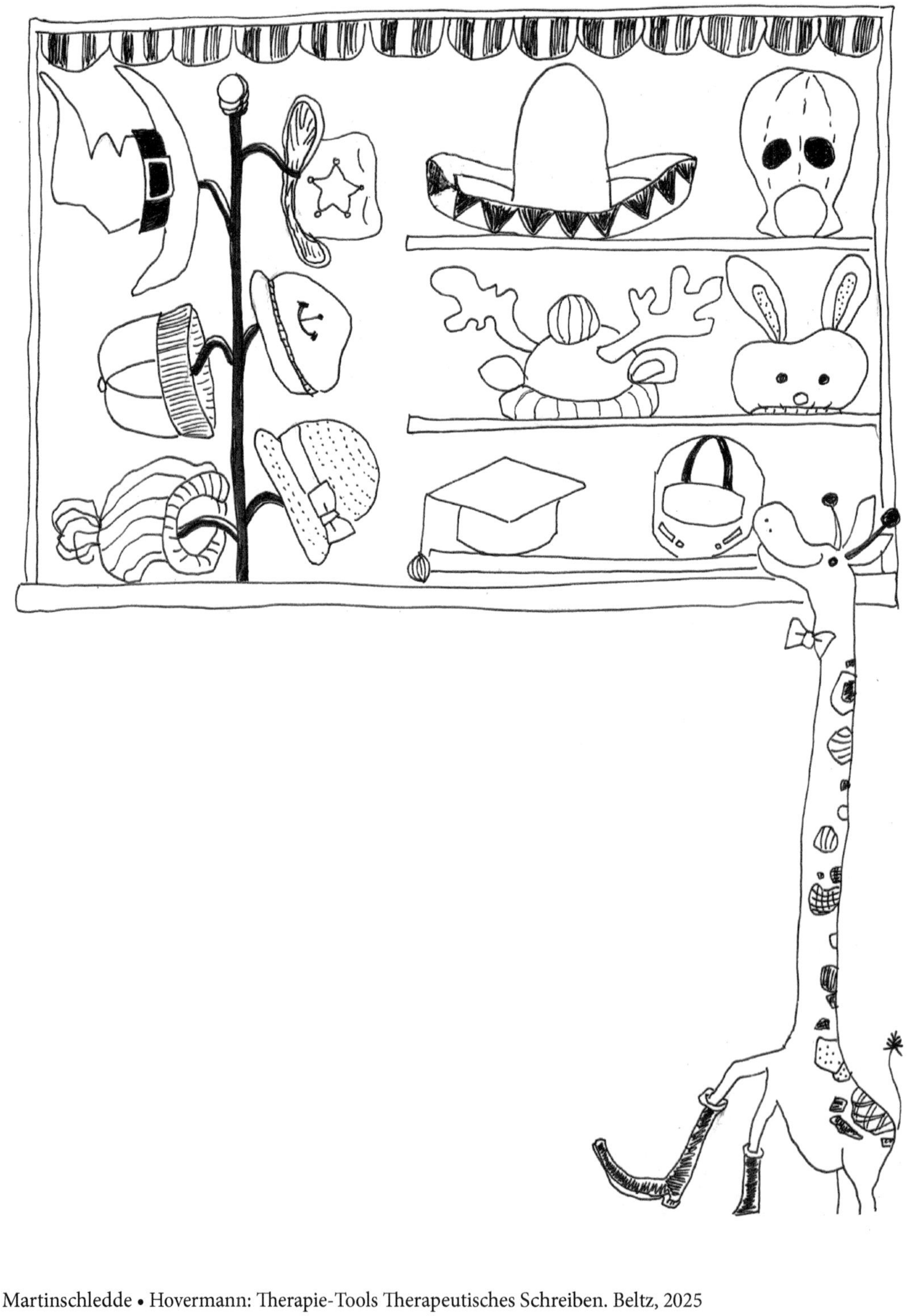

Es gibt Zeitpunkte im Leben, in denen plötzlich alles dunkel und sinnlos erscheint. Krisen, Verlusterfahrungen und psychische Erkrankungen können den Blick auf die eigenen Ressourcen und Handlungsmöglichkeiten verschleiern. Im Rahmen der vorliegenden Fantasiereise wird die Situation Ihres Patienten mit dem Festsitzen in einem dunklen Tunnel verglichen: Ihr Patient stellt sich vor, wie er sich auf den Weg hinaus aus dem Tunnel macht, um wieder ins Licht zu gelangen. Dabei ist es nicht wichtig, dass er diesen Weg besonders schnell oder eindrucksvoll geht – das Entscheidende ist, dass er sich nicht entmutigen lässt und einen Schritt nach dem anderen macht. Gemeinsam mit Ihrem Patienten können Sie erarbeiten, welche Hindernisse auf dem Weg bewältigt werden müssen und welches Ziel durch das Licht repräsentiert wird. Im weiteren Verlauf der Therapie können Sie an passenden Stellen auf die Metapher des Tunnels zurückkommen.

Vom Tunnel ins Licht

Sie begeben sich nun auf eine Fantasiereise, die Ihnen dabei helfen wird, einen Weg aus Ihrem persönlichen Tunnel zu finden. Vielleicht erleben Sie gerade eine Phase, in der Sie mit einem bestimmten Problem kämpfen. Sie haben das Gefühl, gefangen zu sein: Ihr Problem umgibt Sie wie ein Tunnel, der Sie von der Außenwelt abschirmt und kein Licht hereinlässt. Versuchen Sie einmal, sich das Innere Ihres Tunnels bildlich vorzustellen. Wie sieht es hier aus? Nehmen Sie sich etwas Zeit, um sich umzusehen. Ist es ein großer oder ein kleiner Tunnel? Aus welchem Material bestehen die Wände? Können Sie andere Personen oder Gegenstände entdecken? Was fühlen und denken Sie? Was hält Sie hier fest?

Während Sie die Umgebung betrachten, spüren Sie ganz deutlich, dass Sie sich endlich aus der Gefangenschaft des Problems befreien möchten. Bei genauem Hinsehen können Sie am Ende des Tunnels eine kleine Öffnung erkennen, durch die helles Tageslicht fällt. Genau dort möchten Sie ankommen. Überlegen Sie einen Augenblick lang, wie das Ziel aussieht, das im Licht auf Sie wartet. Was möchten Sie erreichen? Wie wird es sich anfühlen, den Tunnel des Problems zu verlassen?

Halten Sie sich das Bild Ihres Ziels vor Augen, während Sie damit beginnen, auf die Öffnung zuzugehen. Schritt für Schritt nähern Sie sich dem Licht und klettern dabei über kleinere und größere Hindernisse. Auch wenn es manchmal schwerfällt, in Bewegung zu bleiben, geben Sie nicht auf. Achten Sie genau darauf, wie sich anfühlt, langsam einen Fuß vor den anderen zu setzen. Nach jeder überwundenen Herausforderung halten Sie kurz inne und genießen die Wärme der ersten zögerlichen Sonnenstrahlen auf Ihrer Haut.

Je näher Sie Ihrem Ziel kommen, desto heller wird es. Ihre Umgebung hat sich verändert und die Hindernisse sind kleiner geworden. Niemand kann einen solchen Tunnel verlassen, ohne Narben davon zu tragen. Es wird auch in Zukunft Tage geben, die schwieriger sind als andere – doch die größte Dunkelheit haben Sie jetzt überwunden. Sie sind nur noch einige Meter vom Ausgang entfernt und konzentrieren sich ganz bewusst auf die letzten Schritte. Dann treten Sie endlich aus dem Tunnel hinaus. Das Licht hüllt Ihren ganzen Körper ein und hinterlässt eine angenehme Wärme. Sie fühlen sich viel leichter und befreiter, so als wäre ein schweres Gewicht von Ihren Schultern gefallen. Öffnen Sie nun alle Sinneskanäle und schauen Sie sich in Ruhe um. Lassen Sie die Magie Ihres Zielortes auf sich einströmen und prägen Sie sich Ihre Gedanken und Gefühle genau ein. Wenn Sie in Zukunft Hindernisse bewältigen müssen, können Sie aus den Erinnerungen an Ihren Zielort Kraft schöpfen. Genießen Sie noch einige Minuten lang die stärkende Atmosphäre Ihrer Umgebung, bevor Sie die Rückreise antreten.

So könnte ein Text zu der Fantasiereise beginnen:

In meinem Tunnel ist es kalt und eng. Die steinernen Wände sind so dick, dass sie Stimmen und Geräusche von draußen abdämpfen. Alles prallt an ihnen ab: Worte, ausgestreckte Hände, Gefühle, Erinnerungen und Gedanken, die ich früher mal hatte. Wenn ich die Augen zusammenkneife, kann ich am Ende des Tunnels ein Licht erkennen. Für mich besteht das Licht aus vielen kleinen, positiven Momenten. Wenn ich das Ziel erreiche, wird die Gleichgültigkeit in meinem Inneren mit bunten Farben übermalt. Es wird wieder Dinge geben, auf die mich freuen kann. Dinge, die mir dabei helfen, negative Gedanken beiseitezuschieben. Ich weiß, dass ich auf dem Weg aus dem Tunnel einige Hindernisse überwinden muss …

Sie haben nun die Möglichkeit, den Weg aus Ihrem Tunnel schriftlich festzuhalten. Beschreiben Sie, wie es in Ihrem Tunnel aussieht. Was ist das Ziel, das im Licht auf Sie wartet? Welche Hindernisse müssen Sie überwinden, um sich aus der Dunkelheit zu befreien? Wie fühlt es sich an, nach dem langen Weg das Ziel zu erreichen? Halten Sie Ihre Empfindungen und Gedanken fest und bewahren Sie den Text gut auf. So können Sie Ihre Notizen über das Reiseerlebnis zur Hand nehmen, wenn Sie einmal neue Kraft brauchen.

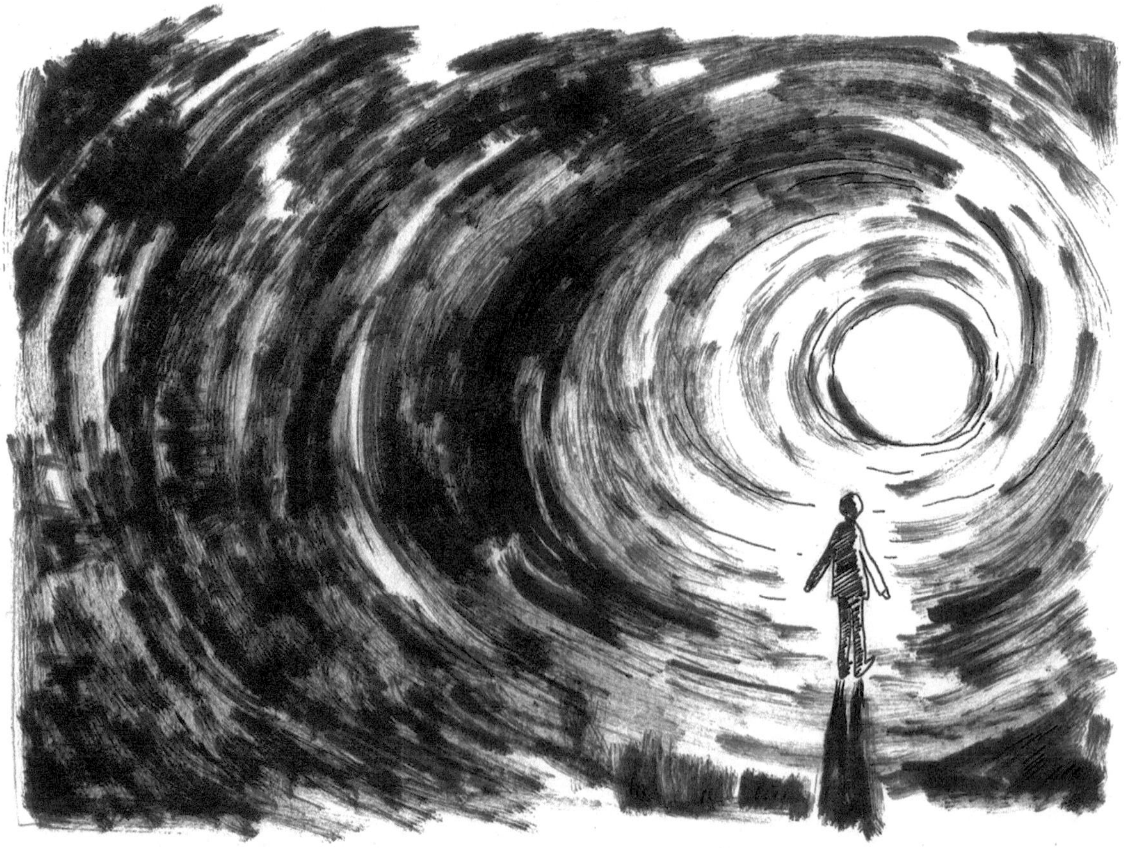

Wichtige Aufgaben und bevorstehende Veränderungen können zu persönlichen Herausforderungen werden, die wir auf unserem Weg bewältigen müssen. Prüfungen, Wettkämpfe, Referate oder Arzttermine stellen häufig Hindernisse dar, die zunächst unüberwindbar scheinen. Auch der Eintritt in ein neues soziales Umfeld kann mit Ängsten und Sorgen verbunden sein. In solchen Situationen entsteht häufig der Wunsch, stärker und mutiger zu sein. Die vorliegende Fantasiereise lädt Ihren Patienten dazu ein, seine persönliche Kraftquelle zu besuchen, die ihn mit neuer Zuversicht versorgt und sein Selbstvertrauen stärkt. Als Kraftquelle lässt sich beispielsweise ein Haustier, ein Baum oder ein Gegenstand nutzen, der eine besondere Bedeutung hat. Wenn Ihrem Patienten die Imagination schwerfällt, können Sie ihn bei der Suche nach einer geeigneten Kraftquelle unterstützen.

Ein Hindernis überwinden

Die Wege, denen wir täglich folgen, sind nicht immer geradlinig und stolperfrei – manchmal ähneln sie vielmehr einem Hindernisparcours. Vielleicht steht dir gerade ein Ereignis bevor, das dich nervös und ängstlich macht? Es hat sich wie eine dunkle Wolke vor die Sonne geschoben und sitzt in deinen Gedanken fest. Nimm dir etwas Zeit, um über das Hindernis nachzudenken: Warum bereitet es dir Sorgen? Wie sieht es für dich aus? Handelt es sich um eine Mauer, eine Dornenranke oder einen tiefen Graben? Lass vor deinem inneren Auge ein Bild von der Herausforderung entstehen.

Richte deine Aufmerksamkeit nun auf den Weg, der dich zum Hindernis führt. Wenn du genau hinsiehst, kannst du in einiger Entfernung eine große, hölzerne Tür entdecken, die ein Schild mit der Aufschrift »Kraftquelle« trägt. Neugierig gehst du näher heran und drückst die Klinke hinunter. Als du dich nach ein paar Schritten auf einem schmalen Waldweg wiederfindest, schaust du dich erstaunt um. Dunkelgrüne Tannen und kräftige Eichen bilden über deinem Kopf ein Blätterdach, das leise im Wind rauscht. Es riecht nach feuchtem Moos und der Boden unter deinen Füßen ist angenehm weich. Es dauert nicht lange, bis du auf eine große Lichtung hinaustrittst. Sonnenstrahlen wärmen deine Haut und lassen die Wassertropfen im hohen Gras glitzern. Du spürst, dass an diesem Ort Magie in der Luft liegt.

In der Mitte der Lichtung kannst du dichte, weiße Nebelschwaden erkennen – genau dort muss sich die Kraftquelle befinden. Überlege einmal, wie du dir deine persönliche Kraftquelle vorstellst. Am besten wählst du ein Lebewesen oder ein Objekt, das du mit positiven Gedanken und Gefühlen verbindest. Vielleicht handelt es sich um ein Tier, eine Pflanze, ein Lieblingsspielzeug oder einen bestimmten Ort, der dich besonders stark macht. Wenn du dich nun auf die Nebelschwaden konzentrierst, siehst du, dass sie sich langsam auflösen und den Blick auf deine Kraftquelle freigeben. Je näher du herangehst, desto schärfer werden ihre Umrisse. Kurz vor dem Erreichen deines Ziels bleibst du stehen und streckst die Hand aus. Als du die Kraftquelle berührst, beginnen deine Fingerspitzen zu leuchten. Ein helles, warmes Licht fließt durch deinen Unterarm und klettert bis zu deiner Schulter hinauf. Es erreicht deinen Kopf und breitet sich anschließend in deinem ganzen Körper aus. Du spürst, wie ein neues Gefühl der Stärke durch deine Adern strömt. Das Licht dringt in jeden Winkel vor und vertreibt die Dunkelheit. In diesem Moment gibt es nur dich und die Kraftquelle, die dich mit allem versorgt, was du zur Überwindung des Hindernisses brauchst.

Als der Lichtstrom nach ein paar Minuten versiegt, trittst du dankbar zurück und bleibst noch einen Augenblick stehen, bevor du dich auf den Rückweg machst. Du folgst dem verschlungenen Pfad, gehst durch die hölzerne Tür und stehst nun deinem Hindernis gegenüber. Mit deiner neu gewonnenen Kraft fühlst du dich so stark, dass die Herausforderung plötzlich viel kleiner aussieht. Wenn du auf deinem Weg noch einmal Unterstützung brauchst, kannst du jederzeit zu deiner Kraftquelle zurückkehren. Sie wird dir dabei helfen, neuen Hindernissen mutig gegenüberzutreten.

So könnte ein Text zu der Fantasiereise beginnen:

Als der Nebel sich zurückzieht, kann ich meine Kraftquelle erkennen. Es ist ein kleiner Brunnen aus roten Steinen, an dem Efeuranken nach oben klettern. Er sieht genauso aus wie der, den ich im Urlaub in Italien gesehen habe. Wenn ich mich über den Rand beuge, kann ich die spiegelglatte Wasseroberfläche erkennen …

AB 106 Fantasiereise: Ein Hindernis überwinden **K** **J**

Du stattest deiner persönlichen Kraftquelle einen Besuch ab, um dich für die Bewältigung einer bevorstehenden Herausforderung zu stärken. Nutze die Vorlage, um die Erfahrungen deiner Reise festzuhalten: Welches Hindernis musst du überwinden? Wie sieht deine Kraftquelle aus? Was passiert, wenn du sie berührst? Du kannst auch beschreiben, wie du dem Hindernis anschließend mit neuer Stärke entgegentrittst.

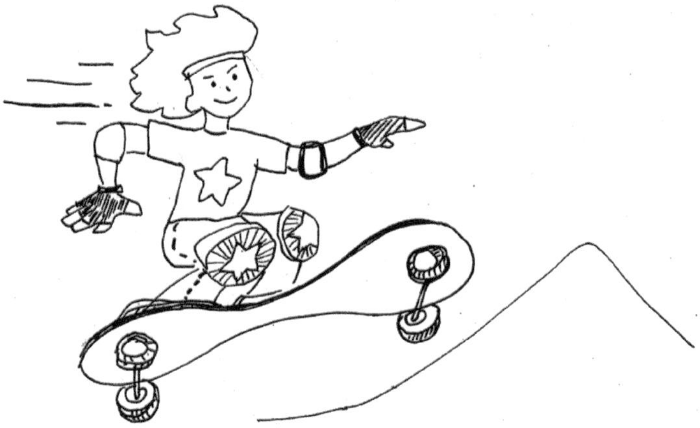

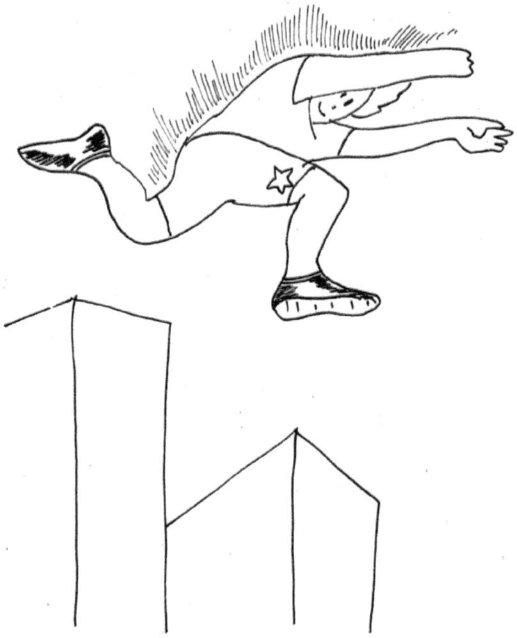

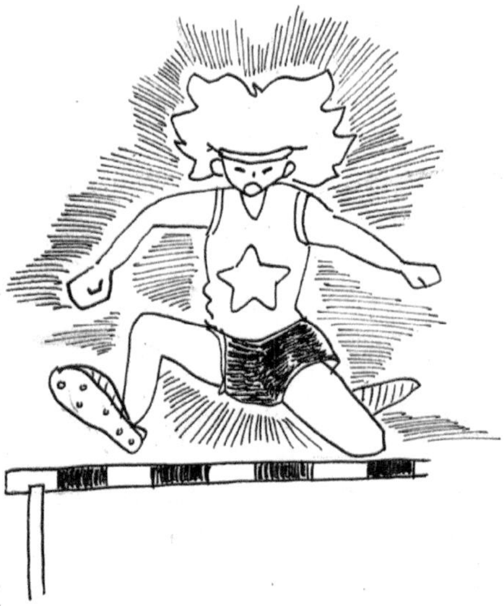

INFO 41 **Anleitung zur Fantasiereise: Ein Glas voller Gefühle und Erinnerungen** T

Die folgende Fantasiereise lädt Ihren Patienten zu einem Strandspaziergang ein, bei dem er ein leeres Glasgefäß findet. Für den Umgang mit seinem Fundstück werden ihm zwei Möglichkeiten angeboten:

Die erste Möglichkeit besteht darin, das Glas als Aufbewahrungsort für schöne Erinnerungen und positive Gefühle zu verwenden. Um die Vorstellung greifbarer zu machen, können Sie mit einem echten Glasgefäß arbeiten, das Ihr Patient mit nach Hause nimmt. Im Laufe der Zeit wird das Fundstück mit kleinen Zetteln und Gegenständen befüllt, die positive Erinnerungen und Erfolge repräsentieren und den Blick auf die eigenen Ressourcen lenken.

Im Rahmen der zweiten Möglichkeit schließt Ihr Patient aktuelle Belastungen in das Glas ein, um es anschließend ins Meer zu werfen und sich von negativen Gedanken, wiederkehrenden Sorgen und schmerzhaften Erinnerungen zu befreien. Wenn Ihr Patient diese Übung als hilfreich erlebt, kann er sie regelmäßig wiederholen und als Reinigungsritual in den Alltag einfließen lassen. In Absprache mit Ihrem Patienten können Sie sich für eine der Alternativen entscheiden oder beide Möglichkeiten kombinieren.

Ein Glas voller Gefühle und Erinnerungen

Stellen Sie sich vor, Sie würden an einem langen Strand entlanglaufen. Bei jedem Schritt spüren Sie den warmen Sand unter Ihren Füßen. Sanfte Wellen lassen das Meer rauschen und tragen Ihre Spuren davon. Die Farben der untergehenden Sonne spiegeln sich auf der Wasseroberfläche. Außer Ihnen ist niemand hier, es ist ganz friedlich. Sie genießen den Anblick, während Sie Ihren Gedanken nachhängen.

Plötzlich fällt Ihnen ein helles Glitzern ins Auge: Ein paar Meter vor Ihnen liegt ein kleiner, glänzender Gegenstand im Sand. Sie gehen näher heran, bücken sich und heben das Fundstück vorsichtig auf. Es ist ein kleines Glasgefäß, verschlossen mit einem Deckel. Neugierig untersuchen Sie das Glas von allen Seiten. Es fühlt sich kalt an, abgesehen von ein paar Kratzern ist es heile. Zu Ihrer Überraschung finden Sie keinen besonderen Inhalt, der darauf wartet, entdeckt zu werden – das Gefäß ist leer.

Während Sie die Spiegelung Ihres Gesichts auf dem Glas betrachten, kommt Ihnen eine Idee: Sie könnten das Glas selbst befüllen. Sie haben keine besonderen Gegenstände oder Papier zur Hand, doch es gibt etwas, das Sie immer bei sich tragen: Ihre Gedanken, Gefühle und Erinnerungen. Denken Sie einmal darüber nach, ob es eine Erfahrung gibt, an die Sie sich besonders gern erinnern. Vielleicht ist es ein Moment, in dem Sie sehr glücklich oder außergewöhnlich stolz auf sich waren. Es kann auch ein Augenblick sein, den Sie mit einer wichtigen Person geteilt haben. Stellen Sie sich die Situation vor Ihrem inneren Auge vor und achten Sie auf das wohlige Gefühl, das sich in Ihrem Körper ausbreitet. Dann atmen Sie tief ein und lassen die positive Erinnerung beim Ausatmen in das Glas fließen, bevor Sie es mit dem Deckel verschließen. Sie können Ihr Fundstück als Aufbewahrungsort für schöne Momente verwenden und es mit nach Hause nehmen.

Eine zweite Möglichkeit besteht darin, das Glas mit belastenden Dingen zu füllen und sich von ihnen zu befreien. Nehmen Sie sich einige Minuten Zeit, um die negativen Gedanken, Sorgen und schmerzhaften Erinnerungen in Ihrer Körpermitte zu sammeln. Beim nächsten Einatmen legen Sie die Hände auf Ihre Bauchdecke und spüren, wie sie sich langsam hebt. Die einströmende Luft umschließt Ihr Knäuel aus Belastungen und trägt es beim Ausatmen aus Ihrem Körper hinaus. Sie sperren die Quälgeister in das Glas und verschließen es, bevor Sie weit ausholen und es schwungvoll ins Meer werfen. Das Gefäß wird von seinem schweren Inhalt in die Tiefe gezogen und Sie spüren, wie sich der eiserne Griff des Kummers lockert. Bleiben Sie noch eine Weile an Ihrem Strand stehen und genießen Sie das neue Gefühl der Leichtigkeit, bevor Sie die Rückreise antreten.

So könnte ein Text zu der Fantasiereise beginnen:

Ich öffne das Glas und halte es gegen das Licht. Es ist nicht besonders groß. Ob es gereicht hätte, um die Tränen aufzufangen, die ich in den letzten Monaten vergossen habe? Ich schließe meine Augen. Wenn ich könnte, würde ich meinen ganzen Schmerz in dem Glas einzuschließen, es hierlassen und gehen. Vielleicht kann ich nicht alles auf einmal loswerden, doch ein kleiner Teil würde mir schon reichen. Ich fange an, die Fetzen zu sammeln. In meiner Körpermitte entsteht ein schwarzer Klumpen aus Wut, Angst und Hilflosigkeit, der immer größer und schwerer wird …

Fantasiereise: Ein Glas voller Gefühle und Erinnerungen

Stell dir vor, du würdest an einem langen Strand entlanglaufen. Unter deinen Füßen spürst du den warmen Sand, sanfte Wellen lassen das Meer rauschen. Die orange-rote Farbe, mit der die untergehende Sonne den Himmel bemalt, spiegelt sich auf der Wasseroberfläche. Außer dir ist niemand hier, es ist ganz friedlich. Du genießt den Anblick, während du deinen Gedanken nachhängst.

Plötzlich fällt dir ein helles Glitzern ins Auge: Ein paar Meter vor dir liegt ein kleiner, glänzender Gegenstand im Sand. Du gehst näher heran, bückst dich und hebst das Fundstück vorsichtig auf. Es ist ein kleines Glasgefäß, verschlossen mit einem Korken. Du untersuchst das Glas von allen Seiten. Es fühlt sich kalt an, abgesehen von ein paar Kratzern ist es heile. Und es ist leer – es gibt keinen Inhalt, der darauf wartet, entdeckt zu werden, und es ist keine Flaschenpost enthalten, die du lesen könntest.

Während du die Spiegelung deines Gesichts auf dem Glas betrachtest, kommt dir eine Idee: Du kannst das Glas selbst befüllen. Du hast keine besonderen Gegenstände oder Papier zur Hand, aber es gibt etwas, dass du immer bei dir trägst: Deine Gedanken, Gefühle und Erinnerungen. Vielleicht gibt es einen schönen Augenblick, eine Erfahrung, an die du dich immer erinnern möchtest. Oder dir fallen dunklere Gedanken oder Ereignisse ein, etwas, das du schon seit langer Zeit loswerden möchtest. Was auch immer dir jetzt in den Sinn kommt – du hast die Möglichkeit, es in das gefundene Glas zufüllen und darin einzuschließen. Ob du das Glas mitnimmst und als Aufbewahrungsort benutzen möchtest, oder die darin eingeschlossenen Gefühle und Erinnerungen im Meer versenkst, bleibt dir überlassen. Um aufzuschreiben, was du in dein Glas füllen möchtest und wie du damit umgehst, kannst du die folgenden Zeilen benutzen.

Ich öffne das Glas und...

....

....

....

....

....

....

....

....

....

....

....

....

Fantasiereise: Ein Glas voller Gefühle und Erinnerungen

J E

Bei einem Strandspaziergang finden Sie ein leeres Glasgefäß, das Sie mit Ihren Gedanken, Gefühlen und Erinnerungen füllen möchten. Es bleibt Ihnen überlassen, ob Sie Ihr Fundstück als Aufbewahrungsort für schöne Momente nutzen oder den darin eingeschlossenen Ballast im Meer versenken. Nutzen Sie diese Vorlage, um Ihren Umgang mit dem Glas schriftlich festzuhalten. Wenn Sie in Zukunft das Gefühl haben, dass Sie den Vorgang wiederholen möchten, können Sie auf Ihren Text zurückkommen.

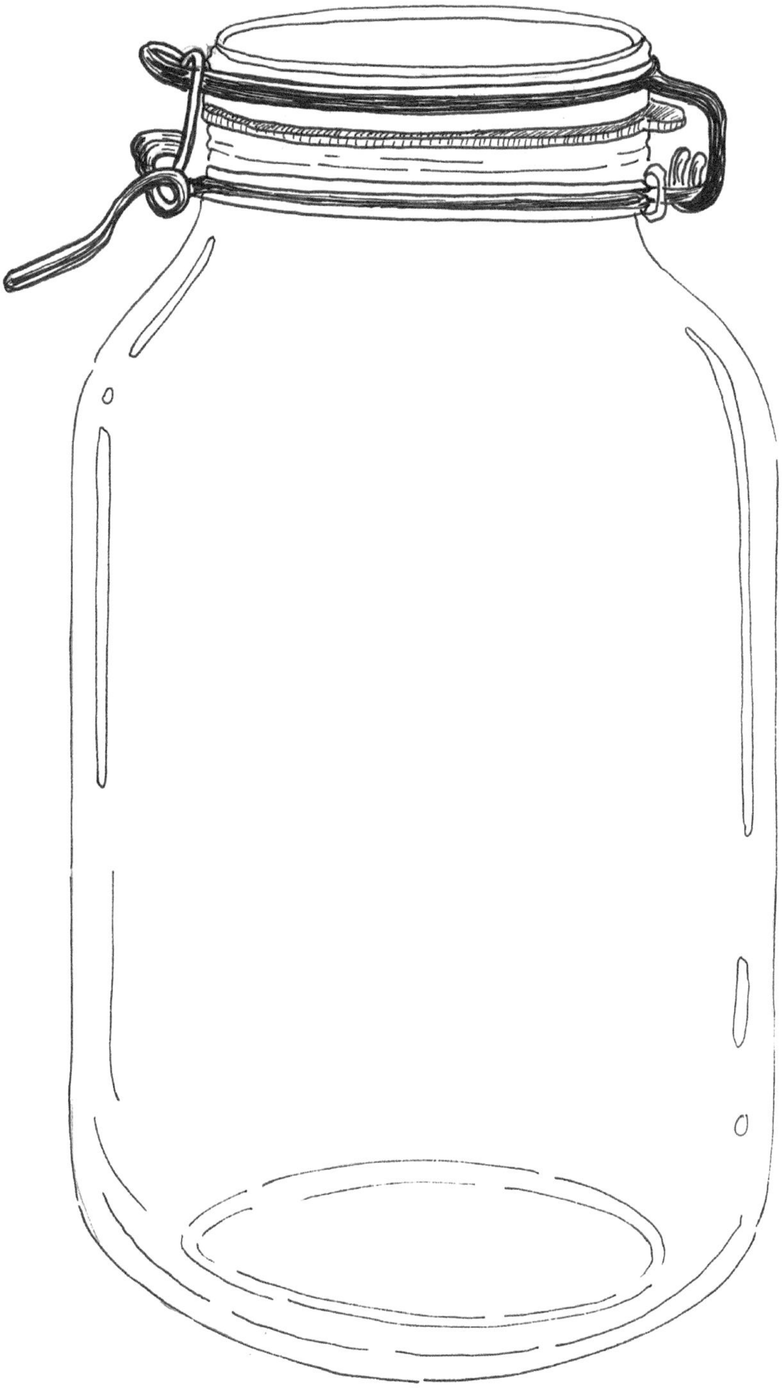

Anleitung zur Fantasiereise: Eine Reise zur inneren Weisheit

T

Wenn wir eine wichtige Entscheidung treffen müssen, fühlen wir uns häufig unsicher und ängstlich. Zweifel und wiederkehrende Gedankenschleifen können dafür sorgen, dass wir den Blick für das Wesentliche verlieren. Dabei übersehen wir oft, dass wir tief im Inneren schon längst einen Entschluss gefasst haben. Die folgende Fantasiereise lädt Ihren Patienten dazu ein, dem weisen Wesen in seinem Inneren einen Besuch abzustatten. Er lässt störende Nebensächlichkeiten an der Oberfläche zurück und gelangt an einen ruhigen Ort, der Vergangenheit und Zukunft miteinander verbindet. Das weise Wesen begleitet Ihren Patienten schon sein ganzes Leben lang und hilft ihm dabei, den richtigen Weg auszuwählen. Selbstverständlich können Sie den Begriff des »weisen Wesens« beispielsweise gegen eine »weise Frau« oder einen »weisen Mann« austauschen und an die Präferenz Ihres Patienten anpassen.

Eine Reise zur inneren Weisheit

Manchmal sehnen wir uns nach einer Person, die uns bei wichtigen Entscheidungen unterstützen kann. Wir haben Angst, einen falschen Entschluss zu treffen und wünschen uns ein Wesen herbei, das uns auffängt, wenn wir nicht mehr weiterwissen. Dabei vergessen wir häufig, dass wir schon seit langer Zeit von einem solchen Wesen begleitet werden: Es befindet sich in unserem Inneren. Wir müssen uns nur trauen, dem Wesen einen Besuch abzustatten.

Um die Reise ins Innere antreten zu können, müssen Sie zuerst alle störenden Gedanken und Gefühle zur Seite schieben. Stellen Sie sich vor, Sie würden eine lange Wendeltreppe hinuntergehen. Mit jeder Stufe nähern Sie sich dem Ort, an dem Ihr weises Wesen wohnt. Sie lassen alle Nebensächlichkeiten an der Oberfläche zurück und konzentrieren sich auf die Frage, mit der Sie auf die Reise gehen. Je tiefer Sie nach unten steigen, desto wärmer fühlt sich die Umgebung an. Als die Wendeltreppe endet, stehen Sie einem großen Tor gegenüber. Versuchen Sie, sich mit Herz und Verstand auf die Begegnung mit dem weisen Wesen einzulassen. Als Sie die Torflügel öffnen, wird die Dunkelheit der Wendeltreppe gegen ein helles Licht getauscht. Sie betreten einen großen Saal mit hoher Decke und schauen sich erstaunt um. Überall entdecken Sie Gegenstände und Erinnerungen aus Ihrer Vergangenheit: Den Kirschbaum aus dem Garten Ihrer Großeltern, ein Kuscheltier aus Kindertagen und das alte rote Fahrrad. Sie sehen Dinge, die Ihr gegenwärtiges Leben bestimmten: Ihre Familie, Bilder von Ihrer Wohnung und den Stuhl, auf dem Sie in diesem Augenblick sitzen. Leicht verschwommen können Sie auch Ihre Zukunftswünsche erkennen: Sie enthalten die Träume, von denen Sie niemandem erzählt haben, und all die Ziele, die Sie noch erreichen möchten.

Am gegenüberliegenden Ende des Saals entdecken Sie das weise Wesen, mit dem Sie sprechen möchten. Es scheint Sie zu erwarten und breitet zur Begrüßung die Arme aus. Ohne je mit ihm gesprochen zu haben, fühlen Sie sich geborgen und gut aufgehoben. Nehmen Sie sich etwas Zeit, um das Wesen zu betrachten. Wie sieht es aus? Handelt es sich um einen Menschen? Wie alt ist das Wesen? Welche Empfindungen durchströmen Sie in diesem Augenblick?

»Du bist hier, weil du einen Rat brauchst«, stellt das Wesen mit warmer, freundlicher Stimme fest. Sie wissen, dass Sie nichts erklären müssen. Das Wesen begleitet Sie schon Ihr ganzes Leben lang. »Ich kenne die Antwort auf deine Frage«, sagt das Wesen. »Und du kennst Sie auch. Vielleicht hast du es bisher nicht geschafft, den Nebel aus Hoffnungen und Zweifeln zu lichten. Doch wenn du jetzt tief in dich hineinspürst, weißt du, wofür du dich entscheiden möchtest.« Sie atmen tief durch und schauen sich um. All die ruhelosen Gedanken und Gefühlsregungen haben Sie an der Oberfläche zurückgelassen. Sie spüren, dass das Wesen Recht hat: Je länger Sie sich hier unten aufhalten, desto klarer wird Ihr Entschluss. Die Wogen in Ihrem Inneren glätten sich und Sie sehen nun ganz deutlich, welchen Weg Sie einschlagen möchten.

Die Augen des weisen Wesens leuchten, als Sie sich bei ihm bedanken. Mit geordneten Gedanken und einem Gefühl der Erleichterung steigen Sie die Treppe hinauf, um zurück an die Oberfläche zu gelangen. Sie wissen nun, dass Sie auf Ihre innere Weisheit vertrauen können. Wenn Sie einen guten Rat brauchen, können Sie an diesen Ort zurückkehren.

Fantasiereise: Eine Reise zur inneren Weisheit

J E

Sie unternehmen eine Reise, um dem weisen Wesen in Ihrem Inneren einen Besuch abzustatten. Es begleitet Sie schon Ihr ganzes Leben lang und kann Ihnen bei schwierigen Entscheidungen einen guten Rat geben. Wie fühlt es sich an, dem weisen Wesen gegenüberzutreten? Wie sieht es aus? Welche Frage möchten Sie ihm stellen? Und wie sieht die Antwort aus, die Sie nun klar vor sich erkennen können?

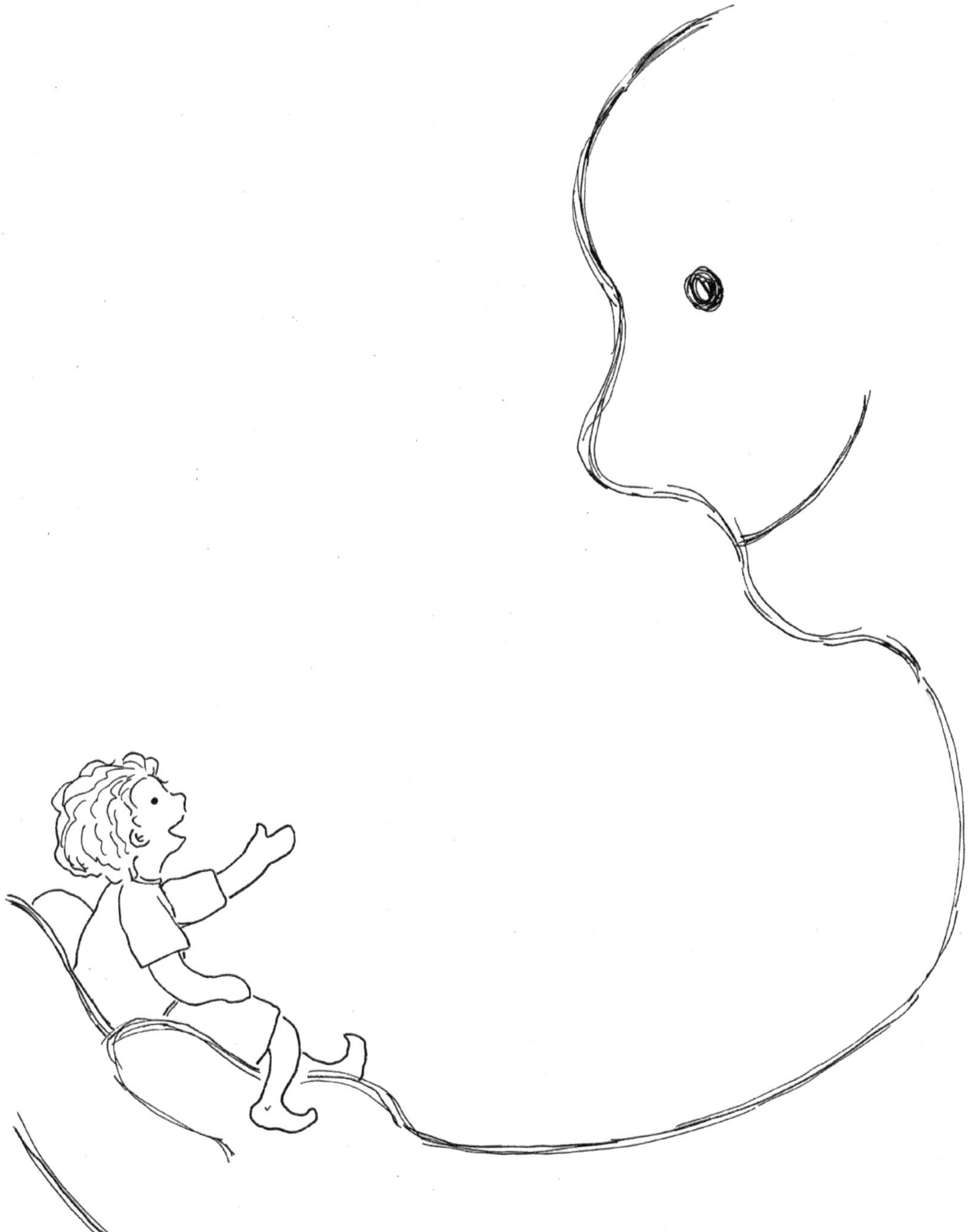

Anleitung zur Fantasiereise: Mein fliegender Teppich

T

Die folgende Imagination lädt Ihren Patienten dazu ein, mit einem fliegenden Teppich eine besondere Reise zu unternehmen. Mit der Distanz zum Boden vergrößert sich dabei auch der Abstand zu möglichen Problemen, Belastungen und negativen Gedanken. Der fliegende Teppich bringt Ihren Patienten an einen Ort, an dem er sich als symptomfreie Person kennenlernen kann. Hier erhält er die Möglichkeit, neue Erfahrungen zu sammeln, die von den üblichen Alltagserlebnissen abweichen und veränderte Perspektiven aufzeigen können.

Mein fliegender Teppich

Vielleicht wünschst du dir manchmal, ein Leben zu führen, in dem du keine Symptome hast. Du denkst darüber nach, wie es sich anfühlen würde, morgens mit einer anderen Stimmung aufzuwachen oder weniger Sorgen zu haben. Du fragst dich, wie dein Alltag aussehen würde, wenn du Schwierigkeiten und Probleme zurücklassen könntest. Heute ist der Tag gekommen, an dem du Antworten auf deine Fragen finden kannst. Stell dir vor, du würdest durch die Haustür treten und direkt vor deinen Augen einen fliegenden Teppich entdecken. Er schwebt in der Luft und lädt dich dazu ein, Platz zu nehmen. Du gehst näher heran und schaust dir den Teppich ganz genau an. Wie sieht er aus? Kennst du ihn aus einer Wohnung? Welche Farben und Muster hat er? Besitzt er vielleicht sogar Augen oder einen Mund?

Nach einem kurzen Augenblick des Zögerns gibst du dir einen Ruck und lässt dich auf dem Teppich nieder. Er ist angenehm weich und überraschend gemütlich. Nachdem du eine passende Sitzposition gefunden hast, hebt er vom Boden ab. Zuerst steigt der Teppich nur langsam in die Höhe, doch mit der Zeit wird er immer schneller. Du beobachtest, wie all die Häuser und Straßen zunehmend kleiner werden. Bäume und Autos sind nur noch als Punkte zu erkennen. Felder, Seen und Wälder verwandeln sich große Flächen mit unterschiedlichen Farben und Formen. Während die Welt dort unten an Größe verliert, werden auch deine Probleme immer kleiner. Negative Gedanken, Gefühle, Sorgen und Symptome bleiben auf dem Boden zurück und sind bald so winzig, dass du sie nicht mehr erkennen kannst. Es fühlt sich an, als würden die Belastungen wie schwere Gewichte von dir abfallen und dafür sorgen, dass du immer weiter nach oben steigst. Du spürst den Wind auf deiner Haut und kommst so nah an die Wolken heran, dass du sie fast berühren kannst.

Als der Teppich die passende Flughöhe erreicht hat, nimmt er Kurs auf dein heutiges Ziel: Einen Ort, an dem du symptomfrei bist. Du genießt die Reise und das Gefühl der Leichtigkeit, das sich in deinem Körper ausbreitet. So weit oben hast du den Eindruck, besonders viel Licht und Wärme von der Sonne abzubekommen. Nach ein paar Minuten leitet dein Teppich den Sinkflug ein. Je näher du dem Boden kommst, desto stärker wird deine Vorfreude auf den Ort, an dem du dich heute ohne Belastungen selbst kennenlernen kannst.

Du steigst vom fliegenden Teppich herab und fängst an, die Gegend zu erkunden. Sieht es hier genauso aus wie zu Hause? Bist du in einer anderen Stadt oder vielleicht sogar in einem anderen Land angekommen? Stehst du zwischen hohen Wolkenkratzern oder mitten in der Natur? Gibt es Menschen aus deinem sozialen Umfeld, die mit dir hierher gereist sind? Schau dich in Ruhe um.

Du kannst den Aufenthalt an diesem Ort für unterschiedliche Zwecke nutzen. Vielleicht willst du endlich eine bestimmte Erfahrung machen, die sonst durch deine Symptome erschwert wird. Oder du möchtest dich voll und ganz auf dein Inneres konzentrieren und herausfinden, wie deine Gedankenwelt aussieht, wenn die alten Probleme aus dem Weg geräumt sind. Nimm dir Zeit für die Dinge, dir heute wichtig sind.

Als der Tag sich dem Ende zuneigt, erscheint dein fliegender Teppich, um dich nach Hause zu bringen. Während die untergehende Sonne kräftige Farben an den Himmel malt, trägt er dich sicher zurück. Am Ende deiner Reise fühlst du dich erholt und angenehm leicht. Vielleicht möchtest du dir noch ein Zauberwort überlegen, das deinen Teppich in Zukunft herbeirufen kann. In deiner Fantasie wird er dich an jeden Ort bringen, den du dir vorstellen kannst.

So könnte ein Text zu der Fantasiereise beginnen:

Vor der Haustür wartet der Spielteppich, der sonst in meinem Kinderzimmer liegt. Er hat eine grüne Farbe und ist mit grauen Straßen bedruckt, auf denen Autos fahren. Weil mein Teppich lebendig geworden ist, sind ihm zwei große Augen gewachsen. Außerdem hat er Ohren, damit er hören kann, wo ich ihn hinschicken möchte…

Fantasiereise: Mein fliegender Teppich

K J

Heute hast du die Möglichkeit, auf einem fliegenden Teppich zu einem Ort zu reisen, an dem du keine Symptome hast. Wie sieht dein Teppich aus? Wie fühlt es sich an, immer höher zu steigen und sich gleichzeitig von allen Belastungen zu lösen? Wohin möchtest du reisen? Welche Erfahrungen machst du an deinem Ziel? Gibt es etwas, was du auf der Reise gelernt hast?

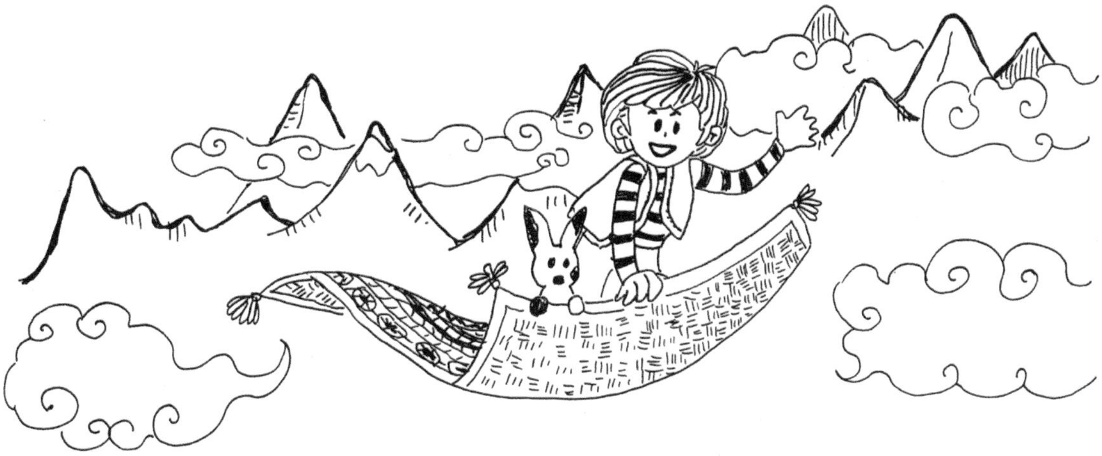

INFO 44 Anleitung zur Fantasiereise: Die Wunderlampe

T

Die folgende Fantasiereise ähnelt dem Märchen von Aladdin und seiner Wunderlampe: Ihr Patient stellt sich vor, eine alte Öllampe zu finden, in der ein Dschinn wohnt. Er verspricht die Erfüllung eines Wunsches, stellt dafür jedoch eine wichtige Bedingung: Der Reisende soll sich so genau wie möglich vorstellen, wie sein Leben aussehen wird, wenn der Wunsch in Erfüllung gegangen ist. Vielleicht haben Sie mit Ihrem Patienten bereits über bestimmte Wünsche für die Zukunft gesprochen, die sich mit den Therapiezielen verknüpfen lassen und mithilfe der Fantasiereise noch einmal fokussiert und vertieft werden können.

Die Wunderlampe

Es ist schon später Nachmittag, als du über den leeren Schulflur läufst. Du hilfst heute dabei, das Bühnenbild für eine große Theateraufführung aufzubauen, die in ein paar Tagen stattfinden wird. Dein Klassenlehrer hat dich darum gebeten, ein paar Stühle aus dem Schulkeller zu holen. Du nimmst zwei Stufen auf einmal und stemmst dich gegen die schwere Tür, die zum Keller führt. Um an die Stühle heranzukommen, musst du eine große Kiste zur Seite schieben, die bis oben hin mit einer Sammlung von Requisiten gefüllt ist.

Plötzlich hörst du ein schepperndes Geräusch – etwas muss aus der Kiste herausgefallen sein. Du bückst dich und hebst den Gegenstand auf. Als du ihn in das Licht der Kellerlampe hältst, erkennst du, dass es sich um eine alte Öllampe handelt. Sie fühlt sich schwer an und trägt einen runden Deckel. Auf der einen Seite hat sie einen langen Hals mit einer kleinen Öffnung, auf der anderen Seite ist ein geschwungener Henkel angebracht. Um die dicke Staubschicht loszuwerden, reibst du mit der freien Hand vorsichtig über die Lampe. Im nächsten Moment zuckst du vor Schreck zusammen: Die Lampe bewegt sich! Sie zittert und vibriert so stark, dass sie aus deinen Fingern rutscht und auf dem Fußboden landet. Du traust deinen Augen kaum, als plötzlich ein violetter Nebel aus der Lampe steigt. Er breitet sich vor dir aus und verwandelt sich innerhalb von wenigen Sekunden in ein leicht durchsichtiges, dickbauchiges Wesen mit lächelndem Gesichtsausdruck. Es trägt einen dunklen Schnurrbart und eine Weste, die mit edlen Stickereien verziert ist.

»Sei gegrüßt, Menschenkind«, sagt das Wesen, während es sich ausgiebig streckt. Seine Stimme klingt tief und mächtig, wie das Grollen eines entfernten Donners. »Ich bin ein Dschinn und habe viele Jahre in dieser Wunderlampe verbracht. Da du mich herausgeholt hast, ist es nun meine Pflicht, dir einen Wunsch zu erfüllen.« Der Dschinn breitet die Arme aus: »Ich bin ein großer Zauberer und kann dir jeden Wunsch erfüllen. Überlege gut und triff eine weise Entscheidung, denn du hast nur einen einzigen Wunsch frei.« Während der Dschinn dich erwartungsvoll ansieht, drängst du all die Fragen in deinem Kopf zurück. Hier und jetzt hast du die Möglichkeit, einen Wunsch auszusprechen. Gibt es vielleicht etwas, das du schon seit langem verändern möchtest? Nimm dir ein paar Minuten Zeit, um in Ruhe darüber nachzudenken.

Als du dem Dschinn von deinem Wunsch erzählst, nickt er verständnisvoll: »Damit ich deinen Wunsch erfüllen kann, musst du mir eine kleine Kostprobe geben. Zeige mir, wie dein Leben aussehen wird, wenn dein Wunsch in Erfüllung gegangen ist.« Du schließt die Augen und konzentrierst dich. Mithilfe deiner Vorstellungskraft zeigst du dem Dschinn, wie dein Alltag nach der Erfüllung des Wunsches ablaufen wird. Überlege genau, in welchen Bereichen sich die größten Veränderungen ergeben. Gibt es Probleme, die verschwunden sind? Bieten sich neue Möglichkeiten, die du jetzt nutzen kannst? Wie fühlt es sich an, in diesem Alltag zu leben?

Als du das Bild deiner Zukunft mit allen Details ausgestaltet hast, öffnest du deine Augen. »Nun habe ich gesehen, wo du ankommen möchtest. Ich werden deinen Wunsch erfüllen«, sagt der Dschinn, bevor er zum Abschied die Hand hebt. Der Boden unter deinen Füßen bebt leicht, bevor der Dschinn sich gemeinsam mit der Wunderlampe in Luft auflöst. Du kannst immer noch kaum glauben, was gerade passiert ist und greifst nach den Stühlen. Lächelnd verlässt du den Keller und läufst die Treppen hinauf, während das Bild deines erfüllten Wunsches vor deinem inneren Auge leuchtet.

So könnte ein Text zu der Fantasiereise beginnen:

Ich wünsche mir, weniger Angst vor Prüfungen zu haben. Wenn ich während der Klassenarbeit nicht so panisch wäre, würde ich nicht alles vergessen. Dann könnte ich endlich zeigen, wie viel ich gelernt habe und bessere Noten schreiben. Ich zeige dem Dschinn, wie ich mich auf die Prüfung vorbereite …

Fantasiereise: Die Wunderlampe

K J

Als du durch Zufall eine alte Öllampe findest, erscheint plötzlich ein mächtiger Dschinn (guter Geist), der dir einen Wunsch erfüllen möchte. Worum bittest du den Dschinn? Warum soll er dir diesen Wunsch erfüllen? Was verändert sich in deinem Leben, wenn der Wunsch in Erfüllung geht? Wie fühlt sich das an? Nutze die Vorlage, um die Erfahrungen der Fantasiereise aufzuschreiben.

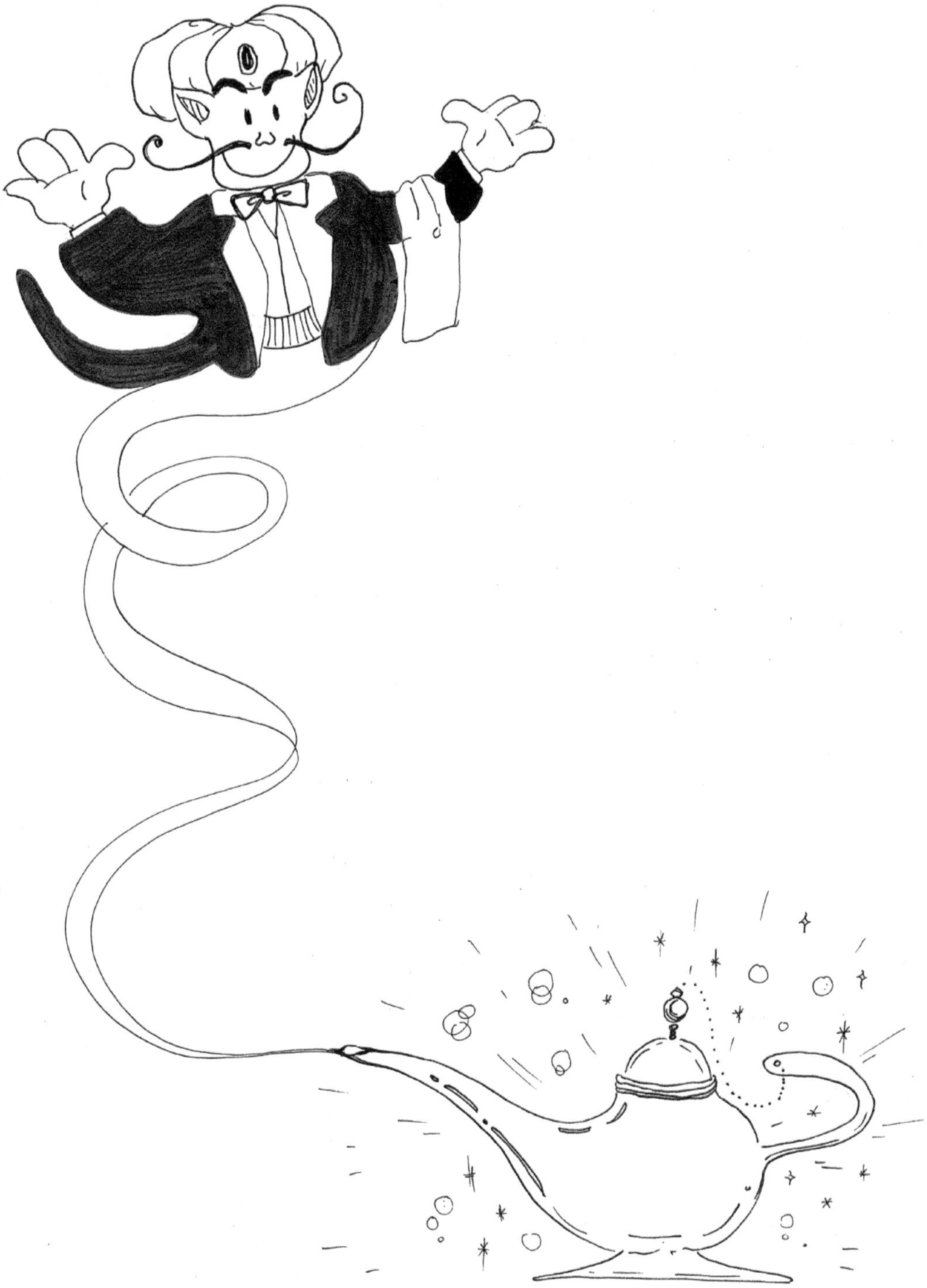

Die folgende Imagination lädt Ihren Patienten dazu ein, eine Wahrsagerin zu besuchen. Sie bietet an, ihrem Orakel eine wohlüberlegte Frage zu stellen. In einer Zauberkugel sieht Ihr Patient einen Ausschnitt seiner Zukunft, der ihm dabei helfen kann, eine Antwort auf seine Frage zu finden. Wenn Sie bei der psychotherapeutischen Arbeit das Gefühl haben, dass ein bestimmtes Ziel noch nicht vorstellbar geworden ist, können Sie die vorliegende Fantasiereise einsetzen. Sprechen Sie mit Ihrem Patienten über den Wunschzustand und nutzen Sie die Imagination, um den Weg zum Ziel klarer und greifbarer zu gestalten.

Das Orakel

Du bist mit ein paar Freunden auf einem Jahrmarkt unterwegs. Es wird langsam dunkel und die bunten Lichter der Karussells leuchten um die Wette. Als deine Freunde bei einem Handwerker mit geschnitzten Holzfiguren stehenbleiben, entdeckst du auf der anderen Seite ein kleines, blaues Zelt, das mit Sternen bedruckt ist. Neugierig gehst du darauf zu und schiebst den dichten Perlenvorhang zur Seite.

Das Innere des Zeltes ist mit einer Vielzahl von magischen Gegenständen gefüllt. Du siehst Tarotkarten, Edelsteine, Kerzen und kleine Fläschchen mit bunten Flüssigkeiten. In der Mitte befindet sich ein kleiner Tisch, an dem eine Frau mit rotem Lippenstift sitzt. Sie trägt ein langes, violettes Kleid und einen Kopfschmuck mit mondförmigen Anhängern. An jedem Finger kannst du mehrere bunte Ringe erkennen.

Als die Frau dich bemerkt, lächelt sich dich an. »Willkommen im Zelt der Wahrsagerin«, sagt sie und winkt dich zu sich. »Wenn du möchtest, sage ich dir heute deine Zukunft voraus.« Du wirfst einen Blick auf die Glaskugel, die vor der Wahrsagerin auf dem Tisch steht. Sie ist etwas größer als ein Handball und vollkommen durchsichtig. Nach einem kurzen Moment des Zögerns setzt du dich auf den freien Stuhl und nickst.

Die Wahrsagerin mustert dein Gesicht. »Vielleicht gibt es eine Frage über die Zukunft, die du niemandem stellen kannst«, sagt sie. »Das Orakel wird sie dir beantworten. Es kann dir zeigen, wie die Zukunft aussieht. Triff eine überlegte Entscheidung, denn du darfst nur eine einzige Frage stellen.«

Du lehnst dich auf deinem Stuhl zurück und denkst darüber nach, was du vom Orakel wissen möchtest. Vielleicht geht es um eine bestimmte Veränderung, von der du noch nicht weißt, ob du sie in Angriff nehmen sollst oder nicht. Die Zauberkugel wird dir zeigen, wie die Zukunft aussieht, auf die du hinarbeitest. Sie hilft dir dabei, die richtigen Entscheidungen zu treffen und weist dir den Weg.

Als du deine Frage laut aussprechen willst, legt die Wahrsagerin einen Finger auf die Lippen. »Zeige dem Orakel, was du wissen möchtest«, flüstert sie. Sie greift nach deinen Händen und legt sie vorsichtig an das kalte Glas. Du sammelst deine ganze Konzentration und lässt die Frage durch deine Finger in die Kugel hineinfließen. Es sieht aus, als würde jemand seinen Farbpinsel in klares Wasser hineintunken: Bunte Schlieren tanzen durch die Kugel und verschwimmen zu einem großen Strudel. Du hast das Gefühl, immer tiefer in den Sog des Strudels hineingezogen zu werden und vergisst alles um dich herum. Das Orakel zeigt dir die Antwort auf deine Frage, indem es vor deinem inneren Auge einen Film ablaufen lässt: Du siehst dich selbst in der Zukunft. Vielleicht befindest du dich in einer ganz bestimmten Situation, die du schon seit langer Zeit erreichen möchtest. Du nimmst wahr, was du denkst und fühlst und weißt, dass du eines Tages genau hier ankommen wirst.

Nachdem du dich ein paar Minuten lang in deiner Zukunft umgesehen hast, ziehst du dich aus dem Strudel zurück. Es fühlt sich an, als würdest du aus kaltem Wasser auftauchen. Du lässt die Zauberkugel los und beobachtest, wie die tanzenden Farben langsam verblassen. »Du siehst aus, als hättest du eine Erleuchtung gehabt«, sagt die Wahrsagerin schmunzelnd. Du lächelst zurück und bedankst dich bei ihr. Der Nebel und die grauen Wolken, die dir bisher die Sicht versperrten, haben sich aufgelöst. Wenn du die Augen schließt, siehst du das Bild deiner Zukunft und den Weg, der dich zum Ziel führt. Wach und voller Tatendrang verlässt du das Zelt der Wahrsagerin und trittst auf den Jahrmarkt hinaus, um deine Freunde zu suchen.

Auf einem Jahrmarkt findest du das Zelt einer Wahrsagerin. Sie bietet dir an, ihrem Orakel eine Frage über deine Zukunft zu stellen. Was möchtest du vom Orakel wissen? Warum ist es dir wichtig, die Antwort zu erfahren? Was siehst du, als die Zauberkugel dir deine Zukunft zeigt? Hat das Gesehene eine bestimmte Bedeutung für den Weg, der noch vor dir liegt?

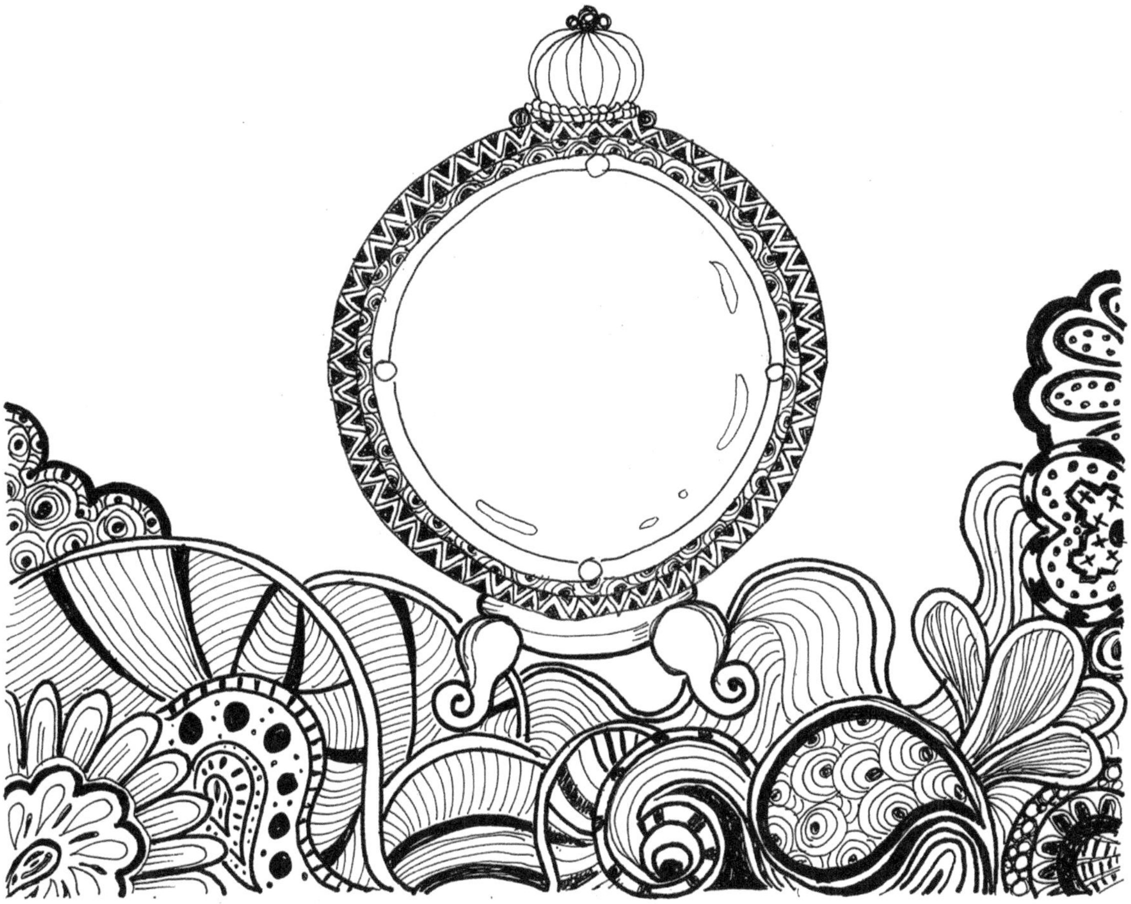

AB 113 Anleitung zum Tagträumen

K J E

Wenn wir eine kleine Auszeit vom Alltag nehmen möchten, können wir uns eine Fähigkeit zunutze machen, die wir jederzeit dabeihaben – unsere Fantasie. Um negative Gedanken und Gefühle in den Hintergrund zu schieben, suchen wir uns einen ruhigen Platz und machen es uns mit Stift und Papier gemütlich. Jetzt suchen wir uns ein bestimmtes Thema aus und lassen unserer Fantasie freien Lauf: Wie würde ein Tag im Leben unseres Lieblingstiers aussehen? An welchen Ort würden wir reisen, wenn Geld keine Rolle spielen würde? Wie würde es sich anfühlen, eine Superkraft zu haben? Wir können Tagträume als kleine Erholungspausen nutzen und unsere Erfahrungen aufschreiben, um ihre entspannende Wirkung festzuhalten.

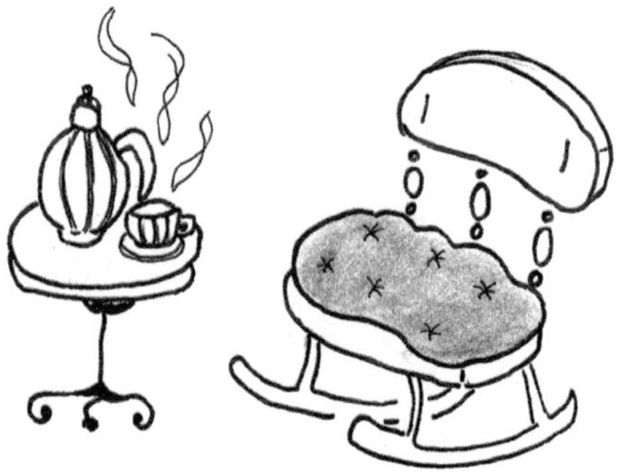

14 Die Auseinandersetzung mit Symptomen und Erlebnissen

Expressives Schreiben: den bösen Geistern eine Stimme geben

Wahrscheinlich kennen Sie die von James Pennebaker bereits in den 1980er Jahren entwickelte Schreibintervention des »expressiven Schreibens«. Diese Methode dient der Bewältigung von emotionalen Belastungen und Traumata und stärkt gleichzeitig die allgemeine Resilienz.

Die ersten Studienergebnisse waren damals sehr positiv und haben nach der Veröffentlichung das Interesse an Schreibinterventionen enorm gesteigert (vgl. Pennebaker, 2004).

Mittlerweile gibt es weit über 150 publizierte Studien zum expressiven Schreiben, die zahlreiche weitere positive Auswirkungen von Schreibinterventionen belegen konnten. Somit zählt das expressive Schreiben zu den wohl am besten erforschten schreibtherapeutischen Interventionen.

Wirksamkeit des expressiven Schreibens

In den verschiedensten Studien und Meta-Analysen wird tendenziell eine positive Gesamtwirkung des expressiven Schreibens auf die körperliche und psychische Gesundheit festgestellt (vgl. Maercker & Forstmeier, 2012). So scheinen die positiven Auswirkungen auf die körperliche Gesundheit sogar noch stärker als auf die psychische Gesundheit zu sein (Frisina et al., 2004).

Studien zeigen die folgenden Ergebnisse bei den körperlichen Auswirkungen: So wurden signifikant weniger Arztbesuche in den Monaten nach der Schreibintervention gezählt (Pennebaker & Beall, 1986; Pennebaker et al., 1988; Pennebaker & Francis, 1996; King & Miner, 2000), eine bessere Funktion des Immunsystems wurde festgestellt (Lepore & Smyth, 2002; Pennebaker & Graybeal, 2001; Sloan & Marx, 2004a). Ebenfalls wurde eine blutdrucksenkende Wirkung bei Patienten mit hohem Blutdruck erkannt, die sogar noch vier Monate nach der Intervention nachweisbar war (Davidson et al., 2002).

Zur psychischen Gesundheit gab es ebenfalls eine Reihe von signifikanten Ergebnissen: So wurden bessere Studienleistungen (Pennebaker & Francis, 1996; Cameron & Nicholls, 1998), weniger Fehltage bei der Arbeit (Francis & Pennebaker, 1992) und eine bessere soziale Integration (Pennebaker & Graybeal, 2001) sowie ein verbessertes psychisches Wohlbefinden nachgewiesen (Park & Blumberg, 2002). Ebenfalls wurde in einer Studie die Abnahme depressiver Symptome festgestellt (Lepore, 1997).

Das therapeutische Schreiben hat sich als wirksames Mittel in die moderne Psychotherapie und Behandlung von schwerkranken Menschen integriert. So hat sich mittlerweile der Satz »Schreiben als Therapie« eingebürgert, immer mehr Fachleute haben die positiven Effekte des Schreibens erkannt und nutzen diese für eine effektivere und intensivere Arbeit mit ihren Patientinnen.

Besonders geeignet ist diese Methode bei Menschen, die durch ihre Krankheit den Bezug zu ihrem Körper und ihren Gefühlen verloren haben. Durch das Schreiben werden die Patientinnen dazu angeregt, sich noch intensiver mit ihrem eigenen Handeln und Leben zu beschäftigen. Häufig sammeln sie dabei wichtige Erkenntnisse über die Ursachen und Motive ihres Handels und den Zusammenhang zur eigenen Krankheit. Die Reflexion der eigenen Gefühle und Gedanken hilft ihnen, ihr eigenes Verhalten zu reflektieren, anzupassen, zu verändern und/oder besser zu kontrollieren. In der Praxis berichten viele Patientinnen auch darüber, dass sie mit Hilfe des Schreibens Hemmungen, Scham und Blockaden beseitigen konnten, die ihnen bisher im Weg waren, wenn sie über ihre Probleme und Gefühle reden wollten.

Anleitung zum expressiven Schreiben

Die Anleitung wurde im Laufe der Jahrzehnte und Forschungen immer wieder abgewandelt, ist im Kern aber immer noch mit dem Original von Pennebaker (2004) in Übereinstimmung.

Suche dir einen ruhigen Ort. Nimm dir 20 bis 30 Minuten Zeit, um dich mit deinen tiefsten Gefühlen und Gedanken auf ein Ereignis in deinem Leben zu fokussieren, das dich belastet oder aufwühlt. Welches Ereignis du auch immer aussuchst, es ist entscheidend, dass du deine Erwartungen loslässt und wirklich deine ehrlichen Gefühle und Gedanken erforscht. Schreib kontinuierlich, ohne Unterbrechung und kümmere dich nicht um Rechtschreibung, Grammatik oder Stil.

Warnung: Viele Menschen berichten, dass sie sich direkt nach dem Schreiben traurig fühlen. Diese Traurigkeit verschwindet in der Regel nach einigen Stunden. Wenn du bemerkst, dass dich dein Schreiben extrem aufwühlt, höre auf zu schreiben oder wähle einfach ein anderes Thema.

Die Anleitung kann in Bezug auf die Dauer der einzelnen Schreibsitzung auch variiert werden.

Einige Studien deuten an, dass es keine Rolle spielt, ob eine Schreibsitzung einmal wöchentlich über einen Zeitraum von drei Wochen stattfindet oder täglich an drei aufeinanderfolgenden Tagen (Sheese et al., 2004). Wichtig bei dieser Intervention sind die Regelmäßigkeit und der klar definierte Beginn und das Ende der Intervention. Dieses Ende erlaubt es Ihnen und Ihrer Patientin auch zu überprüfen, welche positiven Veränderungen eingetreten sind.

Aufbauend auf diesen Ergebnissen hat Louise DeSalvo (2000) noch einige Regeln für das therapeutische Schreiben zusammengefasst, die Sie Ihrer Patientin mitgeben können.

Eine weitere, Ihnen sicher aus Ihrer therapeutischen Praxis bekannte Technik, die sich ebenfalls sehr gut dem Schreiben bedienen kann, sind Trauma-Erzähl- bzw. Heilungsgeschichten (vgl. Lovett, 2007). Hier können Sie und Ihre Patientin ganz vielfältig und kreativ agieren. Je nach Alter hat Ihre Patientin vielleicht auch Lust, Bilder zu der Geschichte zu malen oder selbige mit Figuren nachzuerzählen. Wir haben Ihnen hierzu eine Anleitung für das Erstellen einer Trauma-Erzählgeschichte eingefügt.

Arbeitsmaterial

In diesem Kapitel finden Sie die folgenden Schreibvorlagen:

INFO 46 Die wichtigsten Regeln und Gebote zum Schreiben auf einen Blick. Diese Therapeuteninformation enthält eine Zusammenfassung von wichtigen Regeln, an denen man sich beim therapeutischen Schreiben orientieren kann. Es ist beispielsweise ratsam, für das Schreiben über schwierige oder belastende Themen einen sicheren und geborgenen Ort aufzusuchen.

INFO 47 Externalisierung und kreative Lösungen für den Umgang mit geschriebenen Texten. Verschiedene Techniken können Ihrer Patientin dabei helfen, Probleme zu externalisieren und einen Trennstrich zu verschiedenen Belastungen zu ziehen. Wenn diese einen Text über ihr Problem geschrieben hat, der nicht aufgehoben werden soll, können Sie diesen gemeinsam verbrennen oder in einem Schiffchen auf diese Reise schicken.

AB 114 Das überlaufende Fass. Dieses Arbeitsblatt können Sie verwenden, um Ihrer Patientin eine Visualisierung für die Metapher des überlaufenden Fasses an die Hand zu geben. In und um das Fass herum können die Belastungen aufgeschrieben werden, die das Fass zum Überlaufen gebracht haben.

INFO 48 Anleitung zur Übung »Mein Vulkan«. Bei dieser Übung geht es darum, all die Gefühle und Empfindungen zu beschreiben, die tief im Inneren Ihrer Patientin »brodeln« und bislang nicht an die Oberfläche getragen wurden. Sie erhalten im Rahmen dieser Aufgabe die Chance, verarbeitet zu werden. Alternativ können Sie die Metapher des Vulkans nutzen, um sich z.B. den Hintergründen von Wutanfällen zu nähern.

AB 115 Mein Vulkan (für Erwachsene). Dieses Arbeitsblatt richtet sich an erwachsene Patientinnen. Es enthält die Zeichnung eines Vulkans, in den unterschwellige Gedanken und Gefühle hineingeschrieben werden können.

AB 116 Mein Vulkan (für Jugendliche). Dieses Arbeitsblatt verfolgt das gleiche Ziel wie die vorangehende Vorlage und richtet sich an Kinder und Jugendliche.

INFO 49 Anleitung zur Übung: Mein Symptom und ich. Wer die Symptome einer psychischen Erkrankung wirkungsvoll bekämpfen möchte, muss sie zuerst besser kennenlernen. Dazu bietet es sich an, einen Text über das Symptom zu verfassen, in dem Ihre Patientin ein paar Fragen beantwortet: Wie sieht das Symptom aus? Was löst es in ihr aus? Wann tritt es auf? Gibt es Situationen, in denen es schwächer wird? Die Therapeuteninformation enthält neben der Anleitung auch ein Beispiel für einen Patiententext.

AB 117 Mein Symptom und ich (für Kinder und Jugendliche). Auf diesem Arbeitsblatt können Kinder und Jugendliche die Auseinandersetzung mit Ihrem Symptom schriftlich festhalten. Für die Externalisierung kann es auch sinnvoll sein, dem Symptom einen eigenen Namen zu geben.

AB 118 Mein Symptom und ich (für Erwachsene). Diese Vorlage richtet sich an erwachsene Patientinnen.

AB 119 Die zwei Seiten. Im Rahmen dieser Übung stellt Ihre Patientin sich vor, ein Gespräch mit einem bestimmten Aspekt ihrer Erkrankung zu führen. Sie kann die Vorlage z.B. nutzen, um ihren Sorgen zu sagen, wie nervig sie sind. Gleichzeitig besteht die Möglichkeit, die Sichtweise der Sorgen anzuhören und herauszufinden, warum sie überhaupt da sind.

INFO 50 Anleitung zu den Trauma-Erzählgeschichten. Diese Therapeuteninformation enthält eine Anleitung, die Ihnen Schritt für Schritt erklärt, wie Sie Trauma-Erzählgeschichten für die Arbeit mit Ihrer Patientin nutzen können. Diese wird dazu angehalten, von den traumatischen Erlebnissen zu erzählen und diese nach und nach in einen inhaltlichen Zusammenhang zu bringen, der eine Integration in die Lebensgeschichte ermöglicht.

AB 120 Meine Trauma-Erzählgeschichte. Auf diesem Arbeitsblatt kann Ihre Patientin die Erkenntnisse aus der Arbeit mit der Trauma-Erzählgeschichte schriftlich festhalten. Zuerst beschreibt sie die Ausgangslage, bevor sie sich im zweiten Schritt dem traumatischen Erlebnis widmet und zuletzt einen Abschluss formuliert.

INFO 51 Schreiben über Krankheiten, Schmerzen und Essstörungen. Wenn Sie über körperliche Aspekte sprechen möchten, die mit der Erkrankung Ihrer Patientin zusammenhängen, kann sich die Arbeit mit einem Körperumriss anbieten. Nutzen Sie dazu die Vorlagen auf den folgenden Arbeitsblättern oder bitten Sie alternativ Ihre Patientin, einen Körperumriss in Lebensgröße auf eine Tapetenrolle zu malen.

AB 121 Mein Körper, meine Symptome (Frau). Auf diesem Arbeitsblatt finden Sie den Körperumriss einer erwachsenen Frau. Schmerzen und Beschwerden können an den entsprechenden Stellen markiert und beschrieben werden.

AB 122 Mein Körper, meine Symptome (Mann). Dieses Arbeitsblatt zeigt den Körperumriss eines erwachsenen Mannes.

AB 123 Mein Körper, meine Symptome (Jugendliche). Hier finden Sie den Körperumriss eines jugendlichen Mädchens.

AB 124 Mein Körper, meine Symptome (Jugendlicher). Diese Vorlage zeigt den Körperumriss eines Jugendlichen.

AB 125 Mein Körper, meine Symptome (Mädchen). Auf diesem Arbeitsblatt ist der Körperumriss eines jungen Mädchens zu sehen.

AB 126 Mein Körper, meine Symptome (Junge). Auf dieser Vorlage ist der Körperumriss eines Jungen abgebildet.

INFO 52 Anleitung zur Übung »Der Denkschleifen-Killer«. Diese Übung soll Ihrer Patientin dabei helfen, aus belastenden Gedankenschleifen auszubrechen. Nachdem sie 10 bis 15 Minuten lang ihre Gedanken aufgeschrieben hat, werden bei einem erneuten Lesen des Textes alle Aspekte unterstrichen, die sich wiederholen. Anschließend findet ein zweiter Durchgang statt, bei dem sich typischerweise weniger Gedanken wiederholen. So merkt Ihre Patientin, dass sie ihre Gedankenwelt selbst beeinflussen kann.

AB 127 Der Denkschleifen-Killer (für Erwachsene). Erwachsene Patientinnen können diese Vorlage nutzen, um ihre Gedanken festzuhalten und anschließend zu überprüfen, welche Aspekte häufig genannt werden.

AB 128 Der Denkschleifen-Killer (für Kinder und Jugendliche). Dieses Arbeitsblatt richtet sich an Kinder und Jugendliche und dient ebenfalls als Vorlage, Gedanken festzuhalten und zu reflektieren.

INFO 46 Die wichtigsten Regeln und Gebote zum Schreiben auf einen Blick

J E

Wenn Sie mit dem Schreiben beginnen, helfen Ihnen die folgenden Regeln, einen guten Einstieg in den Schreibprozess zu erhalten und langfristig die Freude daran zu bewahren.

Positiv-Regeln: Was Sie tun sollten

- Schreiben Sie 20 Minuten an vier aufeinanderfolgenden Tagen. Wenn Sie die Schreibserie wiederholen wollen, dann sollte ausreichend Zeit zwischen den einzelnen Serien sein, damit keine emotionale Überforderung entsteht.
- Schreiben Sie an einem sicheren und geborgenen Ort.
- Schreiben Sie über ein Thema, das Sie aktuell beschäftigt oder belastet und über das Sie sehr häufig nachdenken oder träumen oder schreiben Sie über ein Trauma, über das Sie bisher nicht gesprochen haben.
- Schreiben Sie darüber, »was« passiert ist und auch immer, wie Sie sich dabei gefühlt haben. Verknüpfen Sie so die äußeren Ereignisse und Ihr inneres Erleben!
- Schreiben Sie so detailliert und strukturiert wie möglich. Das heißt, beschreiben Sie die Szenen lebhaft und emotional.
- Kümmern Sie sich beim Schreiben nicht um Rechtschreibung, Grammatik oder, wenn Sie vermeintlich eine nicht so schöne Schrift haben, um die Lesbarkeit.
- Bewahren Sie Ihre Aufzeichnungen an einem sicheren Ort auf.
- Stellen Sie sich darauf ein, dass Sie schwierigen und komplexen Gefühlen begegnen können und wahrscheinlich auch werden. Vereinbaren Sie mit Ihrem Therapeuten oder Ihrer Therapeutin, wie Sie mit einer solchen Situation umgehen können. In jedem Fall berichten Sie ihm/ihr davon.

Negativ-Regeln: Was Sie nicht tun sollten

- Verwenden Sie das Schreiben nicht als Ersatz für echtes Handeln.
- Schreiben Sie nicht zu verkopft. Lassen Sie Ihre Gefühle sprechen.
- Jammern und klagen Sie nicht! Sich einfach nur zu beklagen, wird Ihr Empfinden wahrscheinlich eher verschlimmern. Nutzen Sie stattdessen das Schreiben, um herauszufinden, warum Sie sich so fühlen, wie Sie sich fühlen.
- Analysieren Sie nicht zu viel, das führt häufig zu Gedankenkreisen und ist kontraproduktiv.

! Schreiben Sie, wann immer Sie Zeit und Lust dazu haben!

INFO 47 Externalisierung und kreative Lösungen für den Umgang mit geschriebenen Texten

T

Vielen Patientinnen fällt es schwer, ihr Problem »loszulassen«. Helfen Sie ihnen mit kreativen Möglichkeiten, eine Trennung zwischen sich und den ihn bedrückenden Dingen herzustellen.

Besonders bei kleineren Kindern kommen solche kreativen Methoden sehr gut an, aber auch Ältere und insbesondere Erwachsene können von einem Externalisierungsritual sehr gut profitieren. Wandeln Sie die Methoden und Wege je nach Alter ab oder um, lassen Sie hierbei Ihr therapeutisches Gespür entscheiden. Sie können auch gemeinsam mit Ihren Patientinnen über den angemessensten Weg sprechen, denn oft haben diese selbst die schönsten Ideen. Lassen Sie sich überraschen.

Hier einige Beispiele aus der Praxis:

- **Vom Winde verweht:** Lassen Sie Ihre Patientin ihr Problem / ihre Wünsche / ihre Versprechen / Grüße … auf einen Zettel schreiben, den sie dann mit einem Gasluftballon zum Himmel schicken kann.
- **Etwas feierlich verbrennen:** Dies kann ein Text, ein Brief oder ein Bild von etwas sein.
- **Papierschiffchen:** Lassen Sie Ihre Patientin ihren geschriebenen Text auf einen Zettel schreiben, im Anschluss soll sie ein Papierschiffchen daraus basteln, welches Sie dann gemeinsam im nächstgelegenen Wasser auf die Reise schicken.
- **Flaschenpost**: Analog zum Papierschiffchen können Sie eine Flaschenpost auf die große Reise schicken.
- **Auflösung**: Sie können Ihrer Patientin das Papier auch in eine durchsichtige Glasvase mit etwas Badreiniger geben. So kann sie selbst mit ansehen, wie der belastende Text nach und nach immer schwächer wird und sich schließlich völlig aufgelöst hat. Und das weiße Blatt Papier rein theoretisch wieder neu beschrieben werden kann. Wenn Ihre Patientin mit einem Füllfederhalter geschrieben hat, können Sie den Badreiniger auch weglassen.
- **Transformation**: Wenn Ihre Patientin einen kleinen Garten hat, dann kann sie das beschriebene Papier in kleinen Schnipseln auch als Dünger unter Blumen oder ins Gemüsebett geben, um dann im Laufe der Zeit die »Transformation« in etwas Schönes oder Wertvolles zu erleben.

Halten Sie in Ihrer Praxis die folgenden Dinge bereit, damit Sie jederzeit eine kreative Verabschiedung basteln oder vorbereiten können.

- Je nach Technik: (Gas-)Luftballon, Kerze, Feuerzeug, ggf. großen Aschenbecher oder Feuerschale für draußen oder Bastelutensilien, wie z.B.: Pappe, Papier, Stifte, usw.

Achten Sie darauf, dass Kinder bei feierlichen Verbrennungen immer eine Aufsichtsperson dabeihaben!

Das überlaufende Fass

K J

Kennst du den Spruch: »Das Fass ist übergelaufen«? Was ist damit gemeint? Genau: lauter Dinge, die dich belasten, ärgern, nerven … Zeichne in und um das Fass all das, was einfach zu viel ist und dein Fass sprichwörtlich zum Überlaufen gebracht hat.

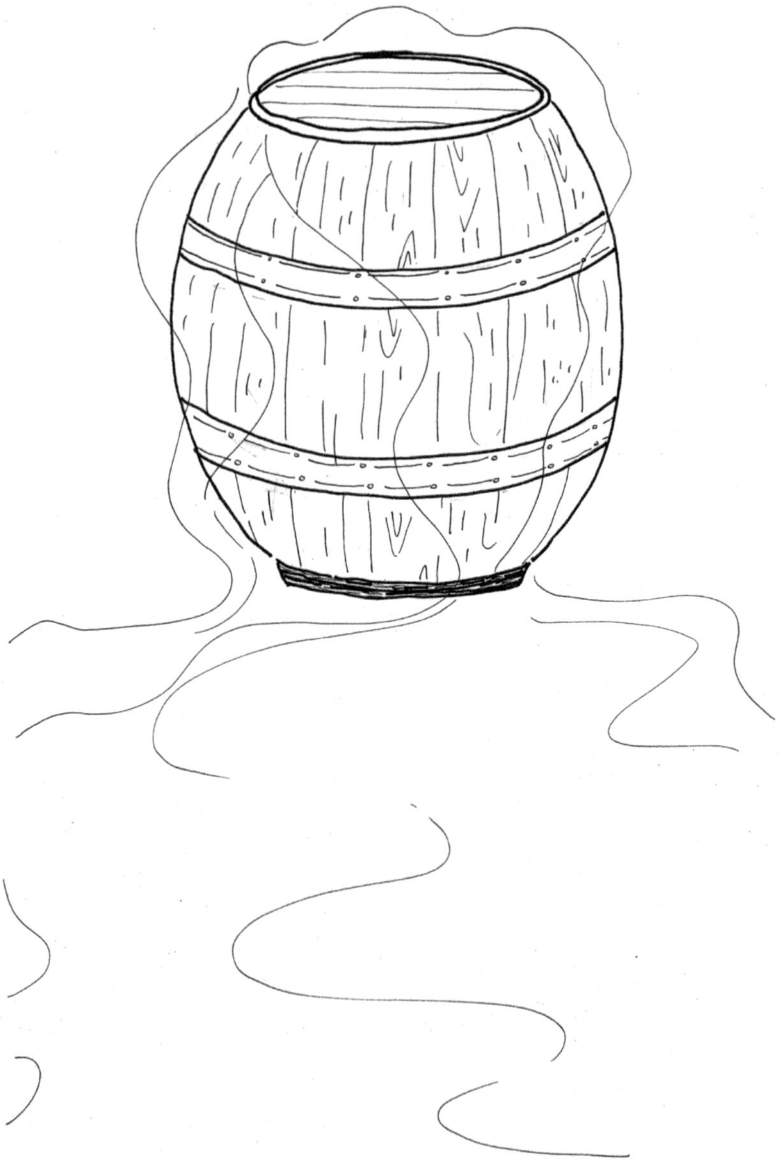

INFO 48 Anleitung zur Übung »Mein Vulkan«

T

Diese Übung wurde 2018 auf Bali entwickelt und nach dem dortigen Vulkan »Mount Agung« benannt. In dieser Schreibübung geht es darum, die tieferliegenden, brodelnden Gefühle und Empfindungen zu beschreiben.

Es »brodelt«:
Lassen Sie Ihre Patientin mithilfe des Arbeitsblatts AB 115 oder 116 einmal ihre Gefühle, Gedanken oder Fantasien beschreiben, die in ihr »brodeln«.

Der Ausbruch:
Alternativ können Sie die Übung um erweitern, indem Sie Ihre Patientin beschreiben lassen, mit welchen Taten, Worten oder Reaktionen sie bei einem Wutausbruch reagiert und seine Umwelt klarkommen muss.

Praxistipp

Diese Übung können Sie auch gut mit Kindern und Jugendlichen durchführen, die Freude am Malen und Zeichnen haben. Geben Sie in diesem Fall kein Arbeitsblatt heraus, sondern nur ein weißes Blatt Papier und eine Menge Buntstifte zum Zeichnen – oder Sie basteln gemeinsam einen Vulkan.

Schreiben Sie unterhalb des Vulkans einmal auf, was alles in Ihnen »brodelt« oder was Sie in bestimmten Situationen »ausflippen« lässt. Tragen Sie oberhalb des Vulkans das ein, was Ihre Umwelt davon mitbekommt.

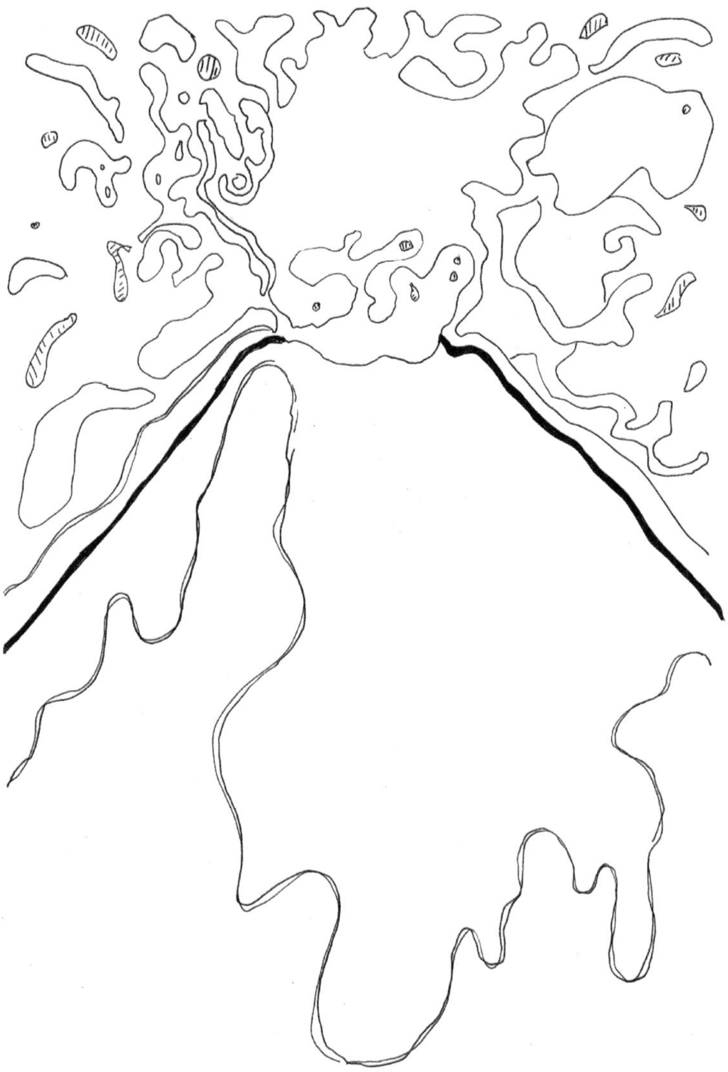

Schreibe in den Vulkan, was dich alles zum »Kochen« bringt, was in dir »brodelt« oder was du gerne herausschleudern und ganz laut schreien möchtest, was dich alles belastet, nervt …

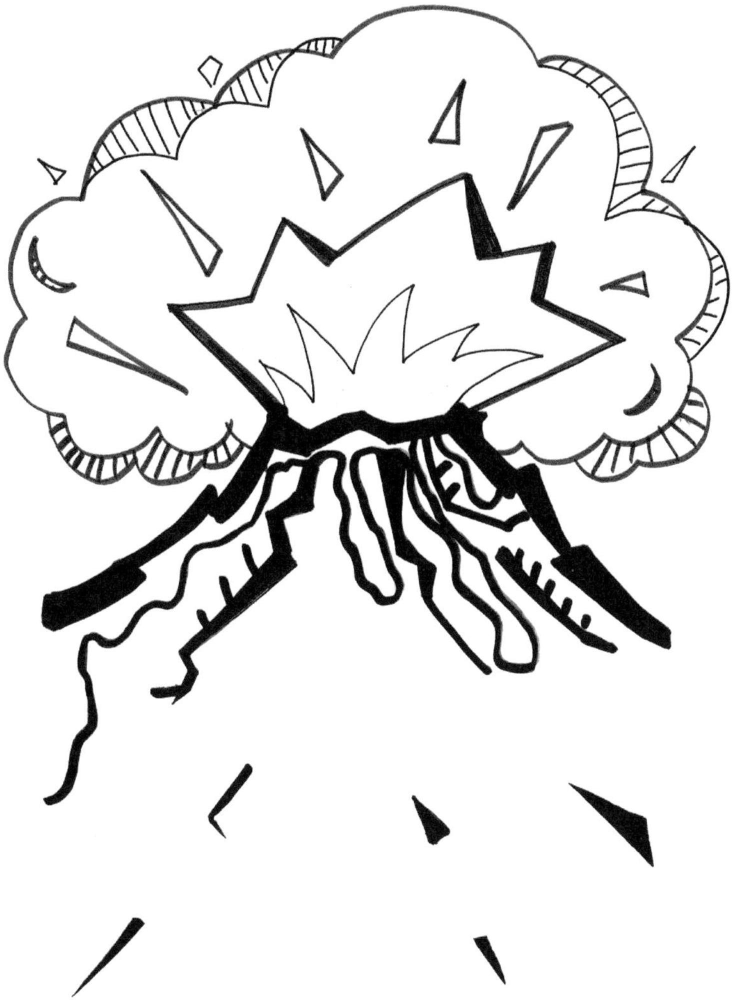

INFO 49 Übungsanleitung: Mein Symptom und ich

T

Jede psychische Erkrankung zeichnet sich durch spezifische Symptome aus, die die Patientin begleiten und ihre Lebensführung häufig massiv beeinträchtigen. Ob es um andauernde Niedergeschlagenheit, wiederkehrende Panikattacken oder selbstverletzendes Verhalten geht – die Auseinandersetzung mit den Symptomen einer psychischen Krankheit ist ein wichtiger Bestandteil der Therapie.

Ziel der Übung »Mein Symptom und ich« ist es, dass Ihre Patientin sich intensiv mit einem ausgewählten Symptom und seinen Auswirkungen beschäftigt. Sie soll beschreiben, was das Symptom sie fühlen lässt, welche Gedanken es in ihr hervorruft und welche Art von Verhalten es bei ihr auslöst. Sie kann auch darauf eingehen, wann das Symptom auftritt, wie es aussieht oder wo sie es in ihrem Körper spüren kann.

Durch die Beobachtung des Einflusses, den das Symptom auf Ihre Patientin hat, kann sie eine andere Perspektive zu sich selbst einnehmen. Sie lernt, dass es nicht nur ein oder mehrere Symptome sind, die sie charakterisieren und ausmachen. Die Symptome begleiten Ihre Patientin, doch sie können schwächer werden, und sie hat die Möglichkeit, sich gegen sie zu behaupten.

Mithilfe der Übung können Symptome greifbarer gemacht werden: Ihre Patientin lernt, sie zu erkennen, mit ihnen umzugehen und auf bestimmte Muster aufmerksam zu werden. Auf diese Weise wird eine Grundlage dafür geschaffen, erfolgreich gegen das Symptom anzukämpfen und es Schritt für Schritt zu überwinden.

Sie können die Übung mit Ihrer Patientin für das Symptom nutzen, das sie am stärksten beeinträchtigt, oder auch mehrere Symptome durchgehen. Möglicherweise findet Ihre Patientin für ihre Symptome auch eigene, übergeordnete Namen und Bezeichnungen. Sie werden sehen, dass die subjektive Beschreibung der Symptome aus der Sicht Ihrer Patientin sehr aufschlussreich sein kann und dabei hilft, funktionierende Lösungen zu entwickeln.

Die Beschreibung eines Symptoms könnte beispielsweise so aussehen:

Mein Symptom heißt …

… Angst. Sie begleitet mich jeden Tag. Meine Angst fühlt sich dunkel an. Sie ist nicht glatt, sondern unförmig und uneben, mit Widerhaken. Mal ist sie ganz fest, wie ein Stein, und mal ist sie wie ein Schatten, den man nicht greifen kann. Normalerweise sitzt sie knapp unter der Brust, in der Mitte meines Körpers, aber sie kann sich in Sekundenschnelle weit ausdehnen. Ich bin ständig wegen kleiner Dinge nervös. Wenn es ruhig ist, flüstert sie mir Sorgen und Schreckensszenarien ins Ohr. Wenn Herausforderungen bevorstehen, lässt sie mich absagen oder einknicken. Wenn jemand mich spontan zu einem Treffen einlädt, lässt sie mich nach Ausreden suchen. Wenn ich von vielen Menschen umgeben bin, streckt sie ihre Arme aus und schnürt mir die Kehle zu, sorgt dafür, dass ich mich bedroht fühle. Wie ein Schleier legt sie sich über meine Gedanken und verdunkelt alles, und ich fange an, unsicher zu werden. Riesige Mauern engen den Platz ein, in dem ich noch denken kann, das plötzliche Gewicht auf meinen Schultern will mich zu Boden drücken. Es kommt mir vor, als würde ich alles falsch machen, von allen angestarrt werden. Die Angst lässt mein Herz rasen, das Atmen wird schwerer. Meine eigene Haut wird mir zu eng, nichts fühlt sich mehr richtig an. Ich will raus hier, raus aus der Situation, raus aus mir selbst, doch niemand kann mir helfen. Die Angst sorgt dafür, dass ich mich allein und hilflos fühle. Manchmal wächst sie zu einer Panikattacke heran, und ich muss warten, bis sie sich wieder zurückzieht.

Mein Symptom und ich

Damit du das Symptom einer psychischen Erkrankung wirkungsvoll bekämpfen kannst, musst du es zuerst besser kennenlernen und herausfinden, was es in dir auslöst und wie es dich beeinflusst.

Beginne einfach damit, den Namen deines Symptoms in die erste Zeile zu schreiben, und versuche dann, die folgenden Fragen zu beantworten: Wie sieht dein Symptom aus? Welche Gefühle ruft es bei dir hervor? Was lässt es dich denken? Zu welchen Verhaltensweisen leitet es dich an? Wo in deinem Körper kannst du das Symptom spüren? Kennst du einen Weg, dich gegen das Symptom zu behaupten?

Mein Symptom heißt ...

....

....

....

....

....

....

....

....

....

....

....

....

....

....

....

....

....

AB 118 Mein Symptom und ich

E

Haben Sie schon einmal darüber nachgedacht, den Symptomen Ihrer psychischen Erkrankung einen eigenen Namen zu geben? Wenn wir ein Problem ignorieren, wird es meistens noch größer. Um es lösen zu können, müssen wir uns Zeit für eine aktive Auseinandersetzung mit der Thematik nehmen.

Treten Sie Ihrem Symptom offen und unvoreingenommen gegenüber. Vielleicht haben Sie sogar Lust, es bewusst zu begrüßen, sobald es sich bemerkbar macht. Wenn Sie herausfinden, wie das Symptom Sie beeinflusst, können Sie das Problem an der Wurzel packen und den Weg der Verbesserung einleiten.

Nutzen Sie das folgende Arbeitsblatt, alles festzuhalten, was Sie über Ihr Symptom wissen. Schreiben Sie seinen Namen in die erste Zeile und gehen Sie auf die folgenden Fragen ein: Wann tritt das Symptom auf? Wie sieht es aus? Welche Gefühle und Gedanken löst es in Ihnen aus? Wo können Sie es spüren? Wie verhalten Sie sich, wenn es auftritt? Gibt es einen Weg, das Symptom wirkungsvoll zu bekämpfen?

Mein Symptom heißt ...

....

....

....

....

....

....

....

....

....

....

....

....

....

....

....

Die zwei Seiten

Stell dir einmal vor, dass du dich mit deinen Sorgen/Beschwerden/Symptomen unterhalten könntest. Was würden sie dir sagen und was würdest du ihnen gerne mitteilen? Vielleicht willst du deiner Angst mal so richtig die Meinung sagen, dass sie dich nicht immer so nerven soll, oder dich daran hindert, zu deinem Hobby gehen zu können? Vielleicht möchte dir dein schmerzender Rücken auch sagen, dass er sich überlastet fühlt und gerne etwas weniger Belastung tragen möchte? Schreib einmal auf, was beide Seiten wohl zu sagen hätten, wenn sie sich ungestört miteinander unterhalten könnten.

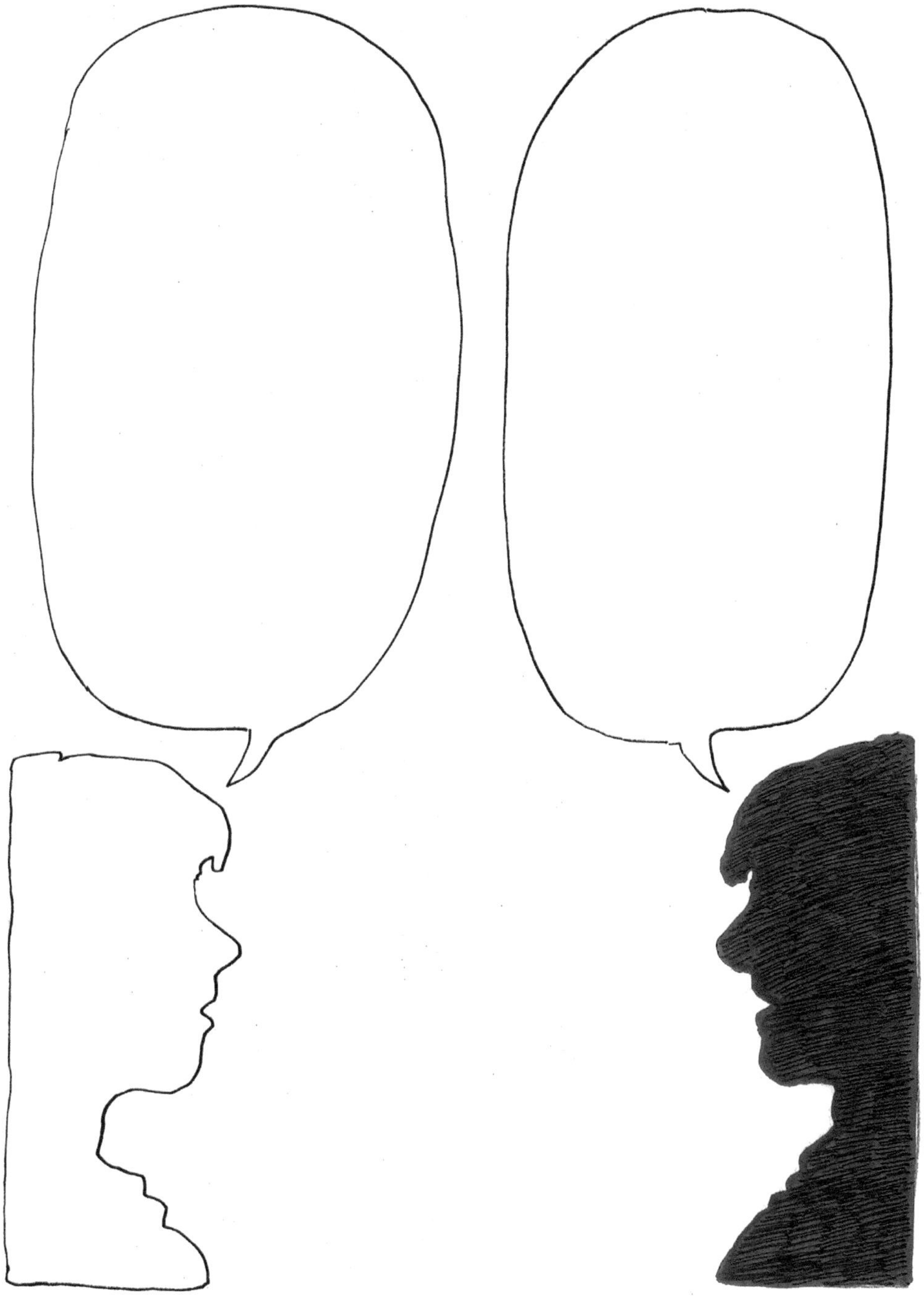

Das Ziel einer Trauma-Erzählgeschichte ist es, den Erlebnissen eine Erzählform und damit einen inhaltlichen Zusammenhang zu geben, damit Ihr Patient die Erlebnisse in seine persönliche Lebensgeschichte integrieren kann.

Eine Trauma-Erzählgeschichte gehört sicherlich zu den schwierigeren und herausfordernden Schreibaufgaben und bedarf immer einer guten Anleitung, Vorbereitung und Begleitung. Sie können eine Trauma-Erzählgeschichte auf unterschiedliche Weise angehen: Entweder schreiben Sie die Geschichte für Ihren Patienten oder Sie schreiben gemeinsam oder lassen Ihren Patienten die einzelnen Teile in der Therapiesitzung selbst schreiben. Bei ausreichender Stabilität kann es auch hilfreich sein, wenn Ihr Patient einzelne Teile zu Hause alleine schreibt. Hierbei ist insbesondere Teil 2, die Beschreibung des traumatischen Ereignisses, sehr sensibel. Besprechen Sie mit Ihrem Patienten, was das beste Vorgehen ist.

In der Abbildung haben wir Ihnen den schematischen Ablauf dargestellt, hier können Sie erkennen, dass Trauma-Erzählgeschichten aus drei Teilen bestehen.

Die drei Teile einer Trauma-Erzählgeschichte

(1) Einführung
(2) Traumatisches Ereignis
(3) Abschluss

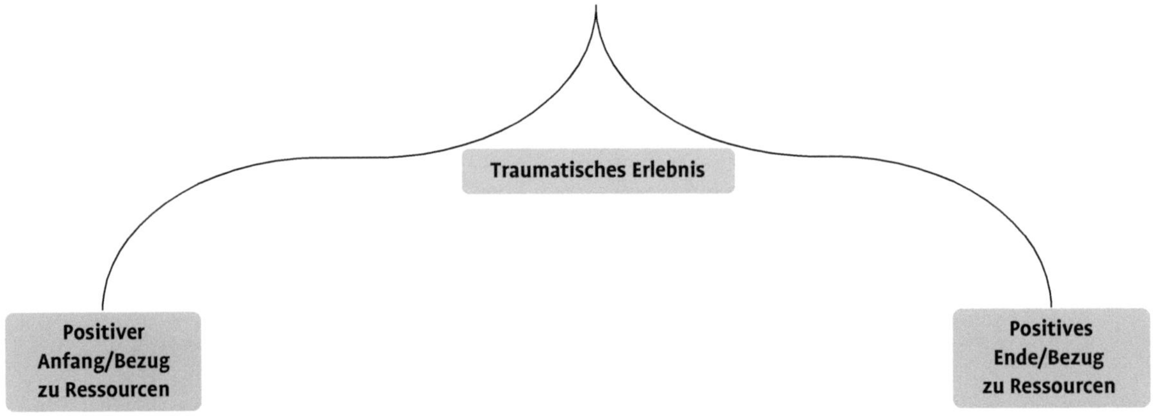

Ablaufschema einer Trauma-Erzählgeschichte

Damit Sie mit Ihrem Patienten eine eigene Trauma-Erzählgeschichte möglichst einfach und strukturiert erarbeiten können, haben wir Ihnen für die drei wichtigen Phasen die zu beachtenden Punkte zusammengestellt.

(1) Einführung und damit gute prätraumatische Zeit (»Es war einmal …«)

- Hierbei handelt es sich um Basisressourcen Ihres Patienten und damit die sichere Basis, von der aus Ihr Patient in die Auseinandersetzung mit seinem Trauma starten kann.
- Das Finden von geeigneten Ressourcen als gute Startbasis erfordert viel Fingerspitzengefühl und kann häufig einen längeren Zeitraum einnehmen.

- Beschreiben Sie konkrete Einzelheiten und sprechen Sie möglichst viele Sinnesqualitäten und die dazugehörigen Gefühle an, zum Beispiel: Lieblingsspeisen, schöne Aktivitäten, Schule, Beruf, Haustiere, Spezifika aus Landschaft/Gegenden, wichtige Bezugspersonen, Familie, Freunde, Musik, weitere alltägliche Begebenheiten, usw.
- Betonen Sie, wenn vorhanden, insbesondere gute Beziehungs- und Bindungserfahrungen.
- [Wenn Sie mit EMDR arbeiten können Sie diesen Teil der Geschichte mit langsamer Stimulierung zur Verankerung begleiten].

(2) Traumatisches Erlebnis

- Bei der Formulierung des traumatischen Erlebnisses ist es wichtig, dass Sie die korrekte zeitliche Abfolge und den Ablauf des echten Ereignisses schildern.
- Greifen Sie hierbei nur auf bekannte Fakten zurück, füllen Sie etwaige Lücken nicht durch eigene Vermutungen. Wählen Sie im Zweifel allgemeine Formulierungen, diese erlauben Ihrem Patienten, seine eigenen inneren Bilder ohne Störung ablaufen zu lassen.
- Hilfreich ist, wenn Sie auch wieder hier möglichst viele detaillierte Sinneseindrücke benutzen.
- Greifen Sie hierbei auch wörtliche Äußerungen Ihres Patienten zurück (zum Beispiel: »Am liebsten würde ich im Boden versinken«, »Ich war wie vom Blitz getroffen«.).
- Sprechen Sie ebenfalls die von Ihrem Patienten berichteten Emotionen an (zum Beispiel: Hilflosigkeit, Todesangst, Wut, Schuld, Scham, sich allein oder verlassen fühlen).
- Wenn Sie das Gefühl haben, dass es an bestimmten Stellen stimmig ist, können Sie die Geschichte auch kurz unterbrechen und Ihren Patienten direkt ansprechen und Ihm Fragen stellen. Dieses könnten zum Beispiel sein: »Können Sie sich vorstellen, dass die Frau in der Situation Angst hatte? / sich hilflos gefühlt hat? / oder geschockt war?«. Hiermit können Sie einerseits nochmal die zentralen Emotionen zentrieren und Ihrem Patienten gleichzeitig so noch mehr Zeit geben, die Geschichte zu verarbeiten.
- Binden Sie von Ihrem Patienten berichtete negative Kognitionen (nK), wie zum Beispiel: »Ich dachte, ich muss jetzt sterben«, »Ich bin schuld daran, dass…«, in die Geschichte mit ein.
- Aktuelle Traumafolgesymptome sollten ebenfalls benannt und in einen Zusammenhang mit der traumatischen Ursache gestellt werden, zum Beispiel: Die Frau kann seitdem nicht mehr alleine in einem dunklen Raum schlafen.
- Der wichtigste Teil der Geschichte ist die zukunftsorientierte Neugestaltung des Erlebten. Schließen Sie diesen Teil der Geschichte gut und lösungsorientiert mit einer positiven Kognition (pK) ab. Dies kann zum Beispiel sein: »Ich habe überlebt.«, »Ich bin jetzt sicher.«, »Es ist vorbei und es lohnt sich, weiterzuleben.«.
- [Wenn Sie mit EMDR arbeiten, erfolgt eine schnelle Prozessierung während dieses Teils der Geschichte. Um Ihrem Patienten mehr Zeit zur Verarbeitung zu geben, können Sie die Geschichte alle zwei bis drei Sätze oder an zentralen Punkten kurz unterbrechen, während Sie weiter prozessieren].

(3) Abschluss

- Hierbei geht es um die Entwicklung einer sicheren und zukunftsoffenen posttraumatischen Zeit. Auch wenn die äußeren Lebensumstände nicht immer sicher sind und die Bedingungen sich noch schwierig gestalten, können Sie in der Regel doch ein positives Zukunftsszenario im Sinne eines »Happy Ends« entwickeln.
- Hierbei ist es wichtig, dass Sie Ihrem Patienten vermitteln, dass das traumatische Ereignis vorbei ist und gut ausgegangen ist und/oder sich alle Beteiligten zumindest vorläufig in Sicherheit wähnen können.
- Greifen Sie hier erneut die anfangs verwandten positiven Elemente aus dem ersten Geschichtsteil wieder auf.
- Bennen Sie positive Selbstüberzeugungen (pK) und handlungsorientierte Lösungsmöglichkeiten/Entwicklungsziele, zum Beispiel: »Ich weiß jetzt, dass ich Nein sagen kann«, »Ich kann mich jetzt wieder konzentrieren und/oder einen neuen Partner kennenlernen und/oder wieder zur Arbeit/Schule gehen und/oder nachts alleine schlafen«, usw.

- Zum Abschluss können Sie Ihren Patienten fragen, ob Ihr Patient zum Beispiel spüren kann, dass es dem Frosch / dem Kind / der Frau… jetzt wieder besser geht?
- [Wenn Sie mit EMDR arbeiten, begleiten Sie diesen Teil der Geschichte wieder mit langsamer Stimulierung zur Verankerung].

Achtung!

Beachten Sie, dass Ihre Trauma-Erzählgeschichte:

- altersangemessen ist,
- nicht zu lang ist,
- der Vorstellungswelt Ihres Patienten entspricht und
- die kulturellen Besonderheiten Ihres Patienten berücksichtigt.

Beachten Sie bei kleinen Kindern, dass infolge der noch wenig entwickelten Vernetzung im Gehirn eine Vielzahl sensorischer und psychischer Aspekte des traumatischen Geschehens einzeln angesprochen werden sollten. Es kann sich daher anbieten, dass Sie das/die traumatische(n) Erlebnis(se) in mehrere Teilgeschichten aufteilen und diese dann in Etappen prozessieren.

Beachten Sie, dass Sie einen ihrem Patienten, egal ob Kind, Jugendlicher oder Erwachsener, ähnlichen Protagonisten wählen (ein Junge, ein Mädchen, ein Kind, ein Mann, eine Frau).

Nicht nur bei kleinen Kindern eignen sich Tier- und/oder Heldenfiguren auch sehr gut als Protagonisten für eine Trauma-Erzählgeschichte.

Meine Trauma-Erzählgeschichte

K J E

1. Einführung und damit gute prätraumatische Zeit (»Es war einmal…«)
2. Traumatisches Erlebnis
3. Abschluss

Schreiben über Krankheiten, Schmerzen und Essstörungen

T

Nicht allen Patienten fällt es leicht, über ihre Erkrankung zu sprechen. Manchmal kann es helfen, darüber zu schreiben. In der Praxis hat es sich als hilfreich erwiesen, über bestimmte Herausforderungen in einen Körperumriss zu schreiben. Ein einfacher Körperumriss hilft oft schon dabei, die richtigen Worte an den passenden Stellen im Körper niederzuschreiben.

Und so funktioniert die Übung:

- Nehmen Sie den passenden Körperumriss der Arbeitsblätter AB 121–126 als Vorlage.
- Alternativ können Sie auch einen großen eigenen Körperumriss Ihres Patienten auf einen großen Papierbogen oder eine Tapetenrolle aufmalen.
- Nun kann Ihr Patient in die entsprechenden Körperteile seine Beschwerden und/oder Schmerzen eintragen und mit roter Farbe den Bereich markieren. Hier können z.B. neben Knieschmerzen auch belastende Gedanken im Kopf vorkommen oder Traurigkeit oder andere Gefühle im Herzen.
- Genauso kann er Stellen in seinem Körper, die positiv besetzt sind, mit grüner Farbe markieren und beschriften.
- Ebenfalls kann Ihr Patient Körperteile rot bzw. grün oder gelb markieren, die ihm optisch gefallen oder eben nicht.
- Wenn Sie mögen, kann Ihr Patient die Ampelfarben hierzu nutzen (rot für negativ, grün für positiv und orange für dazwischen) oder eine andere Markierung wählen.
- Neben dem Markieren und Aufschreiben können Sie Ihren Patienten auch Bilder selbst hineinmalen und/oder Bilder und Texte aus Zeitschriften ausschneiden und hineinkleben lassen.
- Mit einer solchen Zeichnung haben Sie nun die ideale Grundlage für Ihre weitere therapeutische Arbeit geschaffen. Besprechen Sie die entstandenen Zwischenschritte, reflektieren Sie, wie es Ihrem Patienten damit geht und dokumentieren diese für Ihre Akten, z.B. durch ein Foto oder bei den A4-Vorlagen durch eine Fotokopie.
- Wenn Sie mögen, können Sie auch weiter fortfahren und Ihren Patienten die »roten Stellen« mit Wünschen überschreiben oder positiven Bildern überkleben lassen.

Auch als Gruppenübung im Großformat geeignet

Diese Übung kann genauso gut mit nur kleinen Änderungen als Gruppenübung durchgeführt werden.

Sie können hierzu ebenfalls die kleinen Umrisse auf den folgenden Arbeitsblättern verwenden oder Sie lassen die einzelnen Gruppenmitglieder ihre Körperumrisse gegenseitig auf Papier bzw. Tapete aufzeichnen, indem sich einer der beiden hinlegt und der andere mit einem Stift den Körperumriss auf das Papier aufträgt und danach beide wechseln.

- Fordern Sie dann jeden der Gruppenteilnehmer auf, seinen Namen über seinen Körperumriss zu schreiben. Nun haben Sie verschiedene Möglichkeiten:
- Sie können wie oben im Einzelsetting verfahren.
- Oder Sie ermutigen alle Gruppenteilnehmer, positive Dinge über die anderen Gruppenteilnehmer oder deren Körper in die Silhouetten aller anderen Gruppenmitglieder zu schreiben.
- Analog dem Einzelsetting kann dies auch wahlweise geschrieben und/oder gemalt und/oder mit Bildern aus Zeitschriften und Zeitungen hineingeklebt werden.
- Besprechen Sie dann den entstandenen Zwischenschritt und dokumentieren diesen für Ihre Akten.
- Fahren Sie danach wie im Einzelsetting fort.

> **!** Achten Sie darauf, dass bei jedem Gruppenmitglied auch wirklich etwas Positives in dessen Körperumriss steht.

Mein Körper, meine Symptome (Frau)

Markieren Sie in dem Körperumriss alle Stellen oder Bereiche, in denen Sie Beschwerden oder Schmerzen haben, mit einem roten Kreis. Beschriften Sie diese dann mit Ihren Beschwerden. In einem zweiten Schritt können Sie nun die roten Kreise mit einem grünen Stift und guten Wünschen für diese Bereiche überschreiben.

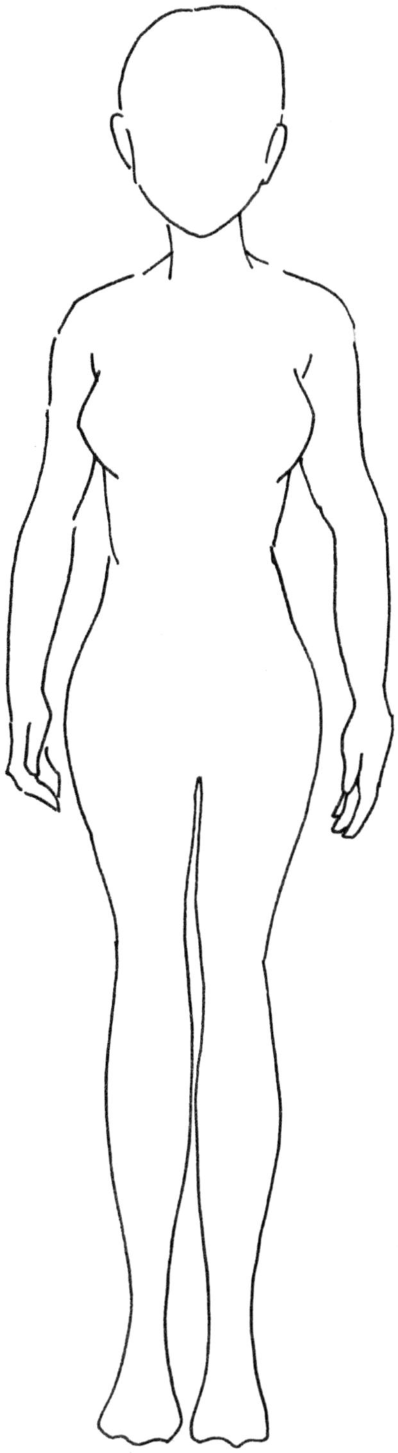

Markieren Sie in dem Körperumriss alle Stellen oder Bereiche, in denen Sie Beschwerden oder Schmerzen haben, mit einem roten Kreis. Beschriften Sie diese dann mit Ihren Beschwerden. In einem zweiten Schritt können Sie nun die roten Kreise mit einem grünen Stift und guten Wünschen für diese Bereiche überschreiben.

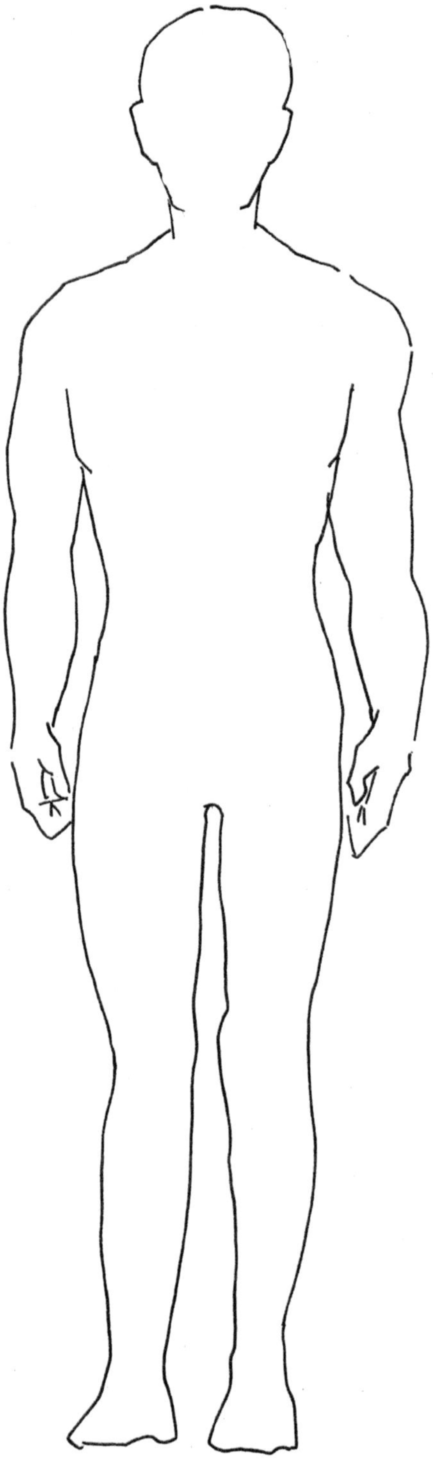

Mein Körper, meine Symptome (Jugendliche)

Markiere in dem Körperumriss alle Stellen oder Bereiche, in denen du Beschwerden oder Schmerzen hast, mit einem roten Kreis. Beschrifte diese dann mit deinen Beschwerden. In einem zweiten Schritt kannst du nun die roten Kreise mit einem grünen Stift und guten Wünschen für diese Bereiche überschreiben.

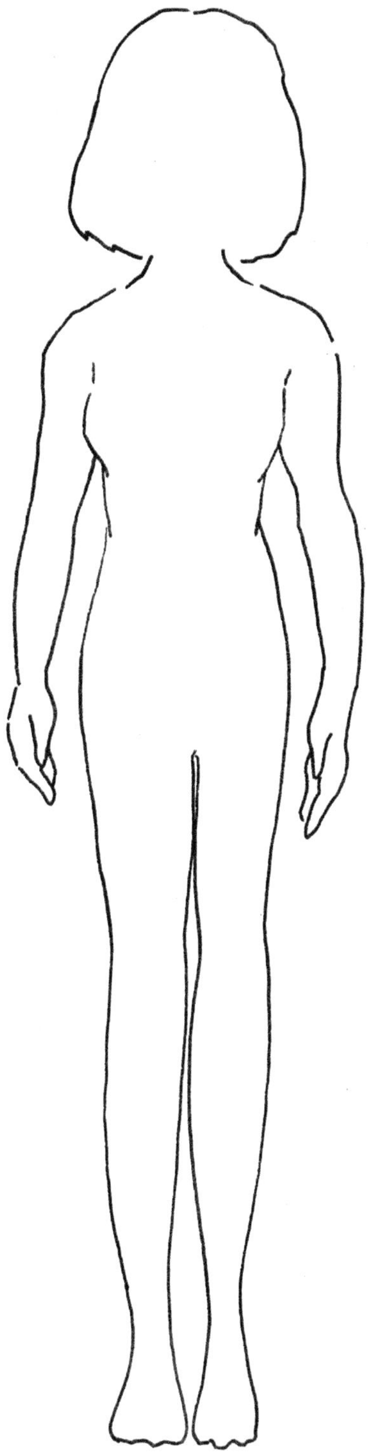

Markiere in dem Körperumriss alle Stellen oder Bereiche, in denen du Beschwerden oder Schmerzen hast, mit einem roten Kreis. Beschrifte diese dann mit deinen Beschwerden. In einem zweiten Schritt kannst du nun die roten Kreise mit einem grünen Stift und guten Wünschen für diese Bereiche überschreiben.

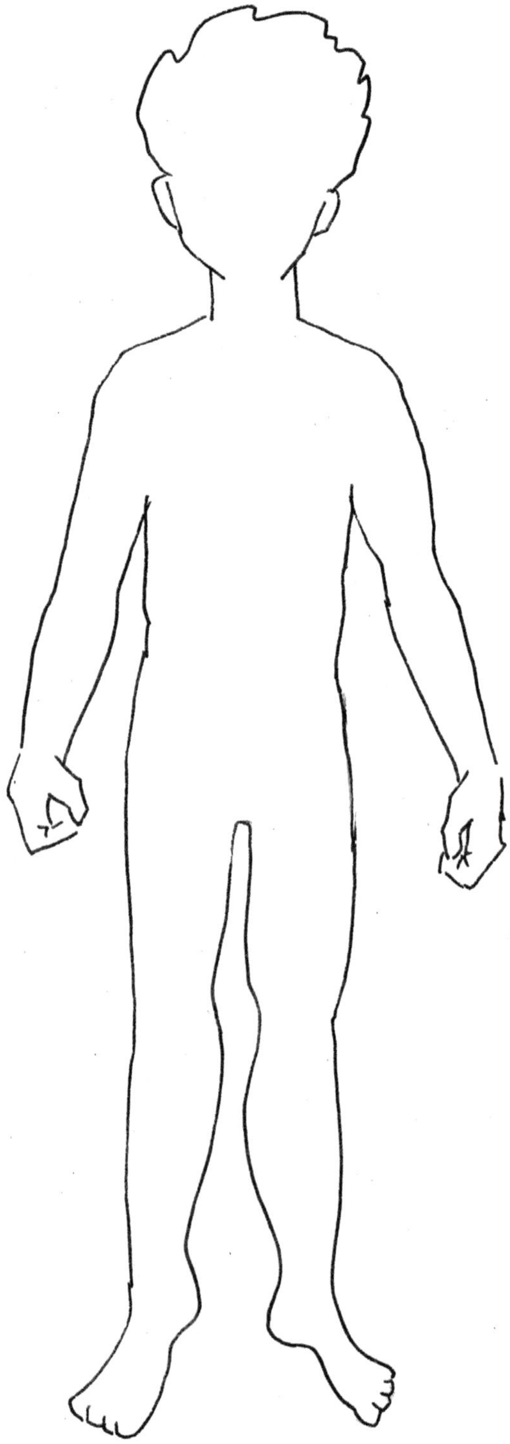

Mein Körper, meine Symptome (Mädchen)

K

Male in der Figur einen roten Kreis um alle Stellen, die dir wehtun und benenne diese. Male und schreibe jetzt mit grün lauter schöne Dinge darüber, die du dir wünschst und die dir dagegen helfen können oder dir guttun.

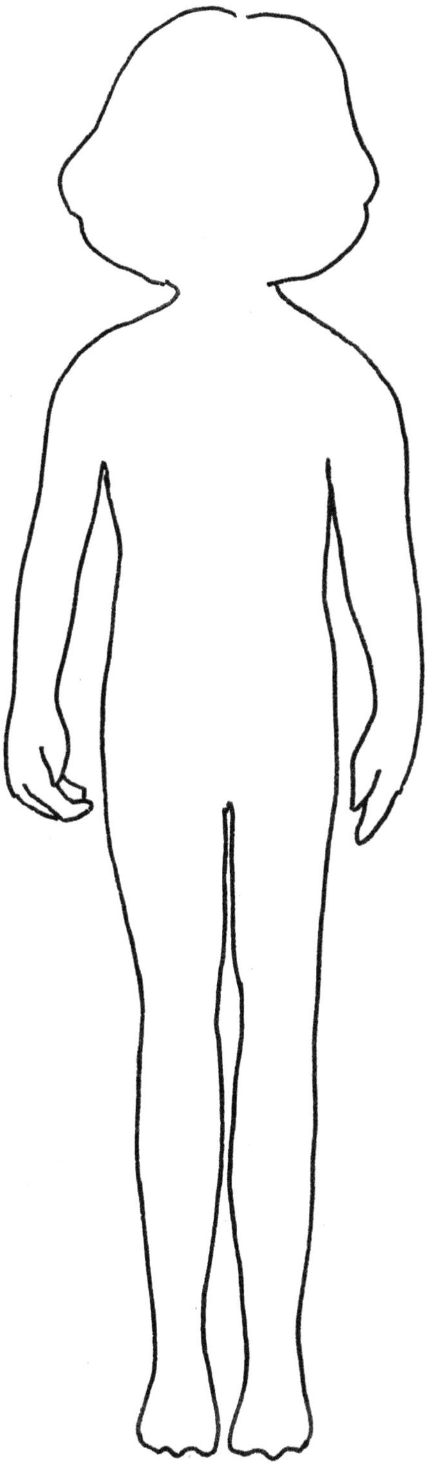

AB 126 | Mein Körper, meine Symptome (Junge) | K

Male in der Figur einen roten Kreis um alle Stellen, die dir wehtun und benenne diese. Male und schreibe jetzt mit grün lauter schöne Dinge darüber, die du dir wünschst und die dir dagegen helfen können oder dir guttun.

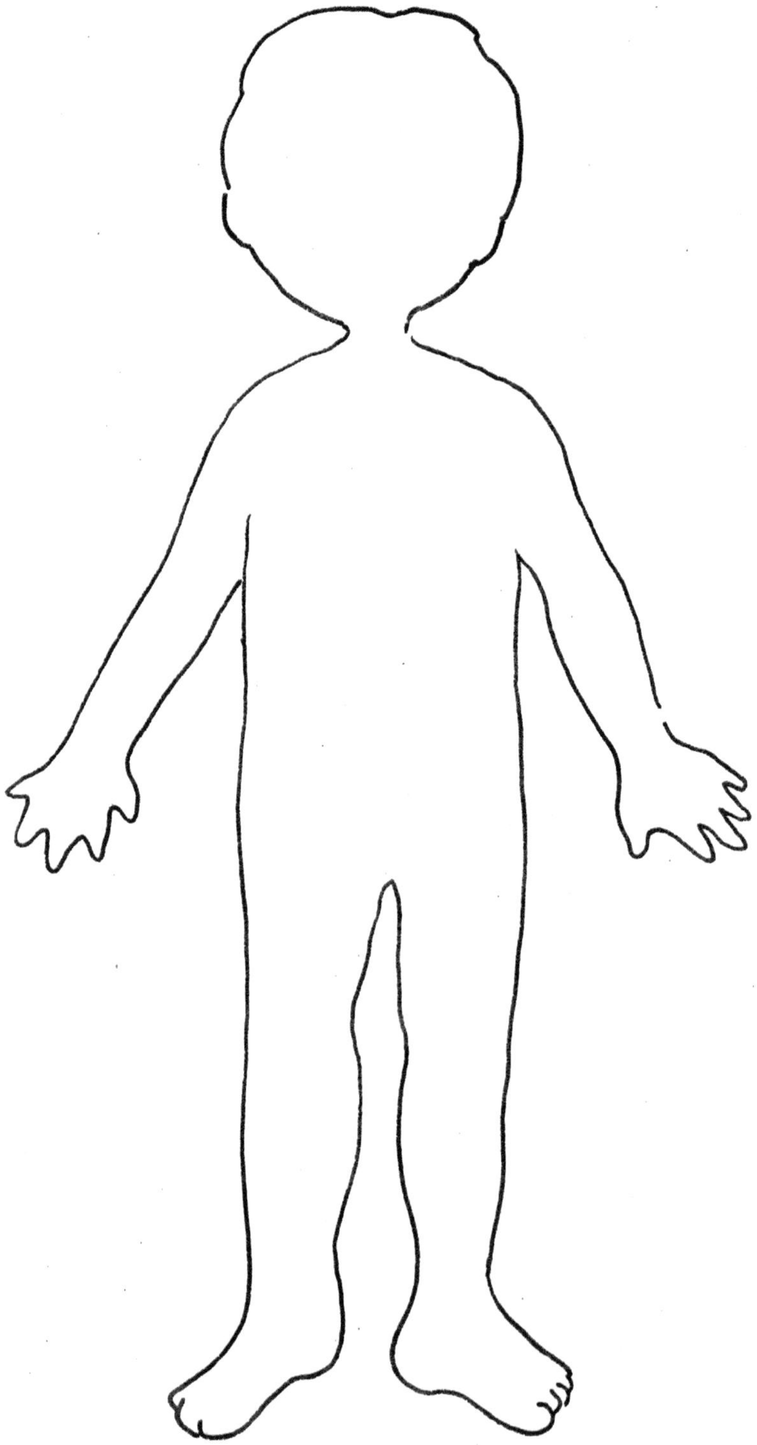

INFO 52 Anleitung zur Übung »Der Denkschleifen-Killer«

T

Sie kennen das Problem der Gedankenschleifen und dem ewigen Grübeln über dieselben Fragen bei Ihren Patientinnen sicherlich zur Genüge. Oft ist vielen gar nicht bewusst, welche Gedankenschleifen, Gedankenwiederholungen, Bilder und Bildwiederholungen sie haben. Hier ist die Übung: »Der Denkschleifen-Killer« eine gute Intervention.

Diese Übung funktioniert wie folgt:

- Geben Sie Ihrer Patientin ein Blatt Papier und einen Stift. Fordern Sie sie dann auf, wirklich alle spontanen Gedanken aufzuschreiben, egal wie unwichtig, langweilig oder unwichtig diese erscheinen. Sagen Sie ihr, dass diese Übung mindestens 10 bis 15 Minuten laufen muss, bis sie in der Regel ihre volle Wirkung entfalten kann.
- Geben Sie Ihrer Patientin etwas Raum, in dem sie sich vielleicht in einen Nebenraum setzen kann oder Sie sich an Ihren Schreibtisch zurückziehen.
- Nach 10 bis 15 Minuten unterbrechen Sie die Gedankennotizen und fordern die Patientin auf, zu stoppen und nun alle Gedanken zu unterstreichen, die sich mehrfach wiederholen.
- Wenn es verschiedene wiederkehrende Gedanken oder Bilder gibt, dann ist es sinnvoll, für jeden neuen wiederkehrenden Gedanken eine eigene Farbe zum Unterstreichen zu verwenden.
- Besprechen Sie mit Ihrer Patientin das Ergebnis.
- Lassen Sie Ihre Patientin nun die Übung noch einmal wiederholen.
- Schauen Sie sich mit Ihrer Patientin zusammen nach dem zweiten Durchgang die Unterschiede zum ersten Durchgang an. Gibt es Unterschiede? Welche Gedanken sind zum Beispiel nicht mehr aufgetaucht?
- Sprechen Sie mit Ihrer Patientin über die Veränderung.
- Wenn Ihre Patientin einen Unterschied bemerkt, ist dies eine wichtige Erkenntnis zur Einsicht, dass sie ihre eigene Gedankenwelt selbst verändern kann.

Praxistipp

Geben Sie Ihrer Patientin in Zweifelsfall etwas mehr Zeit. Manchmal kommen die Gedankenschleifen und das Grübeln erst, wenn der »Stress der Übung« nachlässt und vielleicht »Langeweile« einkehrt.

Schreiben Sie in den folgenden 15 Minuten wirklich jeden Gedanken, jedes Bild und jede Idee auf, die Ihnen durch den Kopf gehen. Aber wirklich jeden Gedanken! Auch wenn er doppelt sein sollte, Ihnen möglicherweise peinlich oder auch eigentlich völlig langweilig oder unsinnig erscheint!

Der Denkschleifen-Killer

K J

Schreibe in den nächsten 15 Minuten wirklich jeden Gedanken, jedes Bild und jede Idee auf, die dir durch den Kopf gehen. Schreib wirklich jeden Gedanken auf! Auch wenn er doppelt oder dreifach sein sollte. Möglicherweise ist er dir auch peinlich oder du findest ihn langweilig oder unsinnig. Egal, schreib ihn auf!

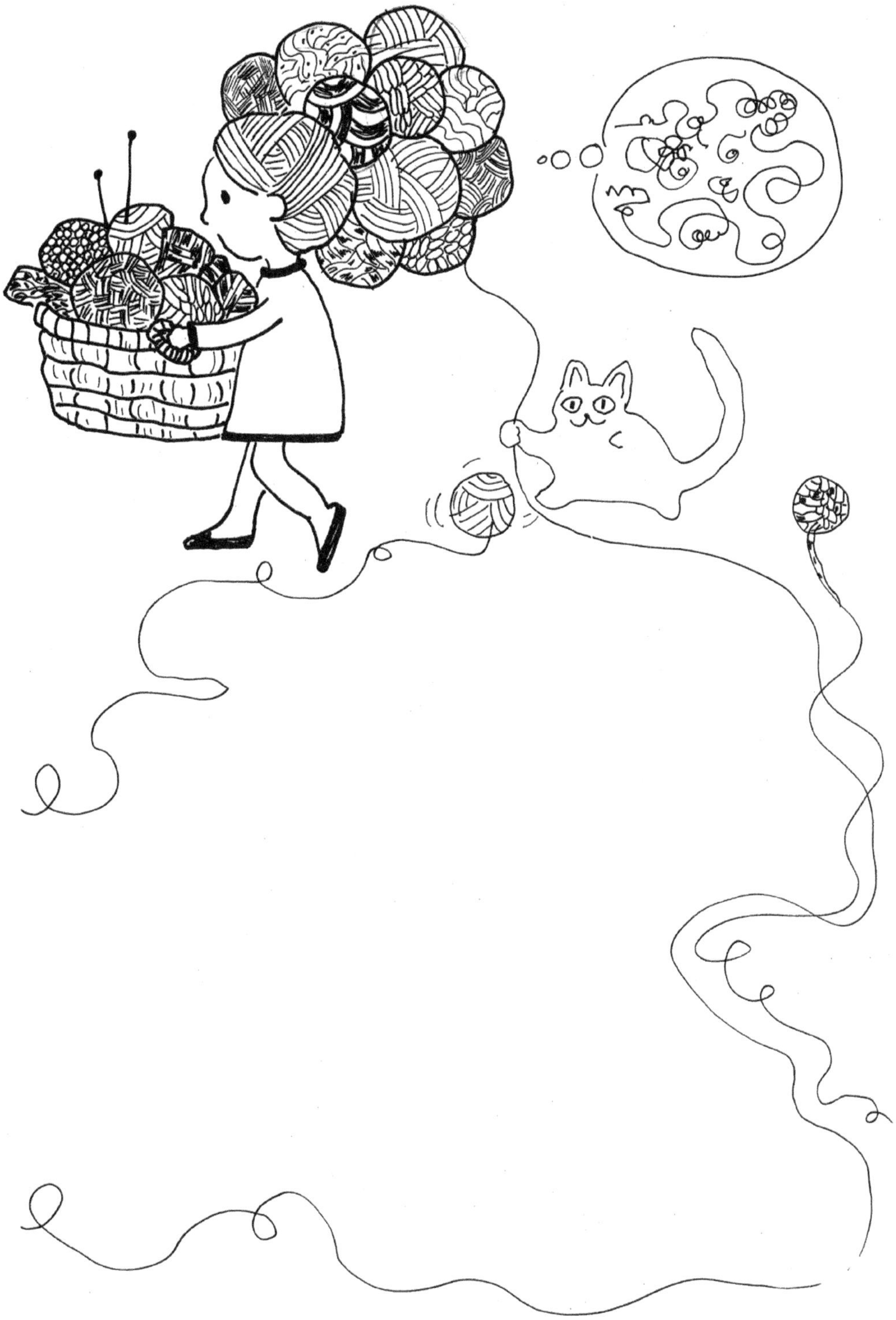

15 Schreiben in und mit Gruppen und Paaren

Als Therapeut kennen Sie die Vorteile einer Gruppentherapie. Aber kann auch das therapeutische Schreiben in der Gruppe funktionieren?

Im Einzelsetting geben Sie als Therapeut allein Ihrem Patienten eine Rückmeldung zu dem, was er geschrieben hat bzw. erarbeiten Sie mögliche Schreibthemen oder sich aus dem Geschriebenen ergebende weitere Themen in der Dyade. Im Rahmen einer Gruppe, egal ob es sich um eine Therapie- oder andere Gruppe handelt, egal ob dies eine Paar- oder Familienkonstellation ist, haben Sie direkt eine viel größere Bandbreite an Feedback und möglichen Ideen. Ihre Patienten bekommen neben Ihrem professionellen Feedback auch Rückmeldungen und Anregungen zu Ihrem Text von anderen. Eine Gruppe ist zudem ein geschützter Ort, in dem in der Regel viel Nähe und Vertrauen herrschen und die einzelnen Gruppenmitglieder sich unter Ihrer professionellen Anleitung sicher austauschen können.

Paare/Paartherapie

In der Paartherapie gibt es viele ganz unterschiedliche Techniken und Übungen, die das Schreiben einsetzen, lang erprobt sind und sehr gut mit Paaren funktionieren. Häufig fehlen Partnern die Worte – da ist es viel leichter, wenn sie Dinge zunächst in Ruhe aufschreiben können und erst dann darüber reden. So muss beispielsweise keiner der beiden Partner befürchten, unterbrochen zu werden oder bereits durch die Mimik oder Gestik des anderen »kommentiert« zu werden. Wir haben eine Reihe solcher Techniken speziell für Paare zusammengestellt.

Familien/Systeme

Eltern/Bezugspersonen denken viel intensiver über schriftliche Äußerungen Ihres Kindes oder Partners nach, als wenn diese mündlich geäußert werden. Der Einsatz von Schreibübungen kann Familien/Systeme Gemeinsamkeiten entdecken lassen und die Freude am besseren (schriftlichen) Austausch untereinander fördern. So gibt es Familien, die nach dem Kennenlernen solcher begleitender Schreibinterventionen wieder die klassische Urlaubspostkarte oder Weihnachtspost nutzen und zu Anlässen wie Geburtstagen lieber eine Karte statt eine WhatsApp-Nachricht versenden und sich auch im Alltag immer mal wieder schriftlich Feedback geben (Lob, Kritik, Rückmeldung ...). Vielleicht ist es auch für ein Familiensystem eine schöne Anregung, einen Schreibspiel- statt einem Spiele- oder TV-Abend einzuführen, z.B. immer am ersten Sonntag im Monat. In diesem Kapitel finden Sie einige bereichernde Schreibübungen für Familien.

Gruppen

Der schriftliche Austausch in der Gruppe (ganz gleich welchen Alters und welcher Größe) eröffnet neben gegenseitigem Feedback den Austausch über Beschwerdebilder oder ähnliche Erlebnisse, über die sich manchmal viel leichter schreiben als erzählen lässt.

Tipp

Bei der Arbeit mit mehreren Personen ist es wichtig, dass alle Beteiligten Freude an den Ergebnissen und im Idealfall an den Übungen haben. Das steht und fällt mit den Schreibaufgaben, aber auch mit Ihrer eigenen Freude an den entsprechenden Übungen und deren Vermittlung. Passend dazu finden Sie auf den folgenden Seiten einige ausgewählte Übungen für die Arbeit mit mehreren Personen.

Schauen Sie sich die Übungen vor ihrem ersten Einsatz an, probieren ggf. die ein oder andere aus oder besprechen die Erfahrungen mit den Übungen mit Ihren Kollegen. Sie können sich auch gut geeignete Übungen in der folgenden Übersicht farblich markieren, dann finden Sie leichter Ihre favorisierten Übungen.

Arbeitsmaterial
In diesem Kapitel finden Sie die folgenden Schreibvorlagen:
INFO 53 Anleitung zur Übung: Mein Zimmer, dein Zimmer. Bei dieser Übung geht es darum, Spezialgebiete und Tabuzonen der eigenen Person und des Partners oder der Familienmitglieder zu notieren. Auf diese Weise wird klar, welche Grenzüberschreitungen in der Vergangenheit möglicherweise zu Problemen geführt haben.
AB 129 Mein Zimmer, dein Zimmer. Auf diesem Arbeitsblatt finden Sie die Fragen, die von den beteiligten Personen ausgefüllt werden sollen, bevor ein Gespräch über die Antworten beginnen kann.
INFO 54 Anleitung zur Übung: Seelenheilungsbrief. Wenn Verletzungen oder Zurückweisungen in einer Beziehung nicht thematisiert werden, stehen sie häufig wie eine unsichtbare Mauer im Raum. Ich solchen Fällen kann es hilfreich sein, wenn die beteiligten Personen sich gegenseitig einen Brief schreiben, in dem sie den Partner oder das Familienmitglied direkt ansprechen. Hier können sie mitteilen, wie der Prozess des Verzeihens ablaufen könnte.
AB 130 Seelenheilungsbrief. Hier finden Sie eine Vorlage zum Schreiben des Seelenheilungsbriefes, die mit einer kurzen Anleitung beginnt.
INFO 55 Anleitung zur Übung: In nur 365 Tagen ... Im Rahmen dieser Übung werden Paare dazu eingeladen, festzuhalten, wie sie sich ihre Partnerschaft in einem Jahr vorstellen. Der Text bietet Platz für Hoffnungen, Wünsche und die Überlegung, welche Dinge sich wann und unter welchen Umständen ändern könnten.
AB 131 In nur 365 Tagen ... Neben einer kurzen Einführung finden erwachsene Patienten hier Platz, um die Wünsche an ihre Partnerschaft zu formulieren.
INFO 56 Anleitung zur Übung: Mein Lieblingskuchen. Diese Übung hilft den Personen in einer Beziehung dabei, Streitigkeiten oder Kommunikationshindernisse zu überwinden und fokussiert einen wertschätzenden Umgang miteinander. Die beteiligten Personen vergleichen die positiven Eigenschaften ihres Gegenübers mit ihrem Lieblingskuchen und beschreiben, wie z.B. der erste Eindruck beim Kennenlernen war und welche Überraschungen zum Vorschein kamen, als sie die Füllung erreicht haben.
AB 132 Mein Lieblingskuchen. Auf diesem Arbeitsblatt können die Gedanken zur Lieblingskuchen-Übung notiert werden.
INFO 57 Anleitung zur Übung: Feedback. Wenn Gruppen, Familien oder Paare sich gegenseitig Feedback geben sollen, beginnen Sie häufig mit den negativen Aspekten, die sie stören. Dieses Vorgehen schafft keine gute Ausgangslage für Gespräche über mögliche Veränderungen und sollte daher abgewandelt werden: Am besten beginnen die Beteiligten damit, Dinge zu nennen, die gut laufen. Anschließend können negative Aspekte und konkrete Wünsche geäußert werden.
AB 133 Feedback. Diese Vorlage gibt Ihren Patienten eine Tabelle an die Hand, die sie zum Notieren von Feedback nutzen können.
INFO 58 Anleitung zur Übung: Wanted. Bei dieser Übung geht es darum, sich gegenseitig Lob auszusprechen. Auf einem Plakat wird aufgeschrieben, warum eine bestimmte Person (z.B. ein Gruppenmitglied, Familienangehöriger oder Partner) wichtig ist. Das Lob wird anschließend in der Gruppe oder Familie präsentiert, damit es bei dem Beschriebenen einen bleibenden Eindruck hinterlassen kann.
AB 134 Wanted. Diese Vorlage enthält die Abbildung eines »Vermisst«-Plakates, auf dem Lob eingetragen werden kann.
AB 135 Lob von Unbekannten. Bei dieser Form des Lobaussprechens bleibt der Autor unbekannt: Jeder Gruppenteilnehmer bekommt einen Zettel auf den Rücken geklebt, den die anderen Mitglieder mit Lob füllen.
AB 136 Übung: Lob in Lebensgröße. Diese Übung lädt Gruppen, Familien oder Partner dazu ein, Lob in die eigenen Körperumrisse hineinzuschreiben. Diese können in Lebensgröße aufgemalt werden. Alternativ lassen sich die Körperumrisse auf den ABs 121 bis 126 nutzen.
AB 137 Übung: Reihum- und Faltgeschichten. Bei dieser Methode entsteht aus den einzelnen Sätzen verschiedener Gruppenteilnehmer ein gemeinsamer Text. Dabei fängt jeder Teilnehmer auf einem Blatt Papier einen Text an, der anschließend im Uhrzeigersinn weitergegeben wird. Wenn Sie den Unterhaltungswert steigern möchten, können Sie Faltgeschichten ausprobieren: Dabei werden die bisherigen Sätze einer Geschichte nach hinten geknickt, sodass jeder Teilnehmer immer nur den letzten Satz lesen kann, mit dem er dann die Handlung weiterführt.
AB 138 Übung: Einstieg in Geschichten leicht gemacht. Auf diesem Arbeitsblatt finden Sie vier Geschichtenanfänge, die Sie den Mitgliedern einer Gruppe mit nach Hause geben können. Jeder Teilnehmer darf sich einen

Einstieg aussuchen und einen Text dazu schreiben. Beim nächsten Treffen tauschen sich die Teilnehmer, die den gleichen Anfang gewählt haben, über die Entwicklung ihrer Geschichten aus.

AB 139 Übung: Happy End. Diese Aufgabe folgt dem gleichen Prinzip wie die vorherige Übung, beschäftigt sich aber mit den Enden von Geschichten.

AB 140 Übung: Geschichtenanfang, Geschichtenende. Diese Vorlage beinhaltet unterschiedliche Anfänge und Enden von Geschichten, zu denen sich die Gruppenmitglieder einen Mittelteil überlegen sollen.

INFO 53 Anleitung zur Übung: Mein Zimmer – dein Zimmer

T

Diese schriftliche Paarübung macht den meisten Paaren Spaß, da sie sich oft selbst beobachten und dabei »auf die Schliche kommen« können. Sie können während des Schreibens Bereiche, Territorien, Reviere, Spezialgebiete, Chefbereiche, aber auch Tabuzonen und »No-Go-Areas« in ihrer Beziehung beschreiben. Gleichzeitig können sie feststellen, welche Bereiche und Grenzen sie vielleicht schon übertreten haben.

Mit Hilfe des Arbeitsblatts 129 können Sie Paare in der Therapie über mögliche Probleme und Konflikte sprechen lassen, ohne dass diese explizit als solche benannt werden. Sie können die Schreibvorlage auch zum Ausfüllen als Hausaufgabe mit nach Hause geben.

Praxistipp

Diese Übung können Sie auch gut abwandeln in eine Übung für Familien/Systeme.

Sie können Kinder/Jugendliche z.B. ein/e »Haus/Wohnung« zu den einzelnen Zimmern zeichnen und dann beschriften lassen …

! **Achtung**

Bei hochstrittigen Paaren sollten Sie die Übung erst im Verlauf einsetzen – insbesondere bei Paaren, deren zentraler Konflikt mit dem Respektieren von Grenzen und territorialen Übergriffen zu tun hat.

Nehmen Sie sich etwas Zeit und schreiben Sie Ihre Gedanken zu den folgenden Fragen einmal in Ruhe auf.

Das ist mein Bereich, Terrain oder auch Territorium:

....

....

....

In diesem Bereich bin ich der Chef, die zuständige Person oder auch der Kompetentere von uns beiden:

....

....

....

So markiere ich meinen Bereich sichtbar für alle:

....

....

....

Das tue ich, wenn jemand in meinen Chefbereich eindringt:

....

....

....

Das ist der Chefbereich meines Partners:

....

....

....

Und so »markiert« mein/e Partner/in seinen/ihren Bereich:

....

....

....

So kann ich meine/n Partner/in am besten oder am meisten ärgern:

....

....

....

Das würde ich gerne mit meinem/meiner Partner/in gemeinsam erleben:

....

....

....

Anleitung zur Übung: Seelenheilungsbrief

T

In einer Partnerschaft entstehen häufig Verletzungen. Manche sind bewusst, manche unbewusst und manche ohne irgendwelche Hintergedanken passiert.

Häufig bleiben solche Verletzungen, Kränkungen oder Zurücksetzungen unbesprochen und stehen als unsichtbarer Block mitten im Raum. Dies kann zur Folge haben, dass die Verletzung nicht verziehen werden kann und so folglich auch nicht heilen kann.

In solchen Fällen kann eine Übung helfen, die sich der »Seelenheilungsbrief« nennt. Im Idealfall empfehlen Sie die Übung beiden Partnern. Funktioniert genau diese Übung bei einem Paar sehr gut, dann kann daraus auch ein Ritual werden, das das Paar dann in einem vorher festgelegten Rhythmus wiederholen kann.

Die Übung läuft wie folgt ab:

- Geben Sie beiden Partnern je einen Bogen Papier.
- Geben Sie die folgenden Anweisungen:
  »Stellen Sie sich einmal die Frage, was Sie Ihrem Partner gerne verzeihen möchten, es aber bisher nicht getan haben, da Sie sich immer noch etwas darüber ärgern.«
  »Schreiben Sie auf, wie Sie sich dabei gefühlt haben.«
  »Könnte die Verletzung einen Sinn ergeben?«
  »Was könnte Ihnen helfen, Ihrem Partner zu verzeihen?«
  »Schreiben Sie Ihre Aufzeichnungen als Brief, der mit den Worten: Liebe/r #NAME# ... beginnt.«
- Geben Sie beiden Partnern für die schriftliche Beantwortung in Briefform ca. 15 Minuten Zeit.
- Fragen Sie im Anschluss an die schriftliche Ausarbeitung beide Partner, ob sie ihre Briefe
  - direkt austauschen möchten,
  - zu einem späteren Zeitpunkt austauschen möchten,
  - verbrennen möchten,
  - vergraben möchten,
  - in den Aktenvernichter stecken möchten,
  - oder etwas anderes mit ihren Briefen tun möchten.

Praxistipp

Sie können diese Übung auch als Hausaufgabe beiden Partnern mit nach Hause geben. Dann bitten Sie diese jedoch, die geschriebenen Briefe zur nächsten Stunde in einem verschlossenen Umschlag mitzubringen. Dann können Sie sich zunächst mit beiden Partnern über den Schreibprozess austauschen, deren Gefühle beim Schreiben, ob es leicht oder schwer war, einen Anfang zu finden usw. Anschließend können Sie dann mit den Ergebnissen weiterarbeiten.

AB 130 Seelenheilungsbrief

E

Schreiben Sie einen Brief an Ihren Partner, der mit einer freundlichen Anrede beginnt und dann die folgenden Fragen beantwortet:

(1) Stellen Sie sich einmal die Frage, was Sie Ihrem Partner gerne verzeihen möchten, es aber bisher nicht getan haben, da Sie sich immer noch etwas darüber ärgern.
(2) Schreiben Sie, wie Sie sich dabei gefühlt haben.
(3) Könnte die Verletzung einen Sinn ergeben?
(4) Was könnte Ihnen helfen, Ihrem Partner zu verzeihen?

Liebe/r ....

....

....

....

....

....

....

....

....

....

....

....

....

....

....

....

....

Meine Partnerschaft in einem Jahr
Diese Übung dient den Paaren und Partnern dazu, sich einmal über ihr zukünftiges Leben in der Partnerschaft Gedanken zu machen. Die Übung basiert auf der Frage: »Wie wünschen Sie sich Ihr Leben in Ihrer Partnerschaft in der Zukunft?«

Als Therapeut kennen Sie das sicher: »Alles soll sich sofort ändern …« Aus Erfahrung wissen Sie, dass viele Prozesse jedoch Zeit benötigen.

Mit dieser Übung geben Sie den Paaren eine Methode an die Hand, mit der sie sich einmal etwas genauere und auch zeitlich spezifischere Gedanken machen können, was, in welcher Reihenfolge und auch wie schnell sie etwas in der Partnerschaft verändert haben möchten.

Die Übung läuft wie folgt:

- Geben Sie beiden Partnern je einen Bogen Papier.
- Geben Sie die folgenden Anweisungen: »Schreiben Sie das Datum des heutigen Tages in einem Jahr oben auf die Seite des Blattes.«
- »Schreiben Sie nun auf, welche Veränderungen Sie sich konkret bis zu diesem Datum wünschen.«
- »Schreiben Sie chronologisch auf, welche Meilensteine Sie bis zu welchem Datum verändern möchten.«
- »Vergessen Sie nicht aufzuschreiben, welchen Anteil Sie an der jeweiligen Veränderung haben werden.«
- »Wenn Sie Ihre Aufzeichnungen abgeschlossen haben, tragen Sie Ihr Zieldatum in Ihren Kalender, damit eine Besprechung der erreichten Ziele erfolgen kann.

Praxistipp

Diese Übung läuft in der Grundversion über einen sehr langen Zeitraum. Sie können das Datum aber auch verkürzen und kürzere Zeiträume vorgeben. Quartalsweise kann diese Technik ebenfalls gut angewendet werden. Bennen Sie die Übung dann auch so, damit der Zeitraum in die Überlegungen Ihrer Partner sofort mit einfließen kann.

AB 131 In nur 365 Tagen … E

Schreiben Sie als erstes das Datum des heutigen Tages in einem Jahr oben auf die Seite des Blattes. Schreiben Sie nun auf, welche Veränderungen Sie sich konkret bis zu diesem Datum wünschen. Führen Sie chronologisch auf, welche Meilensteine Sie bis zu welchem Datum erreichen möchten. Vergessen Sie dabei nicht aufzuschreiben, welchen Anteil Sie selbst an der jeweiligen Veränderung haben werden. Wenn Sie Ihre Aufzeichnungen abgeschlossen haben, tragen Sie Ihr Zieldatum in Ihren Kalender und verschließen den Brief in einem Umschlag. Legen Sie diesen so weg, dass Sie ihn auch am Zieldatum wiederfinden.

Das heutige Datum lautet:

....

....

....

....

....

....

....

....

....

....

....

....

....

....

....

Mein Datum für die Wiedervorlage und Ergebniskontrolle ist der: ....

INFO 56 Anleitung zur Übung: Mein Lieblingskuchen

T

In schwierigen Situationen ist es für Paare oft nicht einfach, liebevolle Worte, Beschreibungen oder Zuschreibungen füreinander zu finden. Als Therapeut wissen Sie, wie schnell andere, nicht so schöne Vergleiche herangezogen werden.

Damit es Ihren Patienten leichter fällt, wieder die schönen Dinge zu sehen, ist die »Kuchen-Übung« eine wunderbare und gleichzeitig humorvolle Technik, den Blickwinkel zu ändern.

Die Übung kann auch gut als »Stopper« eingesetzt werden, wenn es gerade mal schwierig ist, hoch hergeht oder »Funkstille« herrscht.

Fragen Sie die Partner, wenn Sie das Gefühl haben, dass es gerade passt, nach ihrem Lieblingskuchen. Geben Sie dann jedem der Partner ein Arbeitsblatt, auf dem er im oberen Drittel seinen Lieblingskuchen einmal einzeichnen oder malen soll.

Danach soll sich jeder seinen Kuchen einmal in Ruhe anschauen und überlegen, aus welchen leckeren Bestandteilen dieser besteht.

Im Anschluss sollen die Paare dann überlegen, was davon für ihren Partner stand, als sie sich kennengelernt haben. Hatte er zum Beispiel eine besondere »Schokoladenseite« oder eine wunderbare Füllung aus Humor, mit der man immer gut drauf war? Oder war die Deko besonders toll?

Wichtig ist, dass bei der Beschreibung nur positive Dinge benannt werden.

Praxistipp

Wenn Sie in der Paarkonstellation Partner haben, die keinen Lieblingskuchen haben, dann können Sie natürlich mit Alternativen arbeiten. Das könnten zum Beispiel Überraschungseier sein. Dann kann die Füllung beschrieben werden, die nach und nach beim Kennenlernen zum Vorschein kam.

Mein Lieblingskuchen

Mein Lieblingskuchen:

Als wir uns damals kennengelernt haben, da:

....

....

....

....

....

....

....

....

....

....

Anleitung zur Übung: Feedback

Häufig beginnen die Teilnehmer eines Familiengesprächs direkt mit der Aufzählung von negativen Dingen oder Ereignissen. Nicht selten enden solche »Meckereien« und gegenseitigen Beschuldigungen in einem Streit und keinem ist damit wirklich geholfen. Ganz im Gegenteil: Der Einstieg in die Therapiestunde war eher kontraproduktiv.

So geht es besser!
Hier eine ganz simple und effektive alternative Intervention:

Jeder Beteiligte bekommt eine Kopie des Arbeitsblattes 133, eine Schreibunterlage und einen Stift. Nun erhält jede anwesende Person eine eigene Spalte auf dem AB, zum Beispiel *Patient*, *Vater* und *Mutter*, also drei Spalten.

Nun soll jeder der Beteiligten für sich selbst und für jede andere Person die Dinge aufschreiben, die ihm zu den einzelnen Zeilen einfallen. Das heißt: Ihr Patient trägt in der ersten Zeile ein, was gut läuft / was er gut hinbekommt, in der zweiten Zeile, was noch nicht so gut läuft und in der dritten Zeile, was er sich für sich wünscht, selbst anders zu machen, sprich: was er bereit wäre, an seinem Verhalten zu ändern.

In der nächsten Spalte geht er nach demselben Prinzip vor und schreibt beispielsweise für seine Mutter auf, was ihm an ihrem Verhalten gut gefällt / was gut läuft, was nicht so gut läuft / was er nicht so gut an ihrem Verhalten findet und welche alternativen Verhaltensweisen er sich wünschen würde.

Analog schreibt er dies in die weiteren Spalten für die anderen Beteiligten auf.

Achtung, diese Übung fällt nicht allen leicht, insbesondere die »Positiv-Zeile« ist häufig eine große Herausforderung.

Um zu verhindern, dass Zellen leer bleiben, kann es hilfreich sein, beispielsweise zu vereinbaren, dass in jeder Zelle mindestens drei Dinge stehen müssen. Wenn alle fertig sind, geht es an die Besprechung. Achten Sie darauf, dass die Anwesenden nicht abschreiben können.

> **!** Ihr Job als Therapeut ist es hierbei, Ihren Patienten zu schützen. Achten Sie darauf, dass der Fokus nicht auf den negativen Dingen liegt, und ergänzen Sie bei Bedarf weitere positive Dinge.

Bewährt hat sich in der Praxis die folgende Vorgehensweise:

(1) Lassen Sie Ihren Patienten wählen, wer beginnen soll.
(2) Die ausgewählte Person liest nun nur vor, was sie im ersten Feld (»Was läuft gut«) über sich selbst geschrieben hat.
(3) Nun sind die anderen Anwesenden dran, analog zu sagen, was bei der ausgewählten Person »gut läuft«.
(4) Im Anschluss ist wieder die ausgewählte Person an der Reihe vorzulesen, was in deren zweitem Feld (»Was nicht so gut läuft«) geschrieben steht.
(5) Erneut schließen sich die anderen Personen an.
(6) Zum Abschluss der ersten Runde liest die ausgewählte Person wieder vor, was sie in ihrem letzten Feld (»Das wünsche ich mir / das wäre super«) geschrieben hat.
(7) Die anderen schließen sich erneut an.
(8) Nach dem gleichen Prinzip geht es dann mit der vom Patienten ausgewählten zweiten oder nächsten Person weiter (dies kann natürlich auch der Patient selbst sein).
(9) Nachdem alle Anwesenden alle Felder vorgelesen haben, geht es nun darum, aus den formulierten Wünschen und Beschreibungen Handlungsanweisen zu entwickeln und diese in Worte zu fassen, auf die sich alle Anwesenden einigen können.
(10) Hierzu können Sie sehr schön einen Vertrag formulieren und die vereinbarten Punkte dort eintragen und unterschreiben lassen. Beachten Sie hierbei unbedingt, dass für jeden der Anwesenden etwas vereinbart wird – nicht nur für Ihren Patienten. Es hat sich bewährt, pro Person zwei Vereinbarungen zu notieren.

Um herauszufinden, was zwischen dir/Ihnen und anderen Personen gut und nicht so gut läuft, kannst du/können Sie diese Tabelle nutzen. Trage(n) (Sie) die Namen der Anwesenden und in jedes Feld mindestens drei Dinge ein.

Name	Läuft gut bei …	Läuft nicht gut bei …	Wünsche mir von …

Anleitung zur Übung: Wanted

T

Bei der Arbeit mit Gruppen kann das therapeutische Schreiben sehr gut zur Stärkung und Steigerung des Selbstbewusstseins der einzelnen Gruppenmitglieder eingesetzt werden.

Die Praxis zeigt, dass Lob in mündlicher Form eine große Wirkung und besonderen Eindruck hinterlässt. Eine Steigerung ist die öffentliche Sichtbarmachung von Lob und guten Zuschreibungen der Gruppenmitglieder untereinander.

Eine solche Schreibübung mit positiven Effekten für beide Seiten – den Schreibenden und den Beschriebenen – ist die Übung »Wanted«.

Der Schreiber

Der Schreibende muss ganz genau für sich überlegen, was er an den anderen Mitgliedern der Gruppe schätzt und welche positiven Eigenschaften ihm zu einzelnen Gruppenmitgliedern einfallen. Ein weiterer wichtiger Punkt ist das Formulieren, warum die Person wichtig für die Gruppe ist und auch in der Gruppe bleiben sollte.

Der Beschriebene

Für den Beschriebenen ist die Präsentation der Aussagen über ihn selbst oft eine große Überraschung. In der Regel erhalten die wenigsten Personen eine solche Präsentation von positiven Zuschreibungen und Eigenschaften im Alltag. Die »Wanted-Übung« hinterlässt oft einen bleibenden Eindruck bei den Teilnehmern, die als wichtiges Gruppenmitglied beschrieben werden.

Praxistipp

Halten Sie ausreichend »Wanted-Plakate« (AB 134) im besten Fall im DIN-A3-Format bereit. Manche Gruppenmitglieder erhalten oft längere Zuschreibungen, diese sollten nicht durch Papiermangel gestoppt werden.

Fertigen Sie nach der Gruppenstunde von jedem Plakat eine Handyfoto für Ihre Akte oder für den Gruppenabschlussabend an, an dem Sie jedem Gruppenmitglied noch einmal sagen können, wie wichtig er für die Gruppe war.

Praxistipp

Diese Übung können Sie auch gut mit Kindern und Jugendlichen durchführen, die Freude am Malen und Zeichnen haben. Geben Sie in diesem Fall kein Arbeitsblatt heraus, sondern nur ein weißes Blatt Papier und eine Menge Buntstifte zum Zeichnen.

Schreibe(n) (Sie) auf jedes Plakat eines Gruppenmitglieds, warum du/Sie ihn vermissen und suchen würdest/würden, wenn er nicht mehr Teil der Gruppe wäre. Das Aussetzen einer Belohnung ist natürlich auch möglich!

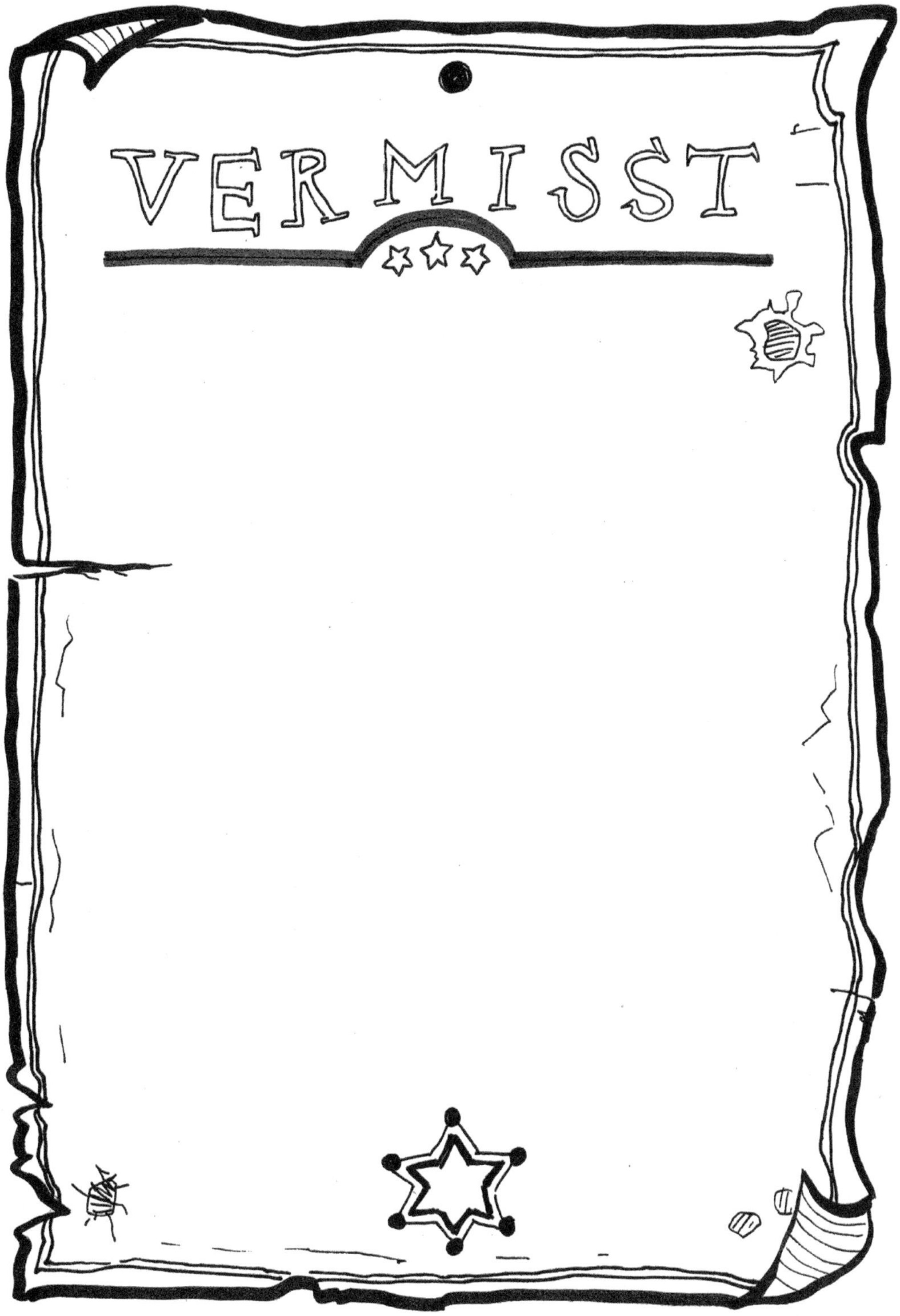

AB 135 Lob von Unbekannten

K J E

Jeder Teilnehmer bekommt eine Kopie dieser Seite oder ein weißes Blatt Papier auf den Rücken geklebt. Nun geht es darum, nur positive Rückmeldungen auf den Rücken von jedem Gruppenteilnehmer zu schreiben. Es darf natürlich auch mehr als eine positive Rückmeldung je Teilnehmer sein!

AB 136 Übung: Lob in Lebensgröße

T

Nicht allen Patienten fällt es leicht, Lob entgegenzunehmen. Häufig werden Schwächen und Probleme so stark fokussiert, dass sie positive Eigenschaften und Stärken aus dem Bewusstsein verdrängen. Im Rahmen der folgenden Übung werden die Teilnehmer Ihrer Gruppe dazu angeleitet, sich gegenseitig mitzuteilen, was sie aneinander schätzen. Dies geschieht in schriftlicher Form: Jeder Teilnehmer erstellt einen eigenen Körperumriss, in den die Rückmeldungen eingetragen werden können. Denken Sie daran, genug Zeit für die Übungen einzuplanen, damit die Qualität der Rückmeldungen nicht unter der Eile leidet.

Und so funktioniert die Übung:

- Lassen Sie die Gruppenteilnehmer ihre eigenen Körperumrisse auf großen Papierbögen oder Tapetenrollen aufmalen.
- Fordern Sie anschließend jeden Gruppenteilnehmer auf, mit bunten Stiften mindestens eine positive Rückmeldung in die Körpersilhouetten aller anderen Gruppenteilnehmer einzutragen. Dabei geht es um Dinge, die an der betreffenden Person geschätzt werden, z.B. Charakterzüge, Stärken oder (optische) Eigenschaften. Auf diese Weise erhält jeder Gruppenteilnehmer mindestens eine positive Fremdwahrnehmungsrückmeldung von jedem anderen Gruppenmitglied. Die Nutzung von Symbolen oder Zeichnungen ist ebenfalls erlaubt. Es können auch Bilder oder Fotos aufgeklebt werden.
- Im nächsten Schritt werden die Körpersilhouetten der Gruppenteilnehmer an die Wand gehängt.
- Als möglicher Zwischenschritt ist es auch möglich, dass sich erst je zwei Gruppenteilnehmer gemeinsam Rückmeldung geben und dann erst anschließend in der Großgruppe darüber gesprochen wird.
- Jeder Gruppenteilnehmer kann auch direkt die in seinen Körperumriss eingetragenen Rückmeldungen in der Großgruppe laut vorlesen.
- Achten Sie darauf, zwischen den einzelnen Präsentationen kurze Pausen zu machen. Jeder Teilnehmer soll genug Zeit haben, um die Beschreibungen seiner Person auf sich wirken zu lassen.
- Fordern Sie die Teilnehmer auf, das Lob weder in Gedanken noch im Verhalten abzuschwächen.
- Sollte ein Eintrag unklar sein, so ist eine Rückfrage selbstverständlich erlaubt.
- Wenn Sie feststellen, dass einer der Teilnehmer bei einer Rückmeldung Freude, Scham, Angst, peinliche Berührung oder Ärger verspürt, können Sie das anschließend thematisieren.
- Vergessen Sie nicht, die Plakate der einzelnen Gruppenteilnehmer zu dokumentieren, z.B. mit einem Foto, welches Sie dann ausdrucken und Ihrer Akte archivieren können.
- Anschließend darf jeder Teilnehmer sein »Plakat« zusammenrollen und mit nach Hause nehmen.

Praxistipp: Alternative mit kleinen Körperumrissen

Wenn Sie keine Körpersilhouetten in Lebensgröße anfertigen lassen möchten, können Sie auch die Körperumrisse (ABs 121–126) aus Kapitel 14 (Symptome/Trauma) nutzen, um darin gegenseitiges Lob zu sammeln und aufzuschreiben.

Eine spannende Schreibübung für die Arbeit in Gruppen ist die sogenannte *Reihumgeschichte*. Bei dieser Methode entsteht aus den einzelnen Sätzen der Schreibenden ein gemeinsamer Text. Wer etwas mehr Abwechslung einbringen will, kann die Technik der *Faltgeschichte* anwenden: Hier sieht jeder Teilnehmer immer nur einen einzigen Satz, ohne den vorherigen Verlauf der Geschichte zu kennen.

Reihumgeschichte

Um eine Reihumgeschichte zu verfassen, setzt sich die Gruppe am besten im Kreis um einen großen Tisch herum. Alle haben ein Blatt Papier und einen Stift vor sich liegen. Jeder Teilnehmer schreibt nun einen ersten Satz auf das Papier, der den Beginn einer Geschichte darstellt. Jetzt geben die Schreibenden ihr Blatt im Uhrzeigersinn weiter. Jeder liest den Satz auf dem Papier, das er erhalten hat, und schreibt einen neuen Satz darunter, der die Geschichte fortsetzt. Anschließend werden die Blätter erneut im Uhrzeigersinn weitergereicht und der Prozess setzt sich fort. Sie können einen bestimmten Zeitrahmen für die Durchführung der Übung festlegen oder aufhören, wenn die Teilnehmer ihre Ursprungsblätter zurückerhalten haben.

Das Thema der Geschichten kann in der Gruppe beschlossen oder von Ihnen als Therapeut vorgegeben werden. Selbstverständlich ist es auch möglich, die Übung ohne konkrete Themenfestlegung durchzuführen. Damit die Methode funktionieren kann, müssen alle Schreibenden an einem Strang ziehen und sich um Sätze bemühen, die sinnvoll an den bisherigen Text anschließen. Auf diese Weise wird der Gruppenzusammenhalt gestärkt.

Wenn die vollendeten Texte anschließend im Plenum vorgetragen werden, können Sie gemeinsam darüber sprechen, wie sich die Übung für die Schreibenden angefühlt hat und was aus ihren Ursprungssätzen geworden ist.

Faltgeschichte

Die ersten Schritte dieser Methode ähneln denen der Reihumgeschichte: Nachdem die Gruppe sich in einen großen Kreis gesetzt hat, schreibt jeder Teilnehmer einen ersten Satz auf sein Papier. Die Blätter werden im Uhrzeigersinn weitergegeben. Die Schreibenden setzen den Geschichtenanfang auf dem zugeschobenen Blatt mit einem neuen Satz fort. Dabei ist es besonders wichtig, dass jeder Satz in eine neue Zeile geschrieben wird. Bevor die Teilnehmer ihr Blatt weitergeben, falten sie jeweils den ersten Satz der Geschichte nach hinten und sorgen dafür, dass er nicht mehr sichtbar ist. Dieses Verfahren setzt sich fort: Die Blätter werden immer wieder so gefaltet, dass der nächste Teilnehmer nur einen einzigen Satz lesen kann – nämlich denjenigen, den sein Sitznachbar gerade geschrieben hat.

Wenn die Übung beendet ist, werden die Geschichten auseinandergefaltet und im Plenum vorgelesen. Meist bringt die Methode äußerst unterhaltsame Texte hervor, die zahlreiche Brüche und Sprünge enthalten, obwohl sich die einzelnen Sätze sinnvoll aufeinander beziehen. Vielleicht entdecken Sie sogar Texte, die eine ganz eigene, tiefgründige Bedeutung aufweisen. Scheuen Sie sich nicht und probieren Sie die Übung einfach einmal aus – sie eignet sich hervorragend, um die Atmosphäre bei der Arbeit mit unterschiedlichen Gruppenzusammensetzungen aufzulockern.

Praxistipp

Wenn Sie diese Übung regelmäßig durchführen, dann werden Sie feststellen, dass sich die Ergebnisse von Mal zu Mal steigern werden.

In der Regel sind beim ersten Durchgang bei vielen Schreibenden noch etwas Vorsicht oder ein paar Schreibhemmungen im Spiel. In den nachfolgenden Sitzungen versuchen sich die Teilnehmer in der Regel mit lustigen Sätzen oder Wendungen zu übertreffen, um noch mehr Spaß in die Sache zu bringen.

AB 138

Übung: Einstieg in Geschichten leicht gemacht

T

Gruppenübung

Lassen Sie jedes Gruppenmitglied eine der folgenden Geschichten-Einstiege auswählen und dann eine vollständige Geschichte daraus entwickeln.

#1: Sie stießen zufällig unsanft auf dem Bahnsteig des Frankfurter Hauptbahnhofs zusammen und riefen fast gleichzeitig: »Du?!"

#2: Sie kommt mit Wanderschuhen, einem Rucksack und einem Wanderstock von draußen, öffnet die Tür und blickt erstaunt in die Diele, wo sie jede Menge Schuhe stehen sieht, die gestern dort noch nicht standen.

#3 Das Wort ENDE flimmert über den Bildschirm und es herrschte Schweigen …

#4: Er rannte seit Stunden durch die Stadt, die Gedanken kreisten und er war immer noch ganz aufgewühlt …

Lassen Sie in der nächsten Gruppenstunde die Gruppenmitglieder, die denselben Anfang gewählt haben, ihre Geschichten nacheinander vortragen. Vergleichen und sprechen Sie anschließend gemeinsam darüber, wie unterschiedlich die Geschichten sich weiterentwickelt haben. Überlegen Sie, was die verschiedenen Geschichten beeinflusst haben könnte und warum sie gerade diesen Verlauf genommen haben.

Gruppenübung

Lassen Sie jedes Gruppenmitglied eine der folgenden Enden einer Geschichte auswählen und dann eine vollständige vorherige Geschichte dazu entwickeln.

#1: Knatternd fuhr der alte Opel in Richtung Süden der Sonne entgegen. Auf dem Beifahrersitz stand die kleine Schatzkiste und daneben lag das Foto, welches er nun seit über 20 Jahren mit sich trug.

#2: Wie immer trug sie den dunkelblauen Pullover und zog durch die Straße, dem Elternhaus entgegen. »Morgen wird alles anders sein. Ich habe es geschafft!«

#3: »Also, morgen früh um sieben Uhr sehen wir uns wieder, um dann an Bord zu gehen und gemeinsam zu neuen Ufern zu fahren. Spannende Zeiten warten auf uns!«

#4: »Das war es jetzt?« Er hört es sich selbst mehrfach sagen … »So einfach soll es jetzt gewesen sein? – Hätte ich das vorher gewusst …«

> Lassen Sie in der nächsten Gruppenstunde die Gruppenmitglieder, die dasselbe Ende gewählt haben, ihre Geschichten nacheinander vortragen. Vergleichen und sprechen Sie anschließend gemeinsam darüber, wie unterschiedlich die Geschichten sich entwickelt haben. Überlegen Sie, was die verschiedenen Geschichten beeinflusst haben könnte und warum sie gerade diesen Verlauf genommen haben.

AB 140 Übung: Geschichtenanfang, Geschichtenende

E

Schreiben Sie zu den vorgegebenen Anfängen und Enden eine passende Geschichte. Achten Sie auf fließende Übergänge und einen roten Faden vom Anfang bis zum Ende.

Anfang 1: Die Sommerferien begannen diesem Jahr sehr früh. Bereits im Mai hatten sie mit den Reisevorbereitungen begonnen. Sie hatten alles bedacht, jede Kleinigkeit berücksichtigt und für jede Eventualität eine mögliche Lösung erarbeitet. Aber bei dem Gedanken, dass es in zwei Tagen losgehen sollte, wurde beiden etwas mulmig, auch wenn es keine aussprach.

....

....

....

....

....

Ende 1: Es war vorbei. Es war wirklich vorbei. Keinen Meter müssten sie mehr gehen. Wer hätte gedacht, dass sie es wirklich schaffen. Wenn sie ehrlich waren, hatten sie beide bis zuletzt nicht an ein Happy End gedacht. Sprachlos saßen sie vor dem Haus und schauten dem Sonnenuntergang zu.

Anfang 2: Kaum stand er im Bad vor dem Spiegel, schossen ihm wieder diese Gedanken durch den Kopf. Warum musste er unbedingt nach München? Er hatte doch gar keine Ahnung von der Maschine.

....

....

....

....

....

Ende 2: Mit letzter Kraft zog er die Schraube an und startete die Maschine. Wenn sie jetzt nicht startete, dann war alles umsonst gewesen … Und nach einem kurzen Summen lief sie, als hätte sie nie etwas anderes getan. Das Dorf war gerettet.

Überlegen Sie gemeinsam, warum Ihre Geschichte an bestimmten Stellen eine solche Wendung genommen hat und was Sie als Autor beeinflussen konnten.

16 Comic-Strips

Cartoons zeichnen statt schreiben?

Comics sind die Lieblingslektüre vieler Kinder und Jugendlicher – aber auch viele Erwachsene lesen gerne Comics.

Warum nicht auch Cartoons oder Comics in der Therapie nutzen? Die von Crowley und Mills entwickelte Cartoon-Therapie (Berg & Steiner, 2003; Crowley & Mills, 1989; Vogt-Hillmann, 1999; Keskin, 2013) lässt Kinder und Jugendliche Bilderserien erstellen, in denen die eigenen Helden und Lieblingsfiguren auftauchen können. Diese Methode ermöglicht die Verbindung von Malen, Zeichnen und Schreiben, denn jeder Comic kann zur Unterstützung des Bildes mit Sprech- oder Gedankenblasen gefüllt werden. Damit bekommt der Comic eine wichtige Bedeutung in der Schreibtherapie.

Ein ähnliches Format ist die Graphic Novel (dt. illustrierter Roman, Comicroman, grafischer Roman), mit der seit den 1980er Jahren Comics im Buchformat bezeichnet werden, die sich aufgrund ihrer erzählerischen Komplexität in der Regel eher an eine erwachsene Zielgruppe richten (vgl. Gravett, 2005; Giesa, 2014). Mit der Nutzung von Comics oder Graphic Novels haben Sie die Möglichkeit, Ihrer Patientin einen modernen und damit vielleicht auch leichteren Einstieg in das therapeutische Schreiben zu ermöglichen.

Comics bei Angst?

Bei Ängsten lassen sich Comics oder kleine Geschichten in vorgefertigten Feldern sehr gut einsetzen. Probieren Sie einmal die Vier-Felder-Technik aus: Geben Sie Ihrer Patientin ein Blatt Papier und lassen Sie sie selbiges in vier Felder unterteilen. Aus diesen vier Feldern ergeben sich nun die folgenden vier Schritte.

(1) Lassen Sie Ihre Patientin auf das erste Feld ihr Problem zeichnen, wie zum Beispiel ihre Angst oder Sorge aussieht. Gerne kann dies auch realistisch in Farbe, Form und Größe erfolgen.
(2) Bitten Sie Ihre Patientin nun, einen (Comic-)Helden oder Helfer zu malen, von dem sie weiß, dass er ihr bei der Lösung oder Beseitigung ihrer Angst helfen kann.
(3) Ein Geschenk auswählen: Lassen Sie Ihre Patientin ein Geschenk für ihren Helden zeichnen, das der Held der Angst überreichen soll, »um sie in das zu verwandeln, was du dir wünschst«. Das Kind kann seinen (Comic-)Helden fragen: »Was wäre ein tolles Geschenk, das ich der Angst geben könnte, damit wir Freunde werden?«
(4) Nachdem das Geschenk überlegt und ausgewählt wurde, wird es der Angst überreicht. Bitten Sie nun Ihre Patientin, in das vierte Feld zu malen, wie seine Angst nun aussieht. »Dadurch wird der Wandel visuell sichtbar« (Crowley & Mills, 1989, S. 43 f.).

Diese Technik können Sie erweitern, indem Sie der Patientin die Akteure im Comic mit Sprechblasen auch noch etwas sagen lassen. Diese Aussagen sind manchmal vielleicht eindeutiger als eine Zeichnung, vor allem, wenn jemand nicht besonders gut zeichnen kann.

»Drei-Gesichter-Technik«

Eine schöne Variante der Comicstrip-Betrachtung ist die »Drei-Gesichter-Technik«. Bei dieser Technik (Crowley & Mills, 1989; Vogt-Hillmann, 1999) fordern Sie Ihre Patientin auf, zunächst ein Gesicht zu malen, das zum Anlass der Therapie passt. Als nächstes Bild dann ein weiteres Gesicht, »wenn alles ganz in Ordnung ist«, und als drittes ein »Gesicht, das du machst, wenn dir all deine Fähigkeiten bewusst sind und dir alles Mögliche gut gelingt«.

Die Vorlagen für diese drei Zeichnungen können auf einem Blatt gezeichnet werden. Es kann aber auch für jede Zeichnung eine eigene weiße Seite verwendet werden, die anschließend für die Besprechung nebeneinander geklebt, gehängt oder gelegt werden. Sie können Ihre Patientinnen die Gesichter auch durch weitere Materialien kreativ gestalten lassen. Lassen Sie hier Ihr therapeutisches Gespür entscheiden, ob die Aufgabe damit spannender, abwechslungsreicher und gleichzeitig interessanter wird. Oder ob es ausreicht, wenn Sie die einfachen Zeichnungen zur Besprechung vorliegen haben.

Auch diese Technik können Sie natürlich durch Sprechblasen erweitern, beispielsweise indem die Patienten die drei Gesichter etwas sagen lässt oder die gemalten Bilder mit einem passenden Satz oder einer Aussage unterstreicht.

Arbeitsmaterial

In diesem Kapitel finden Sie die folgenden Schreibvorlagen:

AB 141 Die Bildergeschichten-Vorlage. Dieses Arbeitsblatt enthält sechs rechtwinklige Kästen, die von Ihrer Patientin mit Bildern und Text gefüllt werden können. Bei Bedarf können Sie die Vorlage mehrmals kopieren, um Platz für eine längere Geschichte zu schaffen.

AB 142 Die Comic-Vorlage. Diese Vorlage enthält insgesamt acht Felder, die bemalt und beschrieben werden können. Im Unterschied zum vorangehenden Arbeitsblatt sind die Kästen etwas dynamischer angeordnet und nicht mehr rechtwinklig.

AB 141 Die Bildergeschichten-Vorlage

K J E

Hier ist Platz für eine Bild- und Text-Geschichte. Der Fantasie kann freien Lauf gelassen werden!

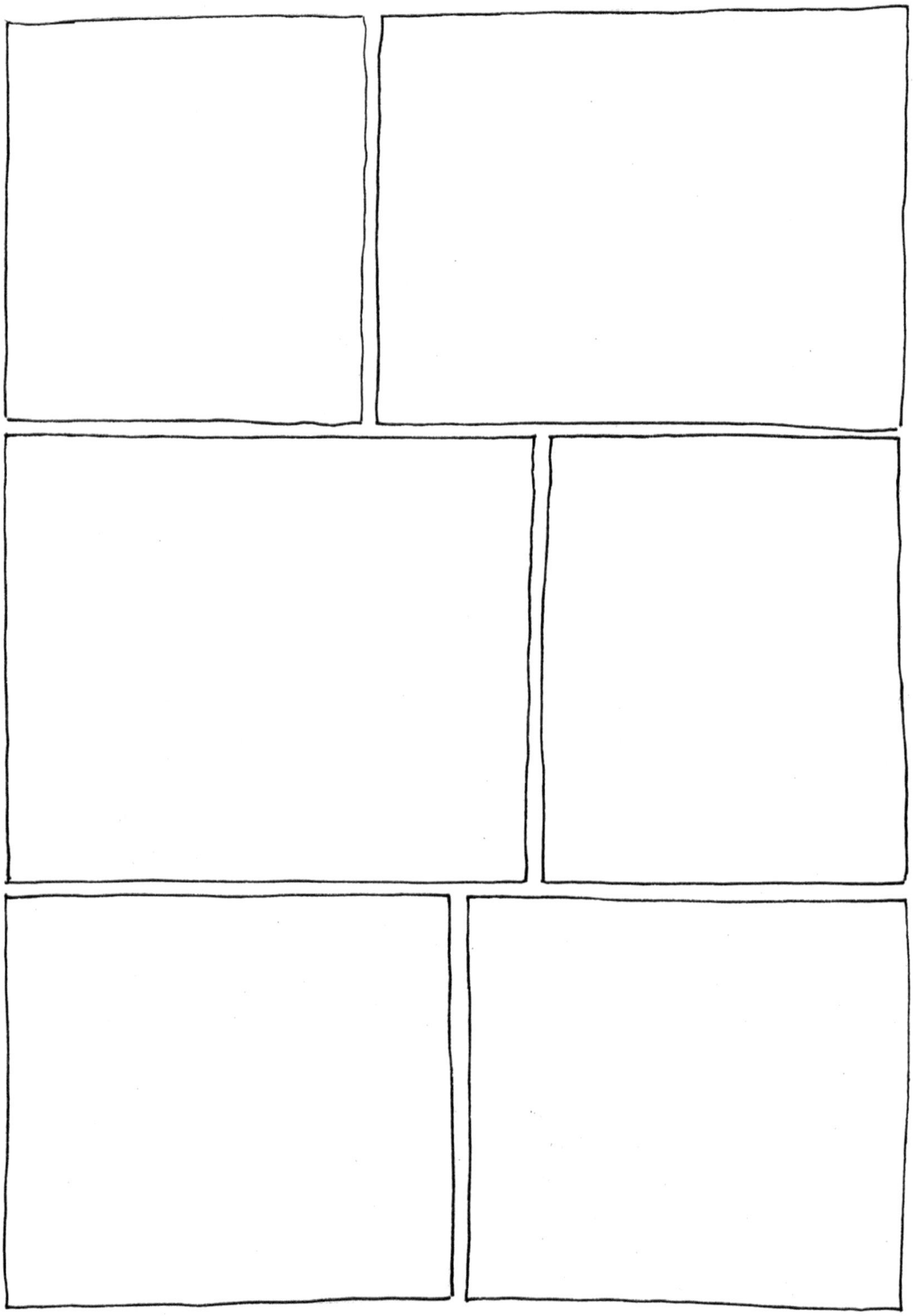

AB 142 Die Comic-Vorlage

K J E

Hier ist Platz für eine Geschichte. Ob als Zeichnung, klassischer Comic oder kreativer Text-Zeichnungsmix, der Fantasie kann freien Lauf gelassen werden.

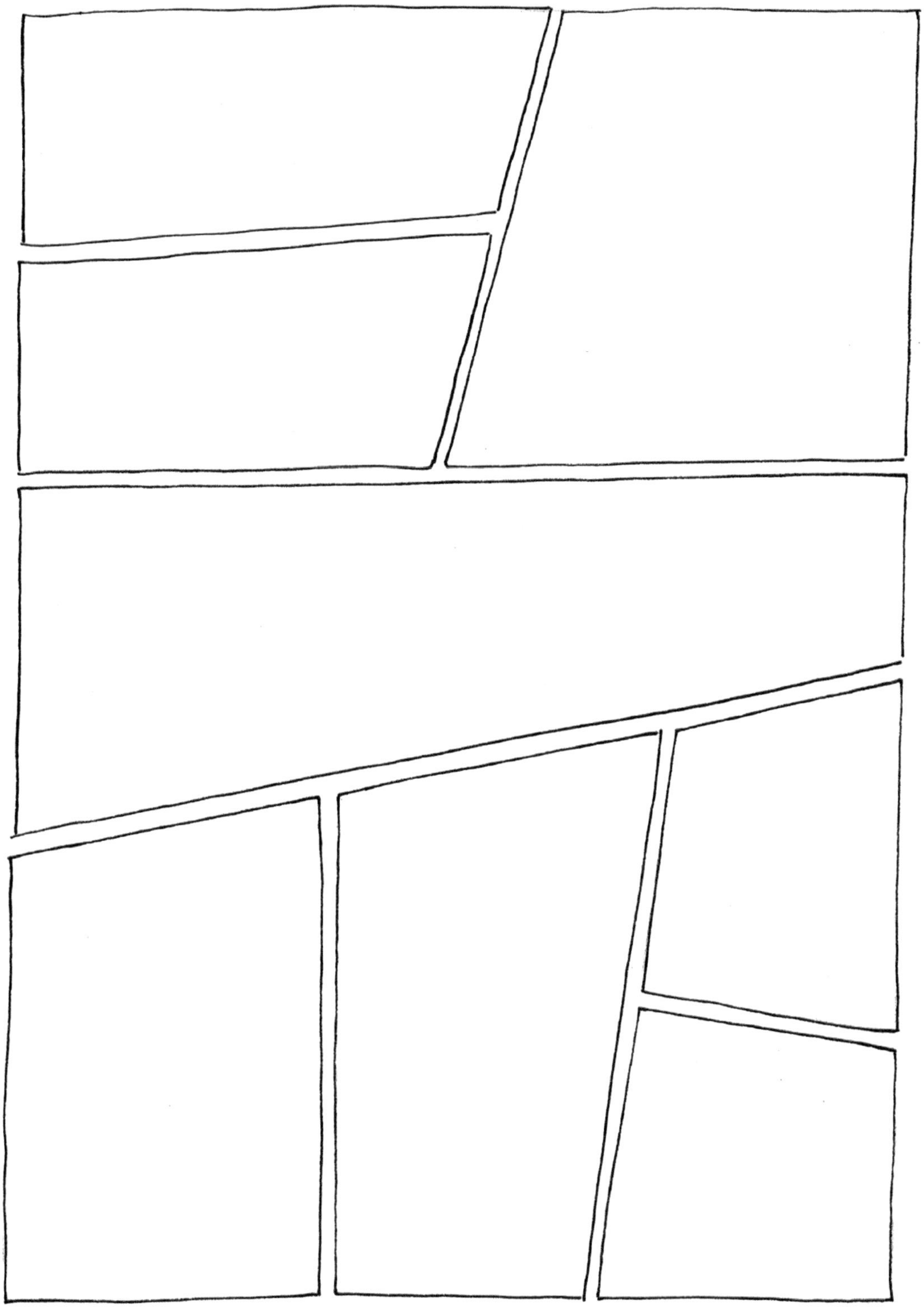

17 Und jetzt sind Sie dran!

Sie als Psychologe, Psychotherapeut oder Kinder- und Jugendlichenpsychotherapeut sind hervorragend dafür ausgebildet, anderen Menschen in schwierigen Zeiten zu helfen. Ihr Beruf erfordert Höchstleistungen auf kognitiver, emotionaler und zwischenmenschlicher Ebene. Aber auch Sie müssen verschiedene Belastungen aushalten, zum Beispiel die bei »Einzelkämpfern« typische berufliche Isolation, die große Verantwortung, die immer größer werdende bürokratische Belastung und natürlich auch die Herausforderungen durch das Leid Ihrer vielen Patienten.

Der Mehrzahl der Psychologen und Psychotherapeuten gelingt es sehr gut, die Herausforderungen ihres Berufes erfolgreich zu meistern und mit den Problemen fertig zu werden. Nutzen auch Sie alle Möglichkeiten, die Ihnen das therapeutische Schreiben bietet.

Schreiben kann auch Sie unterstützen

Damit Sie eigene Belastungen schneller »bemerken«, kann das therapeutische Schreiben natürlich auch Ihnen helfen.

- So könnten Sie zum Beispiel zum Abschluss jedes Tages ein paar Zeilen in Ihr eigenes Positiv-Tagebuch schreiben: was Ihnen heute zum Beispiel besonders gut gelungen ist oder welche Intervention besonders gut geklappt hat.
- Setzen Sie sich einmal in der Woche, am besten kurz vor dem Wochenende, hin und schreiben Sie auf, was Sie diese Woche belastet hat.
- Schreiben Sie Ihre Ziele und Vorsätze für die nächste Woche auf und legen Sie sich diesen Zettel auf die Tastatur für Montagmorgen.
- Haben Sie auch einen »verlorenen Patienten«, der nicht mehr in die Therapie kommt? Schreiben Sie ihm doch einfach einmal einen Brief, statt sich immer wieder zu fragen, was Sie eventuell falsch gemacht haben oder warum er nicht mehr kommt.
- Sie können aber auch Ihrem Patienten einmal schreiben, was er besonders gut gemacht oder wie gut er sich entwickelt hat. Ein solcher Brief hinterlässt bei vielen Patienten einen deutlich tieferen Eindruck als etwas Gesagtes.

Arbeitsmaterial

In diesem Kapitel finden Sie die folgenden Schreibvorlagen:

AB 143 Meine therapeutische Woche. Dieses Arbeitsblatt regt Sie dazu an, Ihre therapeutische Woche zusammenzufassen. Schauen Sie einmal auf die letzten Tage zurück: Was ist Ihnen gut gelungen? Was hat Sie belastet? Gibt es etwas, das Sie sich für die nächste Woche vornehmen möchten?

AB 144 Mein Tagesabschluss. Hier wird der Blick auf den heutigen Tag gerichtet. Halten Sie alles fest, was Sie loswerden möchten, bevor Sie den Heimweg antreten. Worauf sind Sie heute stolz? Was hat nicht so gut geklappt? Wie kann es morgen weitergehen?

Meine therapeutische Woche

T

Hier ist Platz für Ihre Zusammenfassung der therapeutischen Woche.

Was hat gut funktioniert? Was lief nicht so gut? Was bleibt Ihnen noch lange in Erinnerung?

AB 144 Mein Tagesabschluss oder »Das habe ich heute gut gemacht!« T

Beenden Sie den Tag mit einer Kurzzusammenfassung Ihres Tages.

Heute …

....

....

....

....

....

....

....

....

....

....

....

....

....

....

....

....

....

....

....

Schlusswort

Last but not least: Wohin mit den ganzen schönen Texten?

Wenn Sie in Ihrem Patienten eine Begeisterung für das Schreiben wecken können, werden im Laufe des Therapieprozesses viele unterschiedliche Texte entstehen. Die Aufzeichnungen halten wichtige Erkenntnisse und persönliche Fortschritte fest und machen sie zu greifbaren Andenken an den Weg der Veränderung. Es kann sein, dass Ihr Patient sich nun fragt, was er mit der Sammlung seiner Texte anfangen soll. In diesem Fall können Sie ihm vorschlagen, die einzelnen Blätter professionell binden zu lassen: Ihr Patient kann sich einen Titel und ein Deckblatt für die Sammlung seiner Aufzeichnungen ausdenken und das kleine Buch als lebendige Erinnerung mit nach Hause nehmen.

Darüber hinaus besteht die Möglichkeit, die Texte einem größeren Publikum zugänglich zu machen. Es gibt viele Geschichten, Romane und Erlebnisberichte von anderen Patienten, die einen Beitrag zur Aufklärung leisten und betroffenen Menschen neue Hoffnung geben können. Wenn Sie bei der psychotherapeutischen Arbeit feststellen, dass Ihr Patient seine Worte mit anderen teilen möchte, kommen unterschiedliche Veröffentlichungsmöglichkeiten infrage. Es muss nicht unbedingt darum gehen, ein ganzes Buch zu schreiben, mit dem man sich an einen Verlag wendet. Kleine Schritte können zielführend sein: Es gibt zahlreiche Internetforen, die von Schreibenden genutzt werden, um eigene Texte einzustellen und sich mit anderen auszutauschen. Dabei kann auf Wunsch auch die Anonymität gewahrt werden. Möglicherweise bietet sich auch die Einrichtung eines eigenen Blogs an.

Hier zwei Beispiele für Internetforen zum kreativen Schreiben: www.schreib-forum.de; www.leselupe.de

Und ein paar Beispiele für Blogs über den Umgang mit psychischen Erkrankungen (achten Sie hier darauf zu schauen, welches das geeignetste Angebot für Ihren Patienten ist): https://troublebrain.blog/; https://einblogvonvielen.org/; http://www.hoffnungsschein.de/

Wer die Freude am Schreiben auch in Zukunft aufrechterhalten möchte, kann darüber nachdenken, Texte für Literaturwettbewerbe und Anthologien zu verfassen. Im Internet finden Sie Ausschreibungen zu den unterschiedlichsten Themen, z.B. hier: https://www.wortmagier.de/ausschreibungen-wettbewerbe.html

Für Menschen, die sich mit anderen Schreibenden vernetzen möchten, ist die Teilnahme an einer Schreibgruppe oder Schreibwerkstatt zu empfehlen. Regelmäßige Treffen ermöglichen einen intensiven Austausch über entstandene Texte und persönliche Fortschritte. Am besten informieren Sie sich über lokale Angebote: Kurse von Volkshochschulen oder anderen Anbietern sind genauso geeignet wie selbst initiierte Gruppen. Selbstverständlich können eigene Texte auch in Selbsthilfegruppen vorgelesen werden.

Wer sich traut, die eigenen Worte auf einer Bühne vorzutragen, kann in die Poetry-Slam-Szene hineinschnuppern. Ein Poetry-Slam ist ein Dichterwettstreit, bei dem verschiedene Poeten gegeneinander antreten. Innerhalb einer vorgegebenen Zeitspanne tragen sie einen selbst verfassten Text vor. Anschließend entscheidet das Publikum darüber, wer den Wettstreit gewinnt. In vielen Städten finden regelmäßig größere und kleinere Poetry-Slams statt, bei denen man nicht nur zuhören, sondern auch mitmachen kann. Im Internet gibt es zahlreiche Videos von Poetry-Slam-Auftritten, die einen ersten Eindruck des Wettstreits vermitteln können.

Wenn Sie neue Inspiration sammeln und Literatur hautnah erleben möchten, können Sie über den Besuch eines Museums nachdenken. Es gibt ganz viele ganz unterschiedliche Museen zum Thema Literatur. Hier zwei Museen, die uns besonders gut gefallen:

- Das Museum für die Westfälische Literatur im Kulturgut Haus Nottbeck. Dort wird Literatur attraktiv ausgestellt. www.kulturgut-nottbeck.de/museum/museum-fuer-westfaelische-literatur/
- Die Grimmwelt in Kassel. Ein Ausstellungshaus zu den Werken, zum Wirken und zum Leben der Brüder Grimm in dem interaktive Präsentationen zum *Deutschen Wörterbuch*, den *Kinder- und Hausmärchen* sowie zum Leben von Jacob und Wilhelm Grimm gezeigt werden. Zusätzlich gibt es wechselnde Sonderausstellungen. www.Grimmwelt.de

Ansonsten gibt es viele weitere Literaturhäuser, Museen und Veranstaltungen rund um die Themen Schreiben und Literatur. Halten Sie Augen und Ohren offen – es kommen stetig neue Angebote dazu!

Literatur

Augustinus, A. (1997). Bekenntnisse. München: dtv.

Berninger, V. W., Abbott, R. D., Augsburger, A. & Garcia, N. (2009). Comparison of pen and keyboard transcription modes in children with and without learning disabilities. Learning Disability Quarterly, 32(3), 123-141.

Birkenbihl, F. (2007). ABC Kreativ: Techniken zur kreativen Problemlösung. Genf: Ariston.

Birkenbihl, F. (2018). Birkenbihls Denkwerkzeuge: gehirn-gerecht zu mehr Intelligenz und Kreativität: München: mvg Verlag.

Boice, R. (1983). Contingency management in writing and the appearance of creative ideas: Implications for the treatment of writing blocks. Behaviour Research and Therapy, 21(5), 537-543.

Breton, A. (1924). Die Manifeste des Surrealismus (»Manifestes du surréalisme«). Reinbek: Rowohlt.

Cameron, L. D. & Nicholls, G. (1998). Expression of stressful experiences through writing: Effects of a self-regulation manipulation for pessimists and optimists. Health Psychology, 17(1), 84.

Crowley, R. & Mills, J.C. (1989). Cartoon magic. New York: Magination Press.

Davidson, K., Schwartz, A. R., Sheffield, D., McCord, R. S., Lepore, S. J. & Gerin, W. (2002). Expressive writing and blood pressure. In S. J. Lepore & J. M. Smyth (Hrsg.), The writing cure: How expressive writing promotes health and emotional well-being (S. 17–30). Washington: American Psychological Association.

de Shazer, S. & Dolan, Y. (2016). Mehr als ein Wunder. Lösungsfokussierte Kurztherapie heute. Heidelberg: Carl-Auer.

DeSalvo, L. A. (2000). Writing as a way of healing: How telling our stories transforms our lives. Boston: Beacon Press.

Esser, G., Wyschkon, A. & Schmidt, M.H. (2002). Was wird aus Achtjährigen mit einer Lese- und Rechtschreibstörung? Ergebnisse im Alter von 25 Jahren. Zeitschrift für Klinische Psychologie und Psychotherapie, 31, 235-242.

Francis, M. E. & Pennebaker, J. W. (1992). Putting stress into words: The impact of writing on physiological, absentee, and self-reported emotional well-being measures. American Journal of Health Promotion, 6(4), 280-287.

Freud, S. (1982). Zur Einleitung der Behandlung. Weitere Ratschläge zur Technik der Psychoanalyse I. In Mitscherlich, A., Richards, A., & Strachey, J. (Hrsg.), Sigmund Freud-Studienausgabe, Ergänzungsband: Schriften zur Behandlungstechnik. Frankfurt am Main: Fischer.

Freud, S. (1913). Schriften zur Behandlungstechnik. Zur Einleitung der Behandlung. Weitere Ratschläge zur Technik der Psychoanalyse I. Studienausgabe-Ergänzungsband. Frankfurt am Main: Fischer.

Frisina, P. G., Borod, J. C. & Lepore, S. J. (2004). A meta-analysis of the effects of written emotional disclosure on the health outcomes of clinical populations. The Journal of nervous and mental disease, 192(9), 629-634.

Gebler, F.A. & Maercker, A. (2007). Expressives Schreiben und Existentialität bei der Bewältigung traumatischer Erlebnisse. Eine erste Interventionsstudie. November 2007, 1. Jahrgang, Heft 4, pp 264-272.

Giesa, F. (2014). Graphisches Erzählen von Adoleszenz: Deutschsprachige Autorencomics nach 2000 (= Kinder- und Jugendkultur, -literatur und -medien, Band 97), Lang, Frankfurt am Main (Dissertation Uni Köln 2014).

Gräßer, M. (2020). Körper und Psyche in Worten. Kartenset mit 99 Aussagen für Psychotherapie und Beratung. Weinheim: Beltz.

Gräßer, M., Hovermann, E. & Botved, A. (2017). Rating-Skalen für die Kinder- und Jugendlichenpsychotherapie: 26 Skalen für Therapie und Beratung. Weinheim: Beltz.

Gräßer, M., Hovermann, E. & Botved, A. (2016). Rating-Skalen zum Einsatz in der Psychotherapie: 20 Skalen für Therapie, Beratung und Coaching. Weinheim: Beltz.

Gravett, P. (2005). Graphic Novels. Stories to Change Your Life. London: Aurum Press.

Hayes, J.R. & Berninger, V. W. (2009). Relationships between idea generation and transcription: How the act of writing shapes what children write. In Bazerman, C., Krut, R., Lunsford, K., McLeod, S., Null, S., Rogers, P., & Stansell, A. (Eds.), Traditions of Writing Research (S. 166-180). New York: Routledge.

Hovermann, E., Gräßer, M. & Botved, A. (2018). Erzähl eine Geschichte: Das Würfelspiel für Therapie und Beratung. Weinheim: Beltz.

Jung, C.G. (1987). Erinnerungen, Träume, Gedanken. Aufgezeichnet und herausgegeben von Aniela Jaffé. Walter-Verlag.

Keskin, S. (2013). Fortsetzung folgt ...: Therapie-Comics von Kindern und Jugendlichen. Tübingen: DGVT Verlag.

Kiefer, M., Schuler, S., Mayer, C., Trumpp, N. M., Hille, K. & Sachse, S. (2015). Handwriting or typewriting? The influence of pen-or keyboard-based writing training on reading and writing performance in preschool children. Advances in cognitive psychology, 11(4), 136.

King, L. A. & Miner, K. N. (2000). Writing about the perceived benefits of traumatic events: Implications for physical health. Personality and social psychology bulletin, 26(2), 220-230.

Koschwanez, H., Robinson, H., MacCormick, A., Hill, A., Windsor, J., Booth, R., Jüllig, M., Broadbent, E. & Beban, G. (2017). Randomized clinical trial of expressive writing on wound healing following bariatric surgery. Health Psychology, 36 (7), 630–640.

Lazarus, A.A. (1978). Fragebogen über die Lebensgeschichte. Verhaltenstherapie im Übergang. München: Ernst Reinhardt Verlag.

Lepore, S. J. (1997). Expressive writing moderates the relation between intrusive thoughts and depressive symptoms. Journal of personality and social psychology, 73(5), 1030.

Lepore, S. J. & Smyth, J. M. (2002). The writing cure: How expressive writing promotes health and emotional well-being. American Psychological Association.

Lovett, J. (2007). Small Wonders: Healing Childhood Trauma With EMDR. Free Press.

Macrorie, K. (1985). Telling Writing. Boynton/Cook Publishing.

Maercker, A. & Forstmeier, S. (Hrsg.). (2012). Der Lebensrückblick in Therapie und Beratung. Springer.

Marquardt, C., Meyer, M. D., Schneider, M. & Hilgemann, R. (2016). Learning handwriting at school– A teachers' survey on actual problems and future options. Trends in Neuroscience and Education, 5(3), 82-89.

Moreno, J. L. (1959). Gruppenpsychotherapie und Psychodrama. Stuttgart: Thieme Verlag.

Mueller, P. A. & Oppenheimer, D. M. (2014). The pen is mightier than the keyboard: Advantages of longhand over laptop note taking. Psychological science, 25(6), 1159–1168.

Park, C. L. & Blumberg, C. J. (2002). Disclosing trauma through writing: Testing the meaning-making hypothesis. Cognitive Therapy and Research, 26(5), 597–616.

Pennebaker, J.W. (2004). Writing to Heal: A Guided Journal for Recovering from Trauma & Emotional Upheaval. Center for Journal Therapy Inc.

Pennebaker, J. W. & Beall, S.K. (1986). Confronting a traumatic event: Toward an understanding of inhibition and disease. Journal of abnormal psychology, 95(3), 274.

Pennebaker, J.W., Kiecolt-Glaser, J.K. & Glaser, R. (1988). Disclosure of traumas and immune function: health implications for psychotherapy. Journal of consulting and clinical psychology, 56(2), 239.

Pennebaker, J.W. & Francis, M. E. (1996). Cognitive, emotional, and language processes in disclosure. Cognition & Emotion, 10(6), 601–626.

Pennebaker, J.W. & Graybeal, A. (2001). Patterns of natural language use: Disclosure, personality, and social integration. Current Directions in Psychological Science, 10(3), 90–93.

Petzold, H. (1983). Psychotherapie, Meditation, Gestalt. Paderborn: Junfermann.

Planton, S., Jucla, M., Roux, F. E. & Démonet, J. F. (2013). The «handwriting brain": a meta-analysis of neuroimaging studies of motor versus orthographic processes. Cortex, 49(10), 2772–2787.

Plath, M. (2014). »Als ich einmal sehr glücklich war ...« – Schreibwerkstatt. Vom biografischen Text zum Theaterstück. (96 Karten und 12-seitiges Booklet). Weinheim: Beltz.

Ramirez, G. & Beilock, S. L. (2011). Writing about testing worries boosts exam performance in the classroom. Science, 331(6014), 211–213.

Redaktionsteam Verlag an der Ruhr (2012). 80 Bild-Impulse als Erzähl- und Schreibanlässe. Mülheim an der Ruhr: Verlag an der Ruhr.

Rico, G.L. (1989). Garantiert schreiben lernen. Sprachliche Kreativität methodisch entwickeln – ein Intensivkurs auf der Grundlage der modernen Gehirnforschung. Reinbek bei Hamburg: Rowohlt.

Rico, G.L. (1996). Garantiert schreiben lernen. Reinbek bei Hamburg: Rowohlt.

Risch, A.K. & Wilz, G. (2013). Ressourcentagebuch: Verbesserung der Emotionsregulation und der Ressourcenrealisierung durch therapeutisches Schreiben im Anschluss an eine Psychotherapie. Zeitschrift für Klinische Psychologie und Psychotherapie, 42 (1), 1–13.

Schiller, F. (2000). Über die ästhetische Erziehung des Menschen: In einer Reihe von Briefen. Stuttgart: Reclam.

Sheese, B. E., Brown, E. L. & Graziano, W. G. (2004). Emotional expression in cyberspace: Searching for moderators of the pennebaker disclosure effect via e-mail. Health Psychology, 23(5), 457.

Singer, J.L. & Pope, K.S. (1999). Imaginative Verfahren in der Psychotherapie. Paderborn: Junfermann.

Sloan, D. M. & Marx, B. P. (2004). Taking pen to hand: Evaluating theories underlying the written disclosure paradigm. Clinical psychology: Science and practice, 11(2), 121–137.

Strehlow, U. (2004). Langfristige Perspektiven von Kindern mit Lese-Rechtschreibstörungen. In W. von Suchodoletz (Hrsg.), Welche Chancen haben Kinder mit Entwicklungsstörungen (S. 201–218). Göttingen: Hogrefe.

Vogt-Hillmann, M. (1999). Vom Ressourcensaurus und anderen fabelhaften Wesen. Malen und Zeichnen in der kreativen Kindertherapie. In M. Vogt-Hillmann & W. Burr (Hrsg.), Kinderleichte Lösungen (S. 11–29). Dortmund: Verlag modernes Lernen.

Vopel, K.W. (2014). Schreiben als Therapie: Ein Handbuch. Salzhausen: Iskopress.

vom Scheidt, J. (2006). Kreatives Schreiben – Hyperwriting (5. Aufl.). Frankfurt a. M.: Allitera.

White, M. (1990). Narrative means to therapeutic ends. A Norton professional book. New York: Norton.

Wilz, G. (Hrsg.). (1997). Tagebücher in Therapie und Forschung. Göttingen: Hogrefe.

Wunderer, E. (2019). Ich wollte schon immer einmal … 120 Satzanfänge zum Ergänzen in Psychotherapie und Beratung. Kartenset mit Anleitung. Weinheim: Beltz.